公共卫生之传染病诊疗实践系列丛书

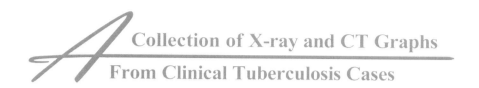

A Collection of X-ray and CT Graphs
From Clinical Tuberculosis Cases

结核病X线与CT 实例图谱

吕圣秀　　陈耀凯◎编著

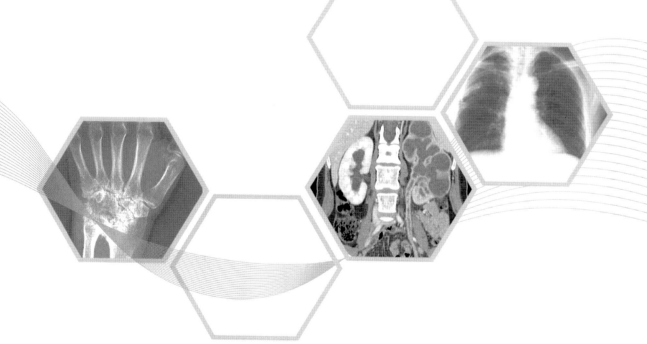

重庆大学出版社

内容提要

　　X线与CT影像学检查在结核病的诊疗中起着举足轻重的作用。本书按照最新结核病分类进行编写,全书共分为11章,内容主要包括X线与CT诊断基础、正常胸部及先天性变异、肺结核、其他结核性胸膜疾病、胸部其他结核病、颅内结核、颈部及五官结核、骨与关节结核、腹腔结核、泌尿生殖系结核、其他相关结核病。

　　全书以317例结核患者1 526幅X线及CT影像学资料为主要内容,辅以结核病的概念、病理学改变、临床表现、实验室检查等进行系统介绍,供从事结核病防治工作的医师、呼吸科医师、放射科医师及其他相关专业医师和医学生使用。

图书在版编目(CIP)数据

结核病X线与CT实例图谱/吕圣秀,陈耀凯编著. --
重庆:重庆大学出版社,2018.10
ISBN 978-7-5689-0919-8

Ⅰ. ①结… Ⅱ. ①吕… ②陈… Ⅲ. ①结核病—影像
诊断—图谱 Ⅳ. ①R520.4-64

中国版本图书馆CIP数据核字(2017)第330648号

结核病X线与CT实例图谱
JIEHEBING X XIAN YU CT SHILI TUPU

吕圣秀　陈耀凯　编著
策划编辑:曾令维　范　琪　何　梅
责任编辑:范　琪　何　梅　版式设计:范　琪　何　梅
责任校对:邹小梅　　　　　责任印制:张　策
*
重庆大学出版社出版发行
出版人:易树平
社址:重庆市沙坪坝区大学城西路21号
邮编:401331
电话:(023)88617190　88617185(中小学)
传真:(023)88617186　88617166
网址:http://www.cqup.com.cn
邮箱:fxk@cqup.com.cn(营销中心)
全国新华书店经销
重庆共创印务有限公司印刷
*
开本:889mm×1194mm　1/16　印张:19.75　字数:573千
2018年10月第1版　　2018年10月第1次印刷
ISBN 978-7-5689-0919-8　定价:198.00元

《结核病 X 线与 CT 实例图谱》编委名单

名誉主编　池祥波　严晓峰

主　　编　吕圣秀　陈耀凯

学术秘书　李春华

编 著 者（排名不分先后）

　　　　　戴　欣　李宏军　李　雷　李咏梅　刘雪艳　刘　羽
　　　　　刘　燕　陆普选　吕发金　马　怡　何颖竹　侯代伦
　　　　　金盛辉　邱　月　舒伟强　唐光孝　王惠秋　王　媱
　　　　　徐　刚　杨长萍　杨　佳　杨　松　张　文　周　瑜

主　　审　周新华

序

　　结核病是一种严重危害人类身体健康的传染病,已成为当前全球最为紧迫的公共卫生防治和社会问题之一,也是我国政府一直重点控制的主要传染病。重庆是全国结核病的高发地区,历届政府都将结核病的防控作为卫生工作的主要任务。

　　重庆市公共卫生医疗救治中心成立 70 余年来,一直致力于结核病的防治,通过开展富有成效的工作,为重庆地区结核病的防治做出了突出的贡献,与此同时也积累了丰富的诊断和治疗经验。重庆市公共卫生医疗救治中心组织多位知名专家编写了《结核病 X 线与 CT 实例图谱》,以展示重庆市公共卫生医疗救治中心在结核病影像学诊断方面所取得的成绩,最重要的是总结了结核病影像学的临床经验,为结核病防治工作提供了一部很有价值的学术著作。

　　《结核病 X 线与 CT 实例图谱》共分为 11 章,收集 317 个典型病例、1 526 幅高质量的影像学图片,涵盖了各个系统和部位的结核病病例和与之相关的鉴别病例。全书内容丰富,图文并茂,对从事结核病防治工作的医师、呼吸科医师、放射科医师及其他相关专业的医师和医学院学生具有很好的借鉴和参考价值。

周新华

2018 年 3 月

前 言

尽管我国在结核病的防控工作中已经取得了很大成绩，但我国结核病疫情仍然比较严重，是全球 22 个结核病高发国家之一，结核病患者数量位居全球第 3 位。在结核病的筛查、诊断及治疗中，影像学检查起着举足轻重的作用。随着影像学检查技术和方法的不断涌现，有许多疾病的影像学表现及征象已被重新认识。

为此，我们在习近平新时代中国特色社会主义思想指导下，落实"新医科"建设新要求，组织了重庆市公共卫生医疗救治中心、重庆医科大学、重庆市职业病防治院等单位从事影像学诊断的中青年专家、博士、硕士等共同编写了《结核病 X 线与 CT 实例图谱》一书，全书以 317 例结核患者 1 526 幅 X 线及 CT 影像学资料为主要内容，辅以结核病的概念、病理学改变、临床表现、实验室检查等进行系统介绍。

本书可供从事结核病防治工作的医师、呼吸科医师、放射科医师及其他相关专业医师和医学生使用。

鉴于作者水平有限，书中难免存在疏漏之处，望读者不吝赐教。

编 者

2018 年 3 月

目 录

第一章
结核病 X 线与 CT 诊断基础概论

第一节　结核病概论

结核病(Tuberculosis，TB)是由结核分枝杆菌(Mycobacterium tuberculosis)感染所致的传染病,全身各器官均可受累,以肺结核最为常见。人感染结核杆菌后是否发病取决于结核杆菌的致病力及机体免疫力的强弱。结核杆菌的致病物质主要有荚膜、脂质及蛋白质,机体免疫力低下时易发生结核杆菌感染或病情出现活动。临床表现包括发热、乏力、盗汗及血沉增快等,但不同器官受累有不同症状、体征及影像学表现。根据国家卫生健康委员会 2017 年 11 月 19 日发布执行的《结核病分类》标准,将结核病分为 3 类:结核分枝杆菌潜伏感染者,活动性结核病,非活动性结核病。其中活动性结核病中按部位分为肺结核和肺外结核。肺结核根据结核病变发生在肺、气管、支气管和胸膜等部位分为以下5 种类型:①原发性肺结核;②血行播散性肺结核;③继发性肺结核;④气管、支气管结核;⑤结核性胸膜炎。同一患者各型肺结核可同时存在。

一、病原学

结核杆菌为细长稍弯曲的杆菌,大小为(1~4) μm×(0.3~0.6) μm,无鞭毛、无芽孢、无动力、无菌丝。细胞壁脂质含量较高,约占干重的 60%,大量分枝杆菌(Mycobacterium)包围在肽聚糖层外,影响染料穿透。分枝杆菌能抵抗强脱色剂盐酸乙醇的脱色,故又称抗酸杆菌(acid-fast bacillus)。结核杆菌专性需氧,生长缓慢,常用含新鲜全卵液、氨基酸、甘油、马铃薯、孔雀绿及无机盐等的改良罗氏(Lowenstein-Jensen)固体培养基培养,一般 2~4 周可见菌落生长。在液体培养基中生长较在固体培养基生长迅速,生长时间可缩短 1~2 周。由于细胞壁中含有大量脂质,故其对乙醇敏感,对干燥抵抗力强,对湿热敏感。70% 乙醇 2 min、湿热 62~65 ℃ 15 min 或煮沸即可杀灭结核杆菌,但在干燥的痰内可存活 6~8 个月。此外,结核杆菌对紫外线敏感,日光直射数小时即可杀灭。结核杆菌不产生内毒素及外毒素,其致病性与其在组织细胞内大量繁殖引起的炎症、菌体成分(荚膜、脂质、蛋白质)和代谢物质的毒性以及机体对菌体成分产生的免疫损伤有关。

二、临床表现

(一)原发性肺结核

为原发结核杆菌感染所致的临床病症,系初次感染即发病的肺结核,包括原发综合征及胸内淋巴结结核。典型病变包括肺部原发灶、引流淋巴管和肺门或纵隔淋巴结的结核性炎症,三者联合称为原发综合征。有时 X 线上仅显示肺门或纵隔淋巴结肿大,也称支气管淋巴结结核。此型多见于儿童,偶尔见于未受感染的成年人。结核杆菌进入肺泡即被巨噬细胞吞噬并在其中繁殖,达到一定数量后结核杆菌便从中释放而在肺泡内生长繁殖,引起肺部原发性病灶,多好发于上叶尖后段和下叶背段,靠近胸膜。由于初次感染时机体尚未形成特异性免疫,病菌沿所属淋巴管感染肺门淋巴结。一般 4~6 周后免疫力形成,上述病变迅速被控制,原发灶和肺门淋巴结炎消退,仅遗留钙化灶,90% 以上不治自愈。若原发感染时机体不能建立足够免疫力或变态反应强烈,则发展为临床原发性肺结核。少数严重者肺内原发灶可成为干酪性肺炎;淋巴结干酪性坏死入支气管引起支气管结核和沿支气管播散;肿大淋巴结压迫或大量坏死物阻塞支气管可出现肺不张;早期菌血症或干酪性病变侵及血管可发展为血行播散性结核。多数原发性肺结核临床症状轻微,少数病例有低热、轻咳、食欲减退、消瘦、盗汗、乏力、疱疹性角膜结膜炎及皮肤结节性红斑等。

(二)血行播散性肺结核

此型肺结核可由原发性肺结核发展而来,多见于儿童;成人多为继发性肺结核或肺外结核病灶溃破入血而引起,包括急性、亚急性和慢性 3 种类型。若大量结核杆菌一次进入肺循环,可在肺内形成许多散在均匀一致如粟粒大的结核病灶,称为急性血行播散性肺结核。若一次进入体循环,则可在全身许多器官如肝、脾、肾及脑膜等器官引起前述同样病理改变,则称为急性全身性血行播散性结核。若结核杆菌少量多次进入肺循环,可在肺及其他某些脏器内形成大小不等、新老不一的病灶,称亚急性及慢性血行播散性结核。急性血行播散性结核有严重的毒血症症状,高热、寒战、虚弱、脉搏细速、呼吸困难,甚至可有紫绀,咳嗽常不明显。有些病例可有周身浅表淋巴结肿大,皮肤可有皮疹(结核疹)。胸部检查常无阳性体征,有的肺部叩诊稍浊,听诊呼吸音减弱、粗糙,晚期可有少量啰音。不少患者有肝脾肿大,常伴有血液学异常,如各类血细胞减少或呈类白血病样反应,有时伴发结核性脑膜炎。亚急性及慢性血行播散性肺结核症状可轻可重,视播散细菌量的多少和人体免疫力高低的不同而异。亚急性患者可有反复或阶段性畏寒、发热,常有盗汗、疲乏、食欲不振、消瘦、咳嗽、咳少量痰或血痰等症状。慢性者常无明显症状,易伴发肺外结核,如骨-关节结核、肾结核、腹腔结核等。眼底检查有 20%~47% 的患者在脉络膜上发现粟粒结节或结节性脉络膜炎,多与肺粟粒阴影同时出现。

(三)继发性肺结核

肺结核的主要类型,指原发感染过程中肺内遗留下的潜在病灶重新复燃(内源性)或结核杆菌再次感染(外源性)所引起的肺结核,多见于成年人。内源性发病是主要途径。

继发性肺结核有多种病理和 X 线表现,可分为渗出型浸润性肺结核、增生型肺结核、纤维干酪性肺炎、空洞性肺结核、结核球(瘤)及慢性纤维空洞性肺结核等。但这些表现形式很少单一存在,常是多种形态并存,而以某一种形式为主,因此有些区分已无太大临床意义。继发性肺结核好发于两肺上叶尖后段或下叶背段,肺门淋巴结很少肿大,病灶趋于局限,但易发生干酪坏死和空洞形成。本型多起病缓慢,只有少数干酪性肺炎患者发病急剧。临床表现多种多样,通常与病灶性质、范围、机体反应性等因素有关。常见症状有两类:一是全身中毒性症状如午后低热、盗汗、乏力、食欲不振、消瘦、失眠、心悸和月经不调等;二是结核病灶引起的胸部症状,如咳嗽、咳痰、咯血及胸痛等。若病灶广泛或并发肺不张、胸膜炎等,可有气短、呼吸困难、胸痛等相应症状。慢性纤维空洞性肺结核患者可呈慢性面容消瘦、咯血,有气短或紫绀。胸廓两侧多不对称,患侧胸廓凹陷,肋间隙变窄,呼吸运动减弱,胸廓肌肉萎缩,气管移向患侧,病变处叩诊呈浊音或实音,其余部位因代偿性肺气肿而呈过清音,听诊呼吸音减弱、粗糙,或可闻及气管呼吸音、干湿啰音、空瓮音。可有杵状指(趾),痰中易找到结核杆菌。

(四)气管、支气管结核

以前又称支气管内膜结核(Endobronchial Tuberculosis,EBTB),是指发生在气管、支气管黏膜和黏膜下层的结核病。成人 EBTB 最常见的感染途径是肺内病灶中结核分枝杆菌直接侵入支气管黏膜,其次肺内病灶也可通过支气管周围组织侵及支气管黏膜;结核分枝杆菌也能经血行播散和淋巴引流首先侵袭支气管黏膜下层,然后累及黏膜层。儿童 EBTB 多因邻近纵隔淋巴结核侵蚀支气管,引起结核性支气管炎,原发性气管支气管结核极少见。气管、支气管结核起病缓慢,临床表现较轻,可表现为咳嗽、咯痰、发热、盗汗、呼吸困难、体重减轻、咯血、胸痛、声嘶、局限性喘鸣音等,极少部分可以无临床症状。结核分枝杆菌阳性是诊断气管、支气管结核的金标准。纤维支气管镜细胞学检查是诊断气管、支气管结核的重要手段。影像学检查可表现为变化较快的肺不张、局限性肺气肿;时大时小的张力性空洞或空洞内有气液平面等;可见气管、支气管管壁增厚、管腔狭窄、扭曲、变形甚至管腔阻塞,但支气管壁增厚多为均匀性增厚,管腔狭窄也多为均匀狭窄,支气管周围无明显软组织肿块影,可合并肺结核及肺门淋巴结增大。增强扫描可见环形强化的淋巴结。

(五)结核性胸膜炎

由结核杆菌及其代谢产物进入正处于高度过敏状态的胸膜腔所引起的胸膜炎症。结核杆菌可通过病变直接蔓延、淋巴播散和血行播散三种途径到达胸膜腔。少数患者由干性胸膜炎进展为渗出性胸膜炎。胸膜炎症早期先有胸膜充血、水肿和炎细胞浸润(初以白细胞为主,随后淋巴细胞占优),胸膜内皮细胞脱落,其表面有纤维蛋白渗出,继而浆液渗出,形成胸腔积液,胸膜常有结核结节形成。

干性胸膜炎可发生于胸膜腔的任何部位,症状轻重不一,部分患者完全没有症状,而且可以自愈。有的起病较急,有畏寒、轻度或中度发热,主要症状是局限性针刺样胸痛。深呼吸和咳嗽时胸痛加剧。查体可见呼吸运动受限,局部有压痛,呼吸音减低。触到或听到胸膜摩擦音,呼气或吸气时均可听到,咳嗽后性质不变。渗出性胸膜炎病变多为单侧,胸腔内有数量不等的渗出液,一般为浆液性,呈淡黄色,偶见血性,继发非特异感染时可为化脓性。典型渗出性胸膜炎起病多较急,有中度或高度发热、乏力、盗汗等结核中毒症状,发病初期有胸痛,多为刺激性剧痛,随胸水出现和增多,胸痛反而减轻或消失。但可出现不同程度的气短和呼吸困难,病初多有刺激性咳嗽,痰量通常较少,体位变化因渗出液刺激胸膜可引起反射性干咳。体征因胸水多少而异,少量积液可无明显体征;如果急性大量积液,因肺、心、血管受压,呼吸面积减少,心搏出量减少,患者可出现呼吸困难、端坐呼吸和紫绀。患侧胸廓饱满,肋间隙增宽,呼吸运动减弱,气管纵隔向健侧移位;叩诊积液部位呈浊音或实音,听诊呼吸音减弱或消失。

三、并发症

(一)自发性气胸

肺结核患者合并自发性气胸的发生率为 1.2% ~1.8%。一般认为其发生机制与结核病灶所致气肿性大泡破裂、肺结核空洞或干酪病灶直接破溃入胸膜腔有关。如果为单纯性自发性气胸则危害较小,交通性气胸愈合较慢,张力性气胸则需要紧急处理,否则有可能严重影响呼吸及循环功能,甚至致死。

(二)继发性肺部非特异性感染

继发性肺部非特异性感染是肺结核病的常见并发症之一。尤其是合并支气管病变、胸膜肥厚、肺气肿的重症肺结核和支气管结核患者,常使患者发热、咳嗽及咳痰,或者原有的肺结核症状加重,需与肺结核本身症状和体征鉴别。感染可引起导致结核病灶的引流支气管阻塞,使空洞填塞、扩大,加速肺纤维化、肺气肿的形成,严重者可以诱发呼吸衰竭或多脏器功能衰竭。

（三）支气管扩张症

结核病变累及支气管及其周围组织,致支气管扭曲、管壁增厚、管腔狭窄甚至管腔阻塞,最终导致远端支气管扩张。故肺结核并发支气管扩张症,多与结核病灶存在的部位相一致,并多呈柱状扩张。肺结核合并支气管扩张症的临床症状多为结核病的固有症状,支气管扩张症的症状往往被结核病症状所掩盖。X 线胸片除结核病变阴影外,可见肺纹理紊乱、增粗、网状纹理增加,多与气管走行一致的条带状阴影。仔细观察可以见到大小不同的囊状透光区,似蜂窝状。有继发感染时可见多数小液平面及斑片状影像。

（四）肺不张

肺结核、支气管淋巴结结核或支气管结核是肺不张的常见原因。可发生在一侧肺、一个肺叶或一个肺段。早期大部分是可逆的,治疗及时者肺可以复张。若持续时间较久,大量纤维组织增长,广泛纤维化形成致使肺体积缩小,最终形成肺萎陷则呈不可逆性。

（五）肠梗阻和肠穿孔

消化系统结核病的常见并发症,以肠梗阻更为多见。梗阻呈慢性、进行性,以不完全性肠梗阻多见,少数可发展为完全梗阻;肠穿孔主要为亚急性及慢性穿孔,可在腹腔内形成脓肿,破溃后形成肠瘘。

四、实验室检查

（一）血常规

外周血白细胞总数正常或稍高。血行播散性肺结核患者可出现白细胞增高,核左移,有中毒颗粒,有的甚至出现类白血病反应。病程长者常有不同程度的贫血。

（二）血沉

多数活动性肺结核患者血沉增快。

（三）结核菌素试验

结核菌素试验是应用纯蛋白衍生物（Purified Protein Derivative,PPD）进行皮肤试验来测定机体对结核杆菌是否能引起超敏反应的一种试验,是证实结核杆菌感染与否的确切检查方法。

1. 结核菌素皮肤试验方法　在左前臂掌侧前 1/3 中央皮内注射 5 IU PPD,以局部出现 7～8 mm 大小的圆形橘皮样皮丘为宜。

2. 查验反应　72 h（48～96 h）检查反应。以皮肤硬结为准。阴性（−）:硬结平均直径 <5 mm 或无反应者为阴性。阳性反应（+）:硬结平均直径≥5 mm 者为阳性。硬结平均直径≥5 mm,<10 mm 为一般阳性;硬结平均直径≥10 mm,<15 mm 为中度阳性;硬结平均直径≥15 mm 或局部出现双圈、水泡、坏死及淋巴管炎者为强阳性。

3. 结核菌素皮肤试验的假阴性反应　结核菌素皮肤试验假阴性反应如下:①变态反应前期:从结核分枝杆菌感染到产生反应约需一个多月,在反应前期,结核菌素试验无反应;②免疫系统受干扰:急性传染病,如百日咳、麻疹、白喉等,可使原有反应暂时受到抑制,呈阴性反应;③免疫功能低下:重症结核病、肿瘤、结节病、艾滋病等结素反应可降低或无反应,但随着病情好转,结核菌素试验可又呈阳性反应;④结核菌素试剂失效或试验方法错误,也可出现结核菌素试验阴性。

4. 结核感染判断标准　判读结核感染标准如下:①一般情况下,在没有卡介苗接种和非结核分枝杆菌干扰时,PPD 反应硬结≥5 mm 应视为已受结核菌感染;②在卡介苗接种地区和或非结核分枝杆菌感染流行地区,以 PPD 反应≥10 mm 为结核感染标准;③在卡介苗接种地区和或非结核分枝杆菌流行地区,对 HIV 阳性、接受免疫抑制剂 >1 个月,PPD 反应≥5 mm 为结核感染;④与涂片阳性肺结核有密切接触的 5 岁以下儿童,PPD 反应≥5 mm 为结核感染;⑤PPD 反应≥15 mm 及以上或存在水泡、坏死、淋巴管炎等为结核感染强反应。

（四）痰结核菌检查

结核病的症状和体征往往不典型,虽可借助 X 线摄片诊断,但确诊仍有赖于细菌学检查。

1.标本　标本的选择根据感染部位,可取痰液、尿、粪、脑脊液或胸、腹水。当患者痰少时,可采用高渗盐水超声雾化导痰、下呼吸道采样、支气管冲洗液、支气管肺泡灌洗液、肺及支气管活检标本。痰标本质量好坏和是否停抗结核药直接影响结核菌检出阳性结果和培养分离率。晨痰涂片阳性率比较高,其他肺外感染可取血或相应部位分泌液或组织细胞。

2.直接涂片镜检　标本直接涂片或集菌后涂片,用抗酸染色,找到抗酸阳性菌即可初步诊断。抗酸染色一般用齐尼(Ziehl-Neelsen)法。为加强染色,可用 IK(Intensified Kinyoun)法染色。将苯酚复红染色过夜,用 0.5% 盐酸乙醇脱色 30 s,则包括大多数结核杆菌 L 型也可着色。为提高镜检敏感性,也可用金胺染色,在荧光显微镜下结核杆菌呈现金黄色荧光。

3.浓缩集菌　先集菌后检查,可提高检出率。培养与动物试验也必须经集菌过程以除去杂菌。脑脊液和胸、腹水无杂菌,可直接离心沉淀集菌。痰、支气管灌洗液、尿、粪等污染标本需经 4% NaOH(痰和碱的比例为 1:4,尿、支气管灌洗液和碱的比例为 1:1)处理 15 min(时间过长易使结核杆菌 L 型与非结核杆菌死亡);尿标本先加入 5% 鞣酸、5% 乙酸各 0.5 mL,静置于锥形量筒内,取沉淀物。经上述处理后的标本再离心沉淀,取沉淀物作涂片染色镜检。若需进一步作培养或动物接种,应先用酸中和后再离心沉淀。

4.分离培养　将经中和集菌后的标本接种于改良罗氏固体培养基,器皿口加橡皮塞于 37 ℃ 培养,每周观察 1 次。结核杆菌生长缓慢,一般需 2～4 周长成肉眼可见的菌落。液体培养可将集菌标本滴加于米氏 7H9 或 7H12 等培养基中,于 1～2 周在管底见有颗粒生长,取沉淀物作涂片,能快速获得结果,并可进一步作生化、药敏等测定和区分结核杆菌与非结核杆菌。结核杆菌 L 型可存在于血细胞内或黏附于细胞表面,这种患者往往血沉加快,用低渗盐水溶血后立即接种高渗结核杆菌 L 型培养基能提高培养阳性率。

五、诊断

肺结核的诊断主要根据临床表现、体征、痰结核杆菌检查、结核杆菌分离培养、结核杆菌 DNA 检测、结核菌素试验、结核抗体检测及 X 线检查等结果综合分析做出。

（一）病史和临床表现

凡遇下列情况应高度警惕结核病:①咳嗽、咳痰 3 周或以上,可伴有痰中带血或咯血、胸痛等;②呼吸道感染经正规抗感染治疗无效;③不明原因长期发热;④肩胛间区有湿啰音或年轻患者有局限性哮鸣音;⑤有结核病诱因或接受激素和免疫抑制剂治疗者;⑥有关节疼痛、皮肤结节性红斑、泡性结膜炎等变态反应性表现;⑦有渗出性胸膜炎、长期淋巴结肿大。

（二）X 线检查

X 线检查是诊断肺结核的必须检查,除可明确诊断外,对确定病变部位、范围、性质,了解其演变及选择治疗方案具有重要价值。X 线影像取决于病变类型和性质。一般有:①原发性肺结核的典型表现为哑铃状病灶,由肺内原发灶、淋巴管炎和肿大的肺门或纵隔淋巴结组成。肺内原发灶以上叶尖后段或下叶背段近胸膜处居多。早期呈渗出性絮状模糊阴影。干酪性变时则密度增高,常伴明显的病灶周围炎使边缘常较模糊。肿大淋巴结多见于同侧肺门或纵隔,偶尔可累及对侧,可见结节型和炎症型,前者边缘光整,后者边缘模糊;②急性血行播散性肺结核的 X 线表现为两肺野可见分布较均匀、密度和大小相近的粟粒状阴影。病程 3～4 周前不易发现,常因此而延误诊断。必须摄取高质量胸片,计算机 X 线摄影(Computed Radiography,CR)技术的运用明显提高了胸片质量。亚急性和慢性血行播散性肺结核粟粒大小和密度不一;③继发性肺结核的 X 线表现复杂多样,或云絮片状,或斑点(片)结节状,干酪性病变密度偏高而不均匀,常有透亮区或空洞形成。肺结核空洞又有"无壁"空洞

（急性空洞）、厚壁空洞、薄壁空洞、张力性空洞、慢性纤维空洞等不同形态，一般说其洞壁比较光整，液平少见或仅有浅液平。病期稍长则同时出现纤维化或钙化病灶。慢性继发性肺结核的特征性 X 线征象是多形态病灶的混合存在。

　　胸部 CT 诊断肺结核的依据与普通胸片相同，但与普通 X 线胸片相比，胸部 CT 具有以下特点：①能较好显示隐蔽部位的结核灶、结核性支气管扩张及结核空洞；②可显示肺段、肺叶支气管狭窄及管壁增厚，有助于支气管结核的诊断；③球形或肿块结核灶借助于增强扫描，有助于与肺炎和肺癌区别；④CT 显示肺门及纵隔淋巴结肿大较准确，环状增强有助于淋巴结结核的诊断；⑤由于 CT 分辨率高，可早期发现肺内粟粒阴影；⑥可检出少量胸腔积液、包裹积液、叶间积液和其他胸膜病变。

　　（三）菌阴肺结核的诊断

　　菌阴肺结核是指三次痰涂片及一次培养阴性的肺结核，其诊断标准为：①典型肺结核临床症状和胸部 X 线表现；②抗结核治疗有效；③临床可排除其他非结核性肺部疾患；④PPD（5 IU）强阳性；血清抗结核抗体阳性；⑤痰结核菌 PCR + 探针检测呈阳性；⑥肺外组织病理证实结核病变；⑦BALF 检出抗酸分枝杆菌；⑧支气管或肺部组织病理证实结核病变。具备①～⑥项中的 3 项或⑦～⑧项中任何一项可确诊。

　　六、鉴别诊断

　　典型肺结核的诊断并不困难，但肺结核表现常呈多样化，要做好肺结核的鉴别诊断必须详细询问病史，认真做好体格检查，结合各种实验室及 X 线等辅助检查进行综合分析。

　　（一）原发性肺结核的鉴别

　　当 X 线显示肺内病灶而肺门淋巴结肿大不明显时，须与各类非特异性肺炎相鉴别。支气管淋巴结结核须与中央型肺癌、结节病、淋巴瘤、组织细胞增生症及各种恶性肿瘤引起的肺门及纵隔淋巴转移相鉴别。一般说来，恶性肿瘤发展较快，常伴有浅表淋巴结肿大。痰脱落细胞检查、支气管镜检查及经皮肺穿刺活组织检查有助于确诊。

　　（二）血行播散性肺结核的鉴别

　　由于早期血行播散性肺结核 X 线表现不明显，临床上多表现为无呼吸系统症状的高热，须与伤寒、败血症等急性发热性疾病相鉴别。X 线粟粒状改变须与弥漫性细支气管肺泡癌，弥散性肺间质纤维化、粟粒型金葡菌肺炎、肺粟粒转移癌、急性血吸虫病肺损害等相鉴别。

　　（三）继发性肺结核的鉴别

　　浸润型肺结核应与肺炎球菌肺炎、金葡菌肺炎、肺炎杆菌肺炎、肺炎支原体肺炎等相鉴别。肺结核空洞应与肺脓肿、肺真菌病、肺寄生虫病及肺囊肿相鉴别。对痰及支气管冲洗液进行结核杆菌及各种细胞学的检查是明确诊断的关键之一。

　　（四）气管、支气管结核的鉴别诊断

　　气管、支气管结核主要表现为气管、支气管管壁增厚，管腔狭窄，扭曲，变形甚至管腔阻塞。主要与支气管肺癌、肺细菌感染、肺真菌病等疾病进行鉴别。支气管肺癌在支气管内生长，一般部位比较局限，引起支气管壁不规则增厚，造成管腔堵塞后可引起远端肺组织不张或阻塞性炎症，近端肿瘤增强后轻中度强化，与不张的肺组织强化程度不同。虽然气管、支气管结核可合并肺门淋巴结增大，增强扫描多为环形强化，但周围无明显软组织肿块影。支气管结核需与大叶性肺炎相鉴别，大叶性肺炎以渗出实变为主，实变影内多见正常充气支气管，很少有支气管狭窄，支气管壁可以有炎性水肿，但炎症消退后支气管形态恢复正常。

　　（五）结核性胸膜炎的鉴别

　　胸腔积液的原因国内仍以结核为主，亦可由严重的肝脏、肾脏、心脏疾病及肺部恶性肿瘤等引起，而这些器官病变所引起的胸腔积液，多伴有相应器官病变的表现，易于鉴别。与癌性胸腔积液的鉴别需借助 CT 等发现原发病灶,若于胸水中查找病原及脱落细胞即可确诊。胸膜活检组织做结核杆菌培养和病理检查,有助于结核性胸膜炎的诊断,各家报道的确诊率不一,但均在 50% 以上。此外,癌性胸水常呈血性,生长快,抗结核治疗无效。

七、治疗

结核的治疗包括抗结核化疗、对症治疗、免疫调节治疗及手术治疗等,其中化疗是治愈患者和防止传播的根本措施。

(一)化学药物治疗

肺结核的治疗原则:早期、规律、全程、适量和联合五项原则。整个化疗方案分为强化和巩固两个阶段。目前推行的在医务人员直接面视下督导化疗(Directly Observed Treatment Short-course,DOTS)有助于保证肺结核患者在全疗程中规律、联合、足量和不间断地实施规范化疗,减少耐药性的产生,但具体实施有难度。

1. 初治肺结核的治疗　有下列情况之一者为初治:①尚未开始抗结核治疗者;②正进行标准化疗方案用药而未满疗程者;③不规则化疗未满 1 个月者。初治方案:强化期 2 个月/巩固期 4 个月。常用方案(药名前数字表示用药月数,药名右下方数字表示每周用药次数):2S(E)HRZ/4HR;2S(E)HRZ/4H$_3$R$_3$;2S$_3$(E$_3$)H$_3$R$_3$Z$_3$/4H$_3$R$_3$;2S(E)HRZ/4HRE;2RIFATER/4RIFINAH(RIFATER:卫非特;RIFINAH:卫非宁)。初治强化期第 2 个月末痰涂片仍呈阳性,强化方案可延长 1 个月,总疗程 6 个月不变(巩固期缩短 1 个月)。若第 5 个月痰涂片仍呈阳性,第 6 个月呈阴性,巩固期延长 2 个月,总疗程为 8 个月。对粟粒型肺结核(无结核性脑膜炎者)上述方案疗程可适当延长,不采用间歇治疗方案,强化期为 3 个月,巩固期为 HR 方案 6~9 个月,总疗程为 9~12 个月。菌阴肺结核患者可在上述方案的强化期中删除链霉素或乙胺丁醇。

2. 复治肺结核的治疗　有下列情况之一者为复治:①初治失败者;②规则用药满疗程后痰菌又复阳者;③不规律化疗超过 1 个月者;④慢性排菌患者。复治方案:强化期 3 个月/巩固期 5 个月。常用方案(药名前数字表示用药月数,药名右下方数字表示每周用药次数):2SHRZE/1HRZE/5HRE;2SHRZE/1HRZE/5H$_3$R$_3$E$_3$;2S$_3$H$_3$R$_3$Z$_3$E$_3$/1H$_3$R$_3$Z$_3$E$_3$/5H$_3$R$_3$E$_3$。复治患者应做药敏试验,对于上述方案化疗无效的复治排菌病例可参考耐多药肺结核化疗方案并根据药敏试验加以调整,慢性排菌者一般认为用上述方案疗效不理想,具备手术条件时可进行手术治疗。对久治不愈的排菌者要警惕非结核分枝杆菌感染的可能性。

3. 耐多药肺结核(MDR-TB)的治疗　对至少包括异烟肼(INH)和利福平(RFP)两种或两种以上药物产生耐药的结核病为 MDR-TB。化疗方案:主张采用每日用药,疗程要延长至 21 个月为宜,WHO推荐一线和二线抗结核药物可以混合用于治疗 MDR-TB,一线药物中除 INH 和 RFP 已耐药外,仍可根据敏感情况选用其他药物。①链霉素(SM):标准化疗方案中,只在强化期的 2 个月使用,儿童、老年人及因注射不方便常以乙胺丁醇(EMB)替代,由于 SM 应用减少,一些地区耐 SM 病例可能也减少;②吡嗪酰胺(PZA):多在标准短程化疗方案强化期中应用,故对该药可能耐药频率低,虽然药敏试验难以证实结核菌对 PZA 的药物敏感性,但目前国际上治疗 MDR-TB 化疗方案中常使用它;③EMB:抗菌作用与 SM 相近,结核菌对其耐药频率低。

二线抗结核药物是耐多药肺结核治疗的主药,包括 7 种药物。①氨基糖苷类:阿米卡星(AMK)和多肽类卷曲霉素 CPM 等;②硫胺类:乙硫异烟胺(1314Th)、丙硫异烟胺(1321Th);③氟喹诺酮类:氧氟沙星(OFLX)和左氧氟沙星(LVFX),与 PZA 联用对杀灭巨噬细胞内结核菌有协同作用,长期应用安全性和肝耐受性也较好;④环丝氨酸:对神经系统毒性大,应用范围受到限制;⑤对氨基水杨酸钠:为抑菌药,用于预防其他药物产生耐药性;⑥利福布汀(RFB):耐 RFP 菌株中部分对它仍敏感;⑦异烟肼对氨基水杨酸盐(帕星肼,PSNZ):是一种老药,但耐 INH 菌株中,部分对它敏感,国内常用于治疗

MDR-TB。WHO 推荐的未获得(或缺乏)药敏试验结果但临床考虑 MDR-TB 时,可使用的化疗方案为强化期使用 AMK(或 CPM) + TH + PZA + OFLX 联合,巩固期使用 TH + OFLX 联合。强化期至少 3 个月,巩固期至少 18 个月,总疗程 21 个月以上。若化疗前或化疗中已获得了药敏试验结果,可在上述药物的基础上调整,保证敏感药物在 3 种以上。对病变范围较局限,化疗 4 个月痰菌不阴转,或只对 2~3 种效果较差药物敏感,对其他抗结核药均已耐药,有手术适应证者可进行外科治疗。

(二)对症治疗

对症治疗包括降温、止咳、祛痰,如合并感染要及时使用有效抗生素。

1. 自发性气胸　可采用胸腔抽气、闭式引流术抽气及胸腔镜治疗等措施。

2. 激素应用　在急性血行播散性肺结核和浆膜渗出性结核伴有高热等严重毒血症状时,激素有助于改善症状,亦可促进渗出液吸收,减少粘连。但必须在充分有效抗结核药物保护下早期应用,一般用泼尼松每日 30 mg,疗程 1 月左右即应逐步撤停。其他类型结核伴高热而抗结核药物短期难于控制者可应用非类固醇类退热剂。

3. 咯血的救治　大咯血是对肺结核患者的严重威胁,咯血者应进行抗结核治疗。中、大量咯血应积极止血,保持气道通畅,注意防止窒息和出血性休克发生。一般改善凝血机制的止血药对肺结核大咯血疗效不理想。脑垂体后叶素仍是治疗肺结核大咯血最有效的止血药,可用 5~10 U 加入 25% 葡萄糖 40 mL 缓慢静注,持续 10~15 min。非紧急状态也可用 10~20 U 加入 5% 葡萄糖 500 mL 缓慢静滴。对脑垂体后叶素有禁忌的患者可采用酚妥拉明 10~20 mg 加入 25% 葡萄糖 40 mL 静注,持续 10~15 min,或以 10~20 mg 加入 5% 葡萄糖 250 mL 静滴(注意观察血压),必要时输血。支气管动脉栓塞术介入疗法治疗肺结核大咯血收到良好效果。药物难以控制而肺结核病变本身具备手术指征、心肺功能胜任者,手术治疗可以显著降低大咯血病死率。对于不能手术的大咯血,可采取多种方法治疗。①经纤维支气管镜止血:经纤维支气管镜直视定位后向出血部位涂布或灌注缩血管药物,如肾上腺素、促凝血药或血管硬化剂(如鱼肝油酸钠),亦可经纤维支气管镜插入带球囊导管,借球囊充盈膨胀压迫止血;②支气管动脉栓塞:体循环胸主动脉分支的支气管动脉压高,是大咯血的主要来源。出血灶的血管影像学改变为血管增生、扭曲扩张和动脉瘤形成、支气管-肺循环分流和造影剂血管外渗。经血管造影定位后注入明胶海绵等栓塞材料,可以有效控制出血。肺结核空洞壁动脉瘤破裂大咯血,可联合经右心肺动脉插管暂时阻断血流,或经过超声选择插管至动脉瘤处进行病变局部血管栓塞。

(三)手术治疗

经有效抗结核治疗,绝大多数患者可获治愈。但对药物失效或疾病危及生命的单侧特别是局限性病变,外科治疗仍是可选择的重要治疗方法。

第二节　X 线与 CT 成像的基本原理

一、X 线成像基本原理与设备

1895 年,伦琴(Wilhelm Konrad Rontgen)发现 X 射线,人体 X 射线检查逐步应用于临床。近年来,由于微电子学与电子计算机的发展,使影像诊断设备不断改进,检查技术也不断创新,传统的模拟 X 射线成像成为数字成像,数字成像改变了图像的显示方式,图像解读也由只用照片观察过渡到兼用屏幕观察,到计算机辅助检测,影像诊断也使用计算机辅助诊断(Computer Aided Detection,CAD),以减少图像过多、解读费时的压力。图像存档与传输系统(Picture Archiving and Communication System,PACS)的出现,使得图像的保存、传输与利用发生了巨大变化,并使远程放射学(teleradiology)的应用成为现实,极大地方便了会诊工作。由于图像数字化、网络和 PACS 的应用,影像科将逐步成为数字化或无胶片学科。

（一）X 线成像基本原理

X 线是波长极短、肉眼看不见的电磁波。波长范围为 0.000 6~50 nm。与 X 线成像密切相关的特性有穿透性（penetrability）、荧光效应（fluorescence effect）、感光效应（photosensitivity）和电离效应（ionizing effect）。

穿透性：X 线波长极短，具有强穿透力，能穿透可见光不能穿透的物质，并在穿透过程中被物质不同程度地吸收（即衰减）。X 线的穿透力与 X 线管电压密切相关，电压越高，穿透力越强。X 线穿透性是 X 线成像的基础。

荧光效应：X 线能激发荧光物质，如硫化锌镉及钨酸钙等发出荧光，使波长极短的 X 线转换成波长长的可见荧光，这种转换称为荧光效应。荧光效应是透视检查的基础。

感光效应：涂有卤化银的胶片，经 X 线照射后，感光而产生潜影，经显、定影处理，感光的卤化银中的银离子（Ag$^+$）被还原成金属银（Ag），并沉积于胶片的胶膜内。此金属银的微粒在胶片上呈黑色。而未感光的卤化银，在定影过程中，从 X 线胶片上被清除，因而显出胶片片基的透明本色。依金属银沉积的多少，便产生了从黑至白不同灰度的影像。感光效应是 X 线摄影的基础。

电离效应：X 线穿过任何物质都可使之电离，而产生电离效应。空气的电离程度与空气所吸收 X 线的量呈正比，因而通过测量空气电离的程度可测 X 线的量。X 线射入人体，也可产生电离效应，引起生物学方面的改变，即生物效应，是放射治疗的基础，也是进行 X 线检查时需要注意防护的原因。

X 线之所以能使人体组织结构形成影像，除了 X 线的穿透性、荧光效应和感光效应外，还基于人体组织结构之间有密度和厚度的差别。当 X 线透过人体密度和厚度不同组织结构时，被吸收的程度不同，到达荧屏或胶片上的 X 线量出现差异，即产生了对比，在荧屏或 X 线片上就形成明暗或黑白对比不同的影像。

人体组织结构根据密度不同分为 3 类：高密度的有骨和钙化灶等；中等密度的有软骨、肌肉、神经、实质器官、结缔组织以及体液等；低密度的有脂肪组织以及含有气体的呼吸道、胃肠道、鼻窦和乳突气房等。

当 X 线穿透密度不同的组织结构时，由于吸收程度不同，在 X 线片上（或荧屏上）显出具有黑白（或明暗）对比、层次差异的 X 线图像。例如，胸部的肋骨密度高，对 X 线吸收多，照片上呈白影；肺部含气体，密度低，X 线吸收少，照片上呈黑影；纵隔为软组织，密度为中等，对 X 线吸收为中等，照片上呈灰影。

病变组织密度可与相邻组织密度不同，而存在自然对比。例如，肺肿瘤为中等密度，在胸片上，于肺黑影的背景上出现代表肿瘤的灰白影。因此，与相邻组织密度不同的病变可产生相应的病理 X 线影像。

此外，X 线成像与器官结构的厚度也有关系。

（二）X 线设备

X 线是 X 线管内高速行进的电子流轰击靶面时产生的，为此，X 线设备主要包括 X 线管、变压器、操作台以及检查床等部件。影像增强电视系统（Image Intensify Television，IITV）是 X 线成像设备中主要部件之一。

X 线管为一高真空的二极管，阴极内装有灯丝，阳极由呈斜面的钨靶或钼铑合金靶和附属散热装置组成。变压器包括：降压变压器，向 X 线管灯丝提供电源，一般电压在 12 V 以下；升压变压器，向 X 线管两极提供高压电，需 40~150 kV；操作台，主要为调节电压、电流和曝光时间而设置的电压表、电流表、计时器和调节旋钮等。X 线管、变压器和操作台之间以电缆相连。

X 线的发生过程是向 X 线管灯丝供电、加热、在阴极附近产生自由电子，当向 X 线管提供高压电时，阴极与阳极间的电势差陡增，电子以高速由阴极向阳极行进，轰击阳极靶面而发生能量转换，其中

1%以下的能量转换为 X 线,99%以上转换为热能。X 线经 X 线管窗口发射,热能由散热设施散发。

（三）数字 X 线成像

传统 X 线摄影是以胶片为介质对形成影像的 X 线信息进行采集、显示、存储和传送,缺点是摄影技术条件要求严格、曝光宽容度小、影像的灰度不可调节,而且不可能同时清晰显示各种密度的组织与结构,在照片的利用与管理上也有诸多不便,而数字 X 线成像(Digital Radiography,DR)则可克服这些缺点。

DR 是将 X 线摄影装置或透视装置同电子计算机相结合,使形成影像的 X 线信息由模拟信息转换为数字信息而得数字化图像的成像技术。DR 依结构可分为计算机 X 线成像(Computed Radiography,CR)、数字 X 线荧光成像(Digital Fluorography,DF)与平板探测器(Flat Panel Detectors,FPD)数字 X 线成像 3 种。DR 现已广泛用于临床。

CR 是以影像板(Image Plate,IP)代替 X 线胶片作为介质。IP 上的影像信息经过激光扫描读取、图像处理和显示等步骤,获得数字化图像。

DF 是用 IITV 代替 CR 的 IP 作为介质。图像用高分辨率摄像管进行扫描。其余结构和处理与 CR 类似。DF 应用于数字减影血管造影和数字胃肠造影设备上。

平板探测器数字 X 线成像是用平板探测器将 X 线信息直接或间接转换成电信号,再数字化,转换过程都在平板探测器内完成。没有经摄像管或激光扫描的过程,所以 X 线信息损失少,图像质量好,成像时间短。

数字化图像质量优于传统 X 线成像;图像处理系统可调节影像对比,能得到最佳的视觉效果;摄片条件的宽容范围较大;患者接受的 X 线量较少;图像信息可摄成照片或由光盘储存;可输入 PACS 中。

在应用上,数字化图像与传统 X 线图像都是所摄部位组织结构的重叠影像,X 线能摄片的部位也都可行数字成像,对图像的解读与诊断也与传统 X 线图像相同。只不过数字图像是由一定数目(比如 1024×1024)的像素(pixel)所组成,而传统 X 线图像则是由沉积在胶片上的银颗粒所组成。数字化图像对骨结构及软组织的显示优于传统 X 线成像,还可行矿物盐含量的定量分析,对肺结节性病变的检出率也高于传统 X 线成像。数字胃肠双对比造影对胃小区、微小病变及黏膜皱襞的显示更为清晰。

（四）数字减影血管造影

血管造影(Angiography)是将水溶性碘对比剂注入血管内,使血管显影的 X 线检查方法。由于血管影与骨骼及软组织影发生重叠,影响了血管的显示。数字减影血管造影(Digital Subtraction Angiography,DSA)是通过计算机处理数字影像信息,消除骨骼和软组织影像,使血管清晰显影的成像技术。

数字 X 线成像是 DSA 的基础。数字减影技术有几种,常用的是时间减影法(temporal subtraction method)。其基本原理是:经导管向血管内团注水溶性碘对比剂,在对比剂到达感兴趣血管之前至感兴趣血管内对比剂浓度处于高峰及对比剂被廓清这段时间内,使检查部位连续成像。在这系列图像中,取一帧血管内不含对比剂的图像作为蒙片和任何一帧含有对比剂的图像组成减影对,用这两帧图像的数字矩阵,经计算机行数字减影处理,则骨骼及软组织的数字被抵消,再经数字/模拟转换器转换为图像,则骨骼及软组织影像被消除,只留有清晰的血管影像,达到减影目的。此种减影图像因系不同时间所得,故称时间减影法。

根据将对比剂注入动脉或静脉而分为动脉 DSA(Intra-arterial DSA,IADSA)和静脉 DSA(Intravenous DSA,IVDSA)两种。由于 IADSA 血管成像清楚,对比剂用量少,所以现在都用 IADSA。

DSA 没有骨骼与软组织影的重叠,血管及其病变显示清楚,已代替了一般的血管造影。用选择性或超选择性插管,可很好显示直径在 200 μm 以上的血管及小病变。DSA 适用于心脏血管的检查,对冠状动脉也是最好的显示方法。对介入技术,特别是血管内介入技术,DSA 更是不可缺少的。

二、CT 成像基本原理与设备

Hounsfield 1969 年设计 CT 成功,1972 年问世,1979 年因此获得了诺贝尔奖奖金。CT 不同于 X 线摄影,它是用 X 线束对人体层面进行扫描,取得信息,经计算机处理而获得该层面的重建图像,是数字化成像。它开创了数字化成像的先河,改变了成像方法。CT 所显示的是断层解剖图像,其密度分辨率(density resolution)明显优于 X 线图像,使 X 线成像不能显示的解剖结构和病变得以显影,从而显著扩大了人体的检查范围,提高了病变检出率和诊断的准确率。

(一)CT 成像基本原理

CT 是用 X 线束围绕人体具有一定厚度的检查部位旋转,进行层面扫描,由探测器接收透过该层面的 X 线,在转变为可见光后,由光电转换器转变为电信号,再经模拟/数字转换器转为数字,输入计算机处理。假定将选定层面分成一定数目、体积相同的立方体,即基本单元,称之为体素(voxel)。扫描时,X 线从多个方向透过体素而得大量数据,经计算而获得每一体素的 X 线衰减系数或称吸收系数。此系数反映各体素的物质密度,再排列成矩阵,即构成该层面组织衰减系数的数字矩阵(digital matrix)。数字矩阵的每个数字经数字/模拟转换器,依其数值转为黑白不同灰度的方形单元,称之为像素,并按原有矩阵顺序排列,即构成 CT 图像。CT 图像是由一定数目像素组成的灰阶图像。

(二)CT 设备

初始 CT 装置为层面扫描,扫描时间长,空间分辨率(spatial resolution)低。1989 年设计成功螺旋 CT(Spiral CT,SCT),由层面扫描改为连续扫描,CT 性能得到了提高。在 20 世纪 80 年代还设计出电子束 CT(Electron Beam CT,EBCT)。

CT 主要有以下三部分:①扫描部分,由 X 线管、探测器和扫描架组成,用于对检查部位进行扫描;②计算机系统,将扫描收集的大量信息数据进行存储运算;③图像显示和存储系统,将计算机处理、重建的图像显示在影屏上并用照相机将图像摄于照片上或存储于光盘中。

螺旋 CT 是 X 线管围绕检查部位连续旋转并进行连续扫描,同时在扫描期间,床沿纵轴连续平移,X 线扫描的轨迹呈螺旋状,故得名螺旋扫描。扫描是连续的,没有扫描间隔时间,使整个扫描时间缩短。螺旋 CT 的优点是在短时间内,对身体的较长范围进行不间断的数据采集,为提高 CT 的成像性能,如图像后处理创造了良好的条件。

多层螺旋 CT 装置,设计上使用锥形 X 线束和多排探测器。X 线管旋转一周可获得多层 CT 图像。扫描时间更短,扫描层厚更薄,扫描范围更长。多层螺旋 CT 使检查时间缩短,增加了患者的流通量;容易完成难于合作或难于制动患者的扫描;一次快速完成胸、腹部和盆部的检查;有利于运动器官的成像和动态观察;对比增强检查时,易于获得感兴趣器官或结构的各期相表现特征。获得连续层面图像,可避免层面扫描所致小病灶的漏查。在图像显示方式上也带来变化,多层扫描所获得的是容积数据,经计算机后处理可得高分辨率的三维立体图像,实行分割显示技术、仿真内镜技术和 CT 血管造影(CT Angiography,CTA)等,还可行 CT 灌注成像(CT perfusion imaging)。由于多层螺旋 CT 可行低辐射剂量扫描,给肺癌与结肠癌的普查创造了有利条件;扫描时间的缩短,使之可用于检查心脏,包括冠状动脉、心室壁及瓣膜的显示。多层螺旋 CT 拓宽了检查与应用范围,改变了图像显示的方式,提高了工作效率,也提高了诊断水平。

电子束 CT 又称超速 CT(Ultrafast CT,UFCT),其不用 X 线管,而是用电子枪发射电子束轰击四个环靶而产生 X 线并进行扫描。EBCT 一个层面的扫描时间可短到 50 ms,可行 CT 电影检查。行心脏血管造影 CT 可显示心脏大血管的内部结构,对诊断心脏病有重要价值。

第三节 X 线与 CT 图像特点

一、X 线图像特点

X 线图像是由从黑到白不同灰度的影像组成,是灰阶图像。这些不同灰度的影像是以光学密度反映人体组织结构的解剖及病理状态。人体组织结构的密度与 X 线图像上影像的密度是两个不同的概念。前者是指人体组织中单位体积内物质的质量,而后者则指 X 线图像上所显示影像的黑白。同样厚度的组织结构,密度高者,吸收的 X 线量多,影像在图像上呈白影;密度低者,吸收的 X 线量少,图像上呈黑影。因此,图像上的白影与黑影,除与厚度有关外,主要是反映组织结构密度的高低。在工作中,通常用密度的高与低表述影像的白与黑。例如用高密度、中等密度和低密度分别表述白影、灰影和黑影,并表示组织结构密度的高低。人体组织密度发生改变时,则用密度增高或密度减低来表述图像的白影与黑影。

X 线图像是 X 线束穿透某一些部位的不同密度和厚度组织结构后的投影总和,是该穿透路径上各个结构影像相互叠加在一起的影像。例如,正位 X 线照片中,既有前部,又有中部和后部的组织结构。X 线束是从 X 线管向人体作锥形投射的,因此,X 线影像有一定程度的放大并使被照体的形状失真,还产生伴影,使 X 线影像的清晰度减低。

二、CT 图像特点

CT 图像是由一定数目、不同灰度的像素按矩阵排列所构成的灰阶图像。这些像素反映的是相应体素的 X 线吸收系数。不同 CT 装置所得图像的像素大小及数目不同。大小可以是 $1.0 \text{ mm} \times 1.0 \text{ mm}$, $0.5 \text{ mm} \times 0.5 \text{ mm}$ 不等;数目可以是 512×512 或 $1\ 024 \times 1\ 024$ 不等。像素越小,数目越多,构成的图像越细致,即空间分辨率越高。

CT 图像反映器官和组织对 X 线的吸收程度。因此,与 X 线图像所示的黑白影像一样,黑影表示低吸收区,即低密度区,如肺部;白影表示高吸收区,即高密度区,如骨骼。CT 有高的密度分辨率,人体软组织的密度差别虽小,吸收系数多接近于水,也能形成对比而成像。这是 CT 的突出优点。所以,CT 可以更好地显示由软组织构成的器官,如脑、纵隔、肝、胰、脾、肾以及盆部器官等,并在良好的解剖图像背景上显示出病变的影像。

CT 图像不仅以不同亮度显示其密度的高低,还用组织对 X 线的吸收系数说明其密度高低的程度,具有一个量的标准。实际工作中,不用吸收系数,而换算成 CT 值,用 CT 值说明密度,单位为 HU (Hounsfield Unit)。

规定水的 CT 值为 0 HU,人体中密度最高的骨皮质 CT 值为 +1 000 HU,而空气为 −1 000 HU,人体中密度不同的各种组织的 CT 值居于 −1 000 HU 到 +1 000 HU 的 2 000 个分度之间。

CT 图像是断层图像,常用的是横断位或称轴位。为了显示整个器官,需要多帧连续的断层图像。通过计算机的图像后处理可重组冠状位和矢状位的断层图像。

第四节 X 线与 CT 检查技术

一、X 线检查技术

人体组织结构基于密度上的差别,可产生 X 线对比,这种自然存在的差别,称之为自然对比,依靠自然对比所获的 X 线图像,常称之为平片(plain film)。对于缺乏自然对比的组织或器官,可人为引入在密度上高于或低于它的物质,使之产生对比,称为人工对比。这种引入的物质称为对比剂(contrast media)。由人工对比方法进行的 X 线检查称为造影检查(contrast examination)。

(一)普通检查

普通检查包括荧光透视(fluoroscopy)和 X 线摄影(radiography)。胸部透视已很少应用,现多用于胃肠道钡剂检查。

荧光透视:透视过程中可转动患者体位,改变方向进行观察;可了解器官的动态变化,如心脏和大血管搏动、横膈运动及胃肠蠕动等。但透视的影像对比度及清晰度较差,难以观察密度差别小的病变以及密度与厚度较大的部位,例如头颅、脊柱、骨盆等。

X 线摄影:对比度及清晰度均较好;不难使密度、厚度较大的部位或密度差别较小的病变显影。常需行互相垂直的两个方位摄影,例如正位及侧位。

(二)特殊检查

特殊检查有软线摄影(soft ray radiography)、体层摄影(tomography)、放大摄影(magnification radiography)和荧光摄影(fluorography)等。自应用 CT 等现代成像技术以来,只有乳腺软线摄影检查还在广泛应用。

(三)造影检查

造影检查是将对比剂引入器官内或其周围间隙,产生人工对比,借以成像。

对比剂分为高密度和低密度对比剂两类。高密度对比剂有钡剂和碘剂。低密度对比剂为气体,已少用。

钡剂为医用硫酸钡粉末,加水和胶配成不同浓度的钡混悬液,主要用于食管及胃肠造影。

碘剂分有机碘和无机碘制剂两类,后者基本不用。水溶性有机碘对比剂主要用于血管造影和血管内介入技术;经肾排出可显示肾盂及尿路;还可行脊髓造影检查等。碘剂可引起毒副反应,有时严重,使用中应注意。水溶性有机碘对比剂分两型:离子型;非离子型。离子型对比剂具有高渗性,毒副反应较多,使用较少。非离子型对比剂,具有相对低渗性、低黏度、低毒性等优点,减少了毒副反应,目前已广泛使用。

造影方法有两种。①直接引入:包括口服,如食管及胃肠钡餐检查;灌注,如钡剂灌肠、逆行尿路造影及子宫输卵管造影等;穿刺注入或经导管直接注入器官或组织内,如心血管造影和脊髓造影等。②间接引入:经静脉注入后,对比剂经肾排入泌尿道内,而行尿路造影。

(四)X 线检查中的防护

X 线照射人体可产生一定的生物效应。超过容许照射量,可发生放射反应,甚至放射损害。故应重视防护,包括避免不必要的照射,采取有效的防护措施,以保护患者和工作人员的健康,特别是孕妇、小儿患者和长期接触放射线的工作人员。放射防护应遵循屏蔽防护、距离防护和时间防护的原则,用铅等高密度物质做成屏障进行屏蔽防护;利用 X 线量与距离平方呈反比的原理,通过增加 X 线源与人体间距离来减少照射量;每次检查照射次数不应过多,尽量避免重复检查,应遵照国家有关放射防护卫生标准的规定制定放射工作人员防护措施,执行保健条例。

二、CT 检查技术

(一)普通 CT 扫描

CT 扫描分平扫(plain scan)、对比增强(Contrast Enhancement,CE)扫描和造影扫描。

1. 平扫是指不用对比增强或造影的扫描,一般都是先行平扫。

2. 对比增强扫描是经静脉注入水溶性有机碘对比剂后再行扫描的方法。注入碘对比剂后,器官与病变内碘的浓度可产生差别,形成密度差,能使平扫未显示或显示不清的病变显影。通过病变有无强化及强化方式,有助于定性诊断。常用方法为团注法(bolus injection),即在若干秒内将全部对比剂迅速注入。依扫描方法可分为常规增强扫描、动态增强扫描,延迟增强扫描和多期增强扫描等。

3. 造影扫描是先行器官或结构的造影,然后再行扫描的方法。应用相对较少。

(二)图像后处理技术

螺旋 CT 所获得容积数据,经过计算机后处理,除常规横断位显示外,还可重组冠状、矢状乃至任意方位的断层图像,并可得到其他显示方式的图像,包括 CT 三维立体图像、CT 血管造影和仿真内镜(virtual endoscopy)等。CTA 是静脉内注入对比剂后行血管造影 CT 扫描的图像重组技术,可立体地显示血管影像,如脑血管、肾动脉、肺动脉、冠状动脉和肢体血管等。仿真内镜可模拟内镜检查的过程,即从一端向另一端逐步显示管腔器官的内腔。几乎所有管腔器官都可行仿真内镜显示,无痛苦,易为患者所接受。不能进行活检,为其不足。

(三)CT 灌注成像

CT 灌注成像是经静脉团注水溶性有机碘对比剂后,对受检器官,例如脑的选定层面行连续扫描,获得灌注参数图以了解感兴趣区毛细血管血流动力学,即血流灌注状态的一种功能成像技术。也应用于心肌缺血以及各脏器肿瘤的研究。

第五节　X 线与 CT 诊断的原则和方法

一、X 线诊断的原则和方法

(一)X 线图像的解读

解读 X 线图像时,首先应注意摄影条件和体位是否可满足诊断需要。其次要按一定顺序进行全面系统的观察。再结合临床,进行重点观察。例如,在解读胸部图像时,应依次观察胸廓、肺、纵隔、横膈、心脏及大血管,对肺要观察肺野和肺门。在解读骨骼 X 线图像时,要着重观察骨皮质、骨松质、骨髓腔和周围软组织。

识别异常 X 线表现是做出疾病诊断的关键,其前提是熟悉正常包括变异的 X 线表现。异常 X 线表现有受检结构或器官形态和密度的改变。病变所致的异常 X 线表现与其病理学有关,故需用病理学知识进行解释。分析要点是:①病变的位置与分布;②病变的数目和形态;③病变的边缘;④病变的密度;⑤邻近器官的改变;⑥器官功能的变化,例如胃肠道的蠕动和横膈的运动等。综合以上因素推断病变的性质或提出可能的几种疾病,再结合临床资料做出诊断。

(二)X 线诊断的临床应用

X 线检查具有成像清晰、经济、简便等优点,尽管超声、CT 和核磁共振成像(Magnetic Resonance Imaging,MRI)等对疾病诊断有很大的优越性,但并不能完全取代 X 线检查。因此,X 线检查仍是影像诊断中使用最多和最基本的方法。

二、CT诊断的原则和方法

（一）CT图像的解读

解读CT图像时，先了解扫描的技术与方法，是平扫还是对比增强扫描。在观察影屏上的CT图像时，需应用窗技术（window technique），包括窗位（window level）和窗宽（window width）。分别调节窗位和窗宽，可使某一欲观察组织，如骨骼或软组织显示更为清楚。在CT照片上窗位和窗宽虽有记录，但已固定而不能调节。

对每帧CT图像要进行细致观察，结合一系列多帧图像的观察，可立体地了解器官的大小、形状和器官间的解剖关系。凡病变够大并与邻近组织有足够的密度差，即可显影。根据病变密度高于、低于或等于所在器官的密度而分为高密度、低密度或等密度病变。如果密度不均，有高有低，则为混杂密度病变。

发现病变要分析病变的位置、大小、形状、数目和边缘，还可测定CT值以了解其密度的高低。如行对比增强扫描，则应首先明确扫描方法，是常规增强扫描，还是动态增强扫描，并分析病变有无密度上的变化，即有无强化。如病变密度不增高，即为不强化；密度增高，则为强化。强化程度不同，形式各异，可以是均匀强化或不均匀强化，或只是病变周边强化即环状强化。对强化区行CT值测量，并与平扫的CT值比较或行各期CT值比较，可了解强化的程度及随时间所发生的变化。此外，还要观察邻近器官和组织的受压、移位和浸润、破坏等表现。

综合分析器官大小、形状的变化，病变的表现以及邻近器官受累情况，对病变的位置、大小与数目、范围以及病理性质做出判断。还需要与临床资料及其他影像诊断结合综合分析，做出诊断。

（二）CT诊断的临床应用

中枢神经系统疾病的CT诊断应用普遍。对颅内肿瘤、脓肿与肉芽肿、寄生虫病、外伤性血肿与脑损伤、缺血性脑梗死与脑出血以及椎管内肿瘤与椎间盘突出等疾病检出效果好，且诊断较为可靠。脑血管DSA仍用以诊断颅内动脉瘤、脑血管发育异常和脑血管闭塞以及了解脑瘤的供血动脉。

CT对眶内占位病变、早期鼻窦癌、中耳小胆脂瘤、听骨破坏与脱位、内耳骨迷路的轻微破坏、耳先天发育异常以及鼻咽癌的早期发现等也很有价值。

对肺癌和纵隔肿瘤的诊断，肺间质和实质性病变均可得到较好的显示。CT对X线平片较难显示部位的病变，例如与心、大血管重叠病变的显示，具有优越性。对胸膜、横膈、胸壁病变，可清楚显示。

心及大血管疾病的CT诊断需要使用多层螺旋CT或EBCT。

腹部及盆部疾病的CT检查，主要用于肝、胆、胰、脾、腹腔及腹膜后间隙以及肾上腺及泌尿生殖系统疾病的诊断，尤其是肿瘤性、炎症性和外伤性病变等。胃肠病变向腔外侵犯以及邻近和远处转移等，CT检查也有帮助。

对乳腺的检查，由于电离辐射关系，较少应用。

骨骼肌肉系统疾病CT检查对显示骨变化如骨破坏与增生的细节较X线成像为优。

CT检查的主要不足包括：①X线电离辐射对人体有负面影响，虽然CT检查安全，但患者接受的射线剂量通常比X线摄影大；②CT增强检查要使用碘对比剂，对碘剂过敏的患者不能行CT增强检查；③对脑组织和软组织（如肌肉、肌腱）以及软骨等组织的分辨率不如MRI；④不能任意方位直接成像等。

第二章
正常胸部及先天性变异

第一节　正常胸部影像学表现

一、正常 X 线胸部影像

正常 X 线胸部影像是胸腔内、外各种组织和器官的复合影像。

（一）胸壁软组织

1. 胸锁乳突肌　正位胸片上表现为两肺尖内侧外缘锐利、均匀致密影像延续至颈部,易误认为肺尖病变或气胸压缩缘(图 2-1-1)。

2. 锁骨上皮肤皱褶　正位胸片上表现为与锁骨上缘平行的宽为 3 ~ 5 mm 的薄层软组织密度影,有时可见与胸锁乳突肌影相连续(图 2-1-1)。

3. 胸大肌　正位胸片上表现为两侧中外带肺野斜向腋窝的扇形密度增高影,下缘锐利,与腋前线皮肤相连续,易误认为气胸压缩缘(图 2-1-2)。

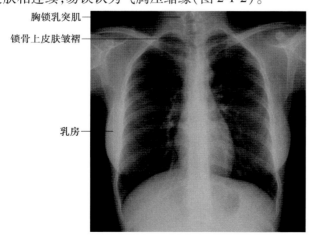
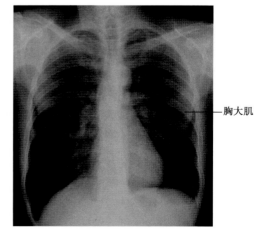

图 2-1-1　　　　　　　　　　　　　　　　图 2-1-2

4. 乳房　正位胸片上女性乳房影表现为位于双肺下野形成下缘较清晰，上缘密度逐渐减低的半圆形的密度影，下缘向外与腋部皮肤相连续。当发育不对称或体位不正及手术切除等原因可致双侧不对称(图 2-1-1)。

5. 乳头　正位胸片上乳头影常位于第 5 前肋间隙水平，表现为双侧对称的小圆形结节影。少数仅见单侧，常见于年龄较大的女性，也可见于男性，易误认为肺内结节，通过胸部透视转动体位观察即可鉴别(图 2-1-3)。

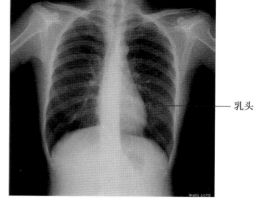

图 2-1-3

（二）骨质

胸廓的骨性结构包括胸骨、胸椎、肋骨、锁骨及肩胛骨。

1. 胸骨（sternum）　正位胸片上胸骨位于胸前壁正中，与纵隔影重叠，由上至下分成胸骨柄、胸骨体和剑突，侧位胸片较好观察［图 2-1-4(b)］。正位胸片胸骨柄两侧可突出于上纵隔，易误认为肺内或纵隔病变。

2. 胸椎（thoracic vertebrae）　正位胸片上胸椎横突可突出于纵隔影之外呈结节影，易被误认为增大的淋巴结［图 2-1-4(a)］。侧位片能显示椎体、椎间隙和上下关节突等结构［图 2-1-4(b)］。

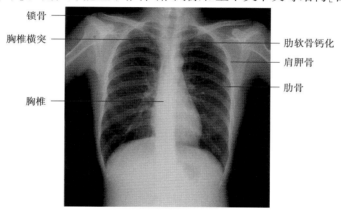

（a）

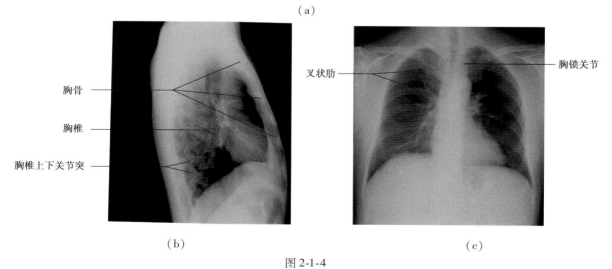

（b）　　　　　　　　　　　　（c）

图 2-1-4

3. 肋骨（ribs）　正位胸片上可见肋骨 12 对，起于胸椎两侧［图 2-1-4(a)］。第 1 ～ 10 肋骨前端有肋软骨与胸骨相连，第 11 ～ 12 肋骨的前端游离。肋骨有多种先天性变异如颈肋、叉状肋［图 2-1-4

（c）]、肋骨联合等,肋骨联合易误认为肺部空洞。

4. 肋软骨(costal cartilage)　正位胸片上未钙化的肋软骨不显影。25 岁后第 1 肋软骨最先出现钙化,随着年龄的增长,其他的肋骨自下而上逐渐出现肋软骨钙化(costal cartilage calcification),表现为条状斑片状高密度影[图 2-1-4(a)]。

5. 锁骨(clavicle)　正位胸片上表现为锁骨水平跨过肺尖,正常两侧胸锁关节对称[图 2-1-4(c)]。胸锁关节由锁骨内侧缘与胸骨柄构成。锁骨内端下缘有半月形凹陷,易误认为骨质破坏。

6. 肩胛骨(scapula)　正位胸片摄影时肩胛骨应移至肺野外,内缘可与肺野外带重叠,易误认为胸膜增厚[图 2-1-4(a)]。

(三)纵隔

纵隔前部为胸骨,后部为胸椎,位于两肺之间。内有心脏、大血管、气管、食管、主支气管、胸腺、淋巴组织、神经及脂肪等器官和组织,大部分结构仅能观察与肺部邻接的轮廓。

纵隔分区对于疾病的定位、定性上有重大意义。常用九分法,正位片上分为上、中、下,侧位片可分为前、中、后及上、中、下共计九区。前纵隔为胸骨后,心脏、升主动脉和气管之前的狭长三角形区域;中纵隔相当于心脏、升主动脉、气管及肺门所占据的区域;食管前壁之后为后纵隔。上纵隔为胸骨柄体交界处至第四胸椎下缘连一横线以上区域;中纵隔为上纵隔以下至肺门下缘(第 8 胸椎下缘)的水平线之间区域;肺门下缘以下至膈为下纵隔(图 2-1-5)。

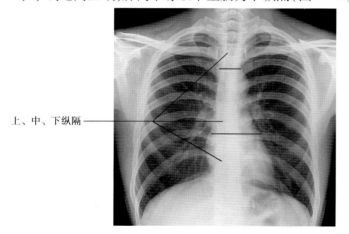

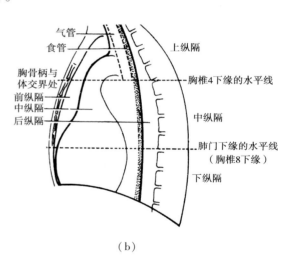

（a）　　　　　　　　　　　　　　　　　（b）

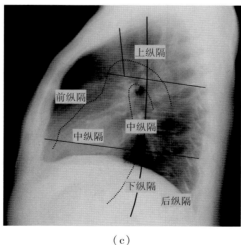

（c）

图 2-1-5

（四）膈

膈分为左右两叶，呈圆顶状。膈顶偏内侧及前方，一般右膈比左膈高1～2 cm，右膈顶在第5肋前端至第6前肋间水平，相当于第9或第10后肋。正位胸片上，膈内侧与心脏形成心膈角，与胸壁间形成锐利的肋膈角[图2-1-6(a)]。侧位片上，膈前端与前胸壁形成前肋膈角，与后胸壁形成后肋膈角，后者位置低而深，少量胸腔积液易积聚此处[图2-1-6(b)]。

平静呼吸时，膈运动大致两侧对称，运动幅度为1～2.5 cm，深呼吸时可达3～6 cm。膈较薄弱或张力不均时，在膈穹窿上缘表现为局部半圆形凸起，称为局限性膈膨出，深吸气时明显，右侧较常见，多发生于前内侧。有时在深吸气时横膈呈波浪状，称为波浪膈，勿误认为胸膜粘连。

（五）胸膜

正常时胸膜一般不显影。仅在胸膜返折处X线与胸膜走行方向平行时呈线状致密影。

1. 水平裂　正位胸片上表现为肺外缘至肺门外侧接近水平走行的线状或双曲面致密影，一般平第4前肋或第4前肋间，侧位片上也可显影（图2-1-6）。

2. 斜裂　左侧斜裂侧位胸片上表现为起自第3～4后肋端水平，向前下行达肺的前下缘。右侧斜裂约起自第5后肋端水平，向前下斜行止于膈面前缘2～3 cm处[图2-1-6(b)]。正位胸片上少见显示。

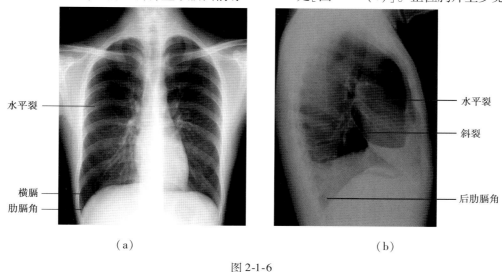

水平裂

横膈
肋膈角

（a）

水平裂

斜裂

后肋膈角

（b）

图 2-1-6

（六）气管与支气管

正常时气管位于纵隔中部，良好的正位X线胸片上可见到气管、左右主支气管及肺门处主支气管大的分支。气管于5～6胸椎水平分为左、右主支气管（图2-1-7）。

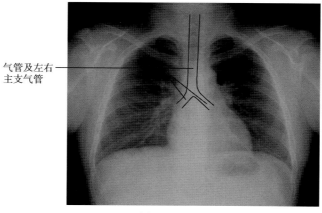

气管及左右
主支气管

图 2-1-7

（七）肺门

正位 X 线胸片上肺门主要是指肺动脉、肺静脉、支气管及淋巴组织的重叠影像。主要成分是肺动静脉大分支。正常时肺门位于两肺野内带第 2～4 前肋间。

右肺门呈"V"形，上肺门由上肺静脉干、上肺动脉及下肺动脉干后回归支构成。下肺门由右下肺动脉干构成，成人正常右下肺动脉干宽度不超过 15 mm。右上下肺门的夹角称为右肺门角。左肺门由左肺动脉及左上肺静脉的分支构成，上肺门由左肺动脉构成，常呈弓形，部分呈球形，下肺门由左下肺动脉干及其分支构成。侧位胸片上两侧肺门大部分重叠，肺门影犹如"逗号"，前缘为上肺静脉干，后上缘为左肺动脉，"逗号"的后下缘由两下肺动脉构成（图 2-1-8）。

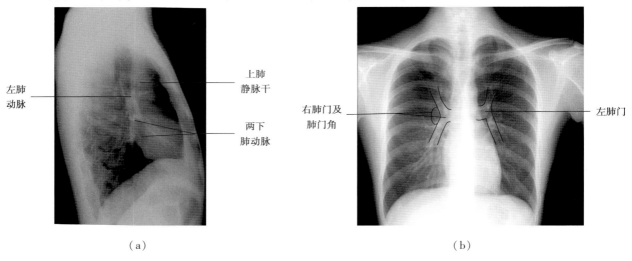

（a）　　　　　　　　　　　　　　　　（b）

图 2-1-8

（八）肺

1. 肺野及肺带　正位 X 线胸片肺野是指自纵隔及肺门向外的区域。为了定位，沿第 2、4 前肋下缘水平画线将肺野分成上、中、下肺野，从肺门到一侧肺野外部纵行均匀分为内、中、外三带（图 2-1-9）。

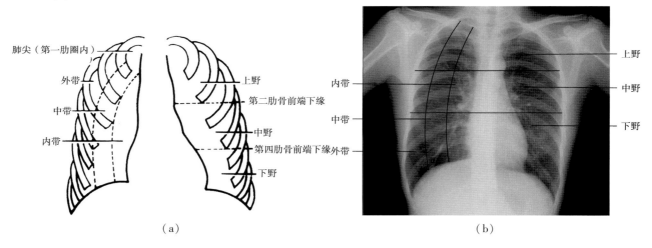

（a）　　　　　　　　　　　　　　　　（b）

图 2-1-9

2. 肺纹理　正位 X 线胸片上表现为自肺门向肺野呈放射状分布的树枝状影（图 2-1-10），逐渐变细。肺纹理是由肺动脉、肺静脉、支气管及淋巴管组成，主要是肺动脉分支。正常时下肺野纹理的粗细及数量约是上肺野的 3 倍，肺内带肺纹理较肺外带多、粗，立位时下肺肺纹理较上肺多、粗。

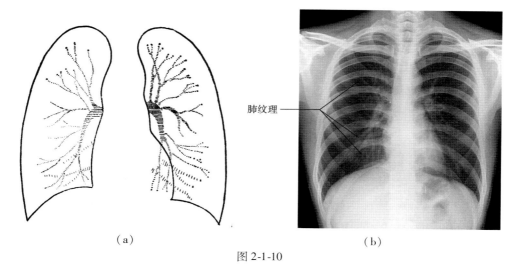

（a）　　　　　　　　　　　　　　（b）

图 2-1-10

3. 肺叶　肺叶属于解剖范畴,与肺野概念不同。水平裂及斜裂将右肺分为上、中、下三叶,斜裂将左肺分为上、下两叶,通过正侧位胸片可以推断各叶的大概位置,确定病变的部位(图 2-1-11)。

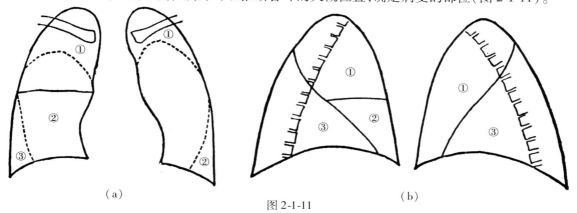

（a）　　　　　　　　　　　图 2-1-11　　　　　　　　　　（b）
①上叶;②中叶;③下叶

4. 肺段　肺叶由肺段组成(表 2-1-1)。右肺有 10 个肺段,左肺有 8 个肺段,每个肺段有与其名称一致的肺段支气管。正常的肺段之间无清楚的边界。病变时,可见肺段呈尖端指向肺门,底部于肺周围呈圆锥形轮廓(图 2-1-12)。

表 2-1-1　两肺各肺段名称

右　肺		左　肺	
上叶	1　尖段	上叶	上部
	2　后段		1 + 2 尖后段
	3　前段		3 前段
中叶	4　外段		舌部
	5　内段		4 上段
			5 下段
下叶	6　背段	下叶	6 背段
	7　内基底段		7 + 8 前内基底段
	8　前基底段		9 外基底段
	9　外基底段		10 后基底段
	10　后基底段		

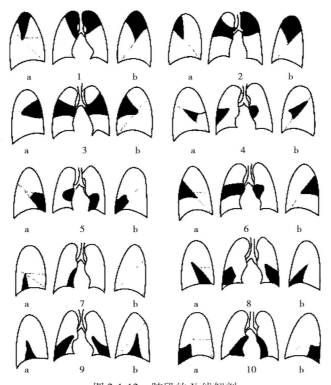

图 2-1-12 肺段的 X 线解剖

a—右肺;b—左肺(图中数字表示肺段的序号)

二、正常胸部 CT 影像学表现

CT 扫描图像阅读顺序为定位像、肺窗、纵隔窗、骨窗。定位像阅读类似于正位 X 线胸片,支气管血管束为支气管、血管及周围的结缔组织组成,相当于 X 线片上的肺纹理。

(一)肺窗

1. 气管及支气管　肺窗显示气管在中线位置,多数呈椭圆形或圆形,部分呈马蹄形或倒梨形。CT 检查常规层厚(5～10 mm)均可显示肺叶支气管及肺段支气管(图 2-1-13)。

2. 肺叶及肺段　肺叶、肺段定位较 X 线胸片准确,肺叶肺段的部位依据支气管及伴随血管的分布及解剖位置来进行判断(图 2-1-13)。支气管及伴随肺段动脉位于肺叶及肺段中心,而叶间裂及肺段静脉主支构成肺叶、肺段的边缘(图 2-1-13)。

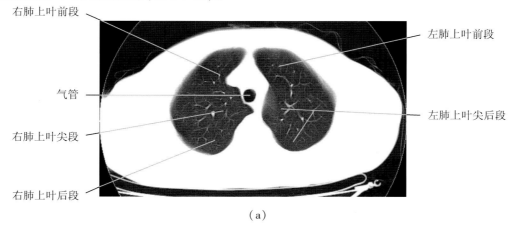

(a)

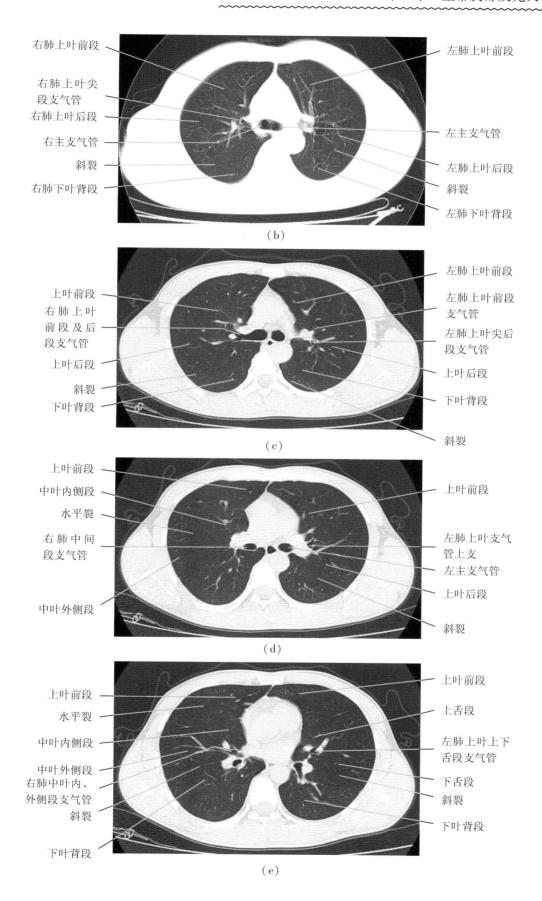

右肺上叶前段
右肺上叶尖段支气管
右肺上叶后段
右主支气管
斜裂
右肺下叶背段

左肺上叶前段
左主支气管
左肺上叶后段
斜裂
左肺下叶背段

（b）

上叶前段
右肺上叶前段及后段支气管
上叶后段
斜裂
下叶背段

左肺上叶前段
左肺上叶前段支气管
左肺上叶尖后段支气管
上叶后段
下叶背段
斜裂

（c）

上叶前段
中叶内侧段
水平裂
右肺中间段支气管
中叶外侧段

上叶前段
左肺上叶支气管上支
左主支气管
上叶后段
斜裂

（d）

上叶前段
水平裂
中叶内侧段
中叶外侧段
右肺中叶内、外侧段支气管
斜裂
下叶背段

上叶前段
上舌段
左肺上叶上下舌段支气管
下舌段
斜裂
下叶背段

（e）

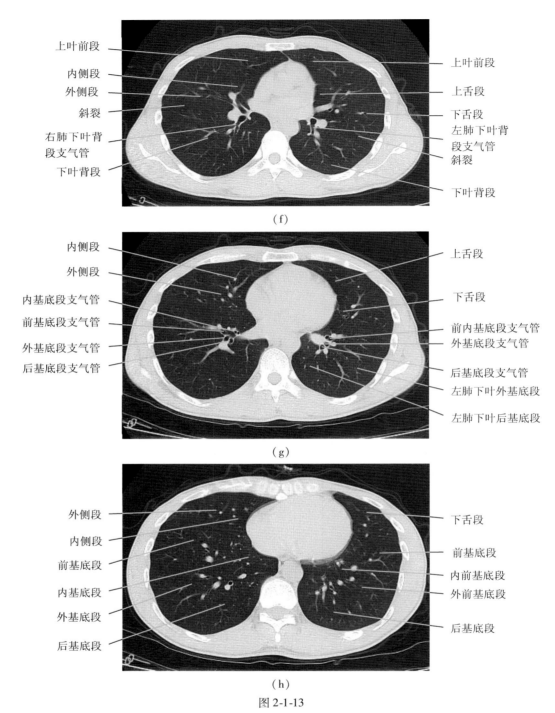

（f）

（g）

（h）

图 2-1-13

3. 肺小叶　次级肺小叶在 HRCT 显示为切面呈圆锥形,尖端指向肺门,底向胸膜,由小叶核、小叶间隔及小叶实质组成(图 2-1-14)。

（二）纵隔

1. 纵隔分区　常用九分法,从前至后分为前、中、后纵隔。前纵隔位于胸骨后,气管、升主动脉及心脏之前,包括胸腺组织、淋巴组织、脂肪组织、结缔组织,中纵隔包括心脏、主动脉、气管等,后纵隔包括食管、降主动脉、胸导管、奇静脉、半奇静脉及淋巴结。胸骨柄下缘至第 4 胸椎椎体下缘连线与第 4 前肋端至第 8 胸椎椎体下缘的连线将纵隔分为上、中、下三区(图 2-1-15)。

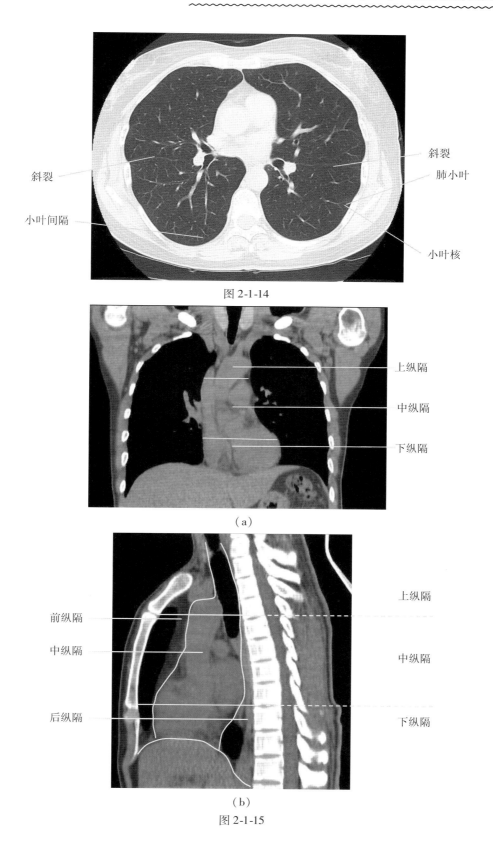

斜裂

斜裂

肺小叶

小叶间隔

小叶核

图 2-1-14

上纵隔

中纵隔

下纵隔

（a）

前纵隔

上纵隔

中纵隔

中纵隔

后纵隔

下纵隔

（b）

图 2-1-15

2. 纵隔窗　　纵隔窗显示气管与周围大血管分界清楚,纵隔后壁为纤维膜,呈均匀线状影,与椎前软组织影无法分开。纵隔窗清楚显示皮肤、皮下脂肪、胸壁肌肉、女性乳房等结构。皮肤为细线状中等密度影,位于体表。皮下脂肪为稍低密度影。胸壁肌肉为中等密度,形态不一,边界清楚,肌肉与肌肉之间有低密度脂肪影分隔,胸壁肌肉左右对称。乳房由乳头、腺体和脂肪构成。乳头为突出体表的圆柱状肌肉样密度,双侧基本对称,腺体为软组织影,形状如火焰状,向前与乳头连接。乳腺脂肪位于腺体间、腺体与皮肤和肌肉之间(图 2-1-16)。

3. 肺动脉、肺静脉及支气管动脉　　肺动脉与同名支气管伴行,多位于支气管的前、外或上方,横断面在 CT 纵隔窗上表现为小结节影。而肺静脉则位于同名支气管后、内或下方,多不与支气管并行,从外周引流汇入肺静脉主干导入左心房后上部,走行在肺段间,变异较多,较难识别(图 2-1-16)。

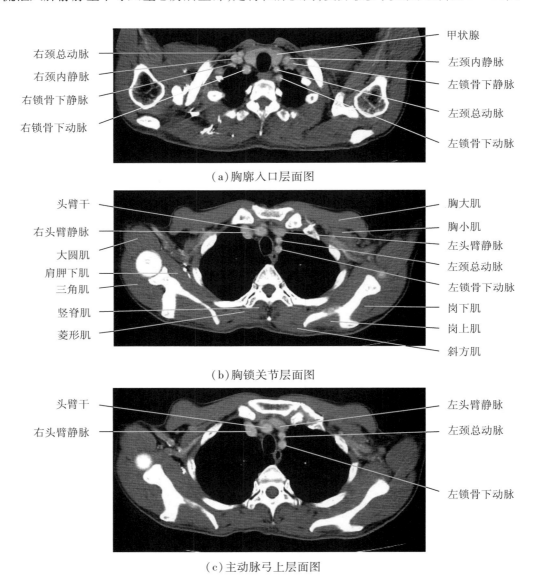

右颈总动脉　　甲状腺
右颈内静脉　　左颈内静脉
右锁骨下静脉　　左锁骨下静脉
右锁骨下动脉　　左颈总动脉
左锁骨下动脉

(a)胸廓入口层面图

头臂干　　胸大肌
右头臂静脉　　胸小肌
大圆肌　　左头臂静脉
肩胛下肌　　左颈总动脉
三角肌　　左锁骨下动脉
竖脊肌　　岗下肌
菱形肌　　岗上肌
斜方肌

(b)胸锁关节层面图

头臂干　　左头臂静脉
右头臂静脉　　左颈总动脉
左锁骨下动脉

(c)主动脉弓上层面图

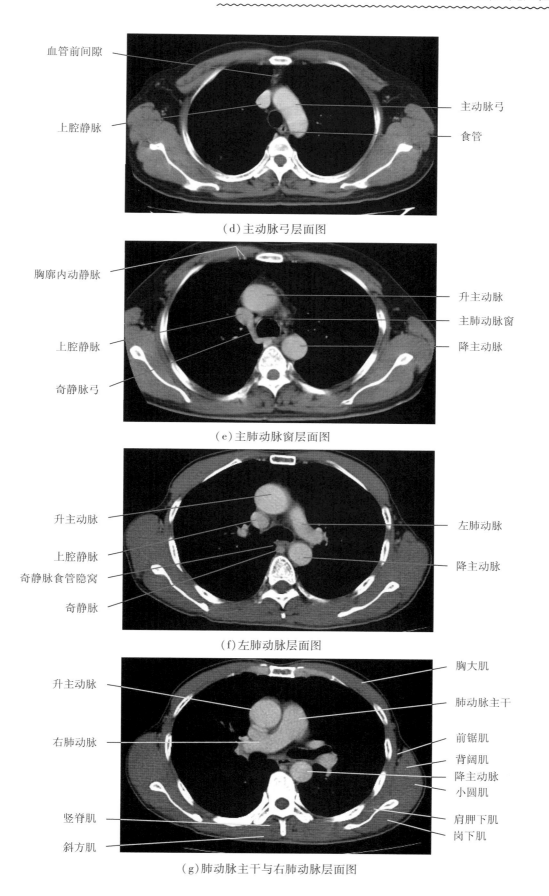

血管前间隙

主动脉弓

上腔静脉

食管

（d）主动脉弓层面图

胸廓内动静脉

升主动脉

主肺动脉窗

上腔静脉

降主动脉

奇静脉弓

（e）主肺动脉窗层面图

升主动脉

左肺动脉

上腔静脉

奇静脉食管隐窝

降主动脉

奇静脉

（f）左肺动脉层面图

升主动脉

胸大肌

肺动脉主干

右肺动脉

前锯肌

背阔肌

降主动脉

小圆肌

竖脊肌

肩胛下肌

岗下肌

斜方肌

（g）肺动脉主干与右肺动脉层面图

27

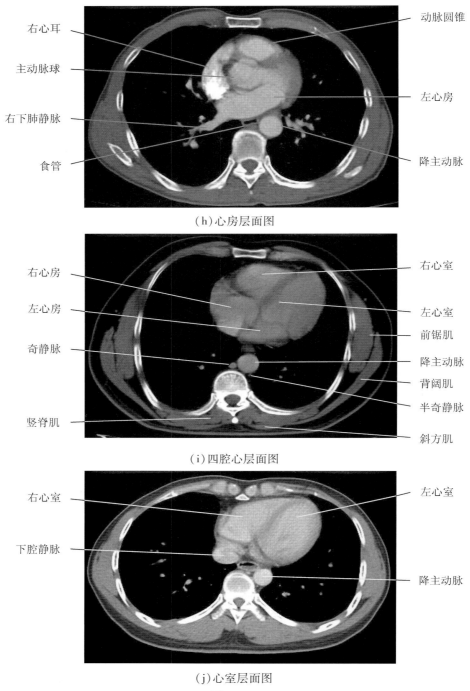

（h）心房层面图

（i）四腔心层面图

（j）心室层面图

图 2-1-16

（三）骨窗

CT 显示骨骼的骨皮质和骨松质的解剖结构。胸骨柄两侧后内方的凹陷为胸骨切迹，与锁骨头形成胸锁关节。胸骨体呈梯形。剑突位于胸骨体下端，成人多呈三角形高密度影。胸椎位于胸廓后部中央。肋骨由后上向前下斜行，一个 CT 横断面同时显示多根肋骨的部分断面（图 2-1-17）。

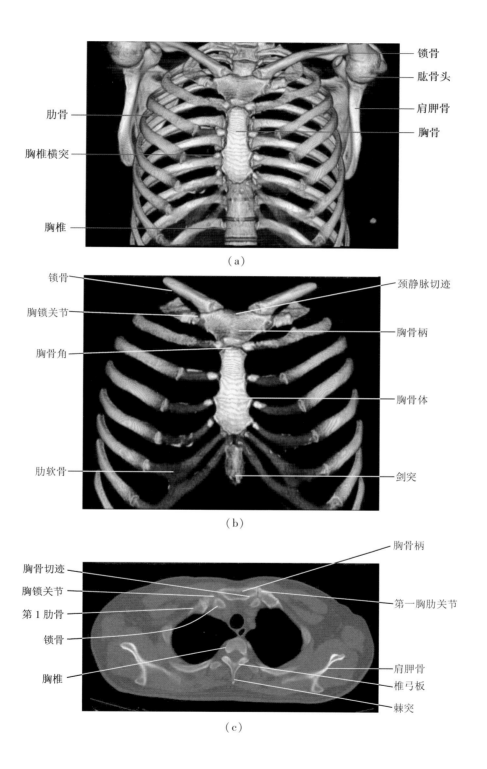

（a）

（b）

（c）

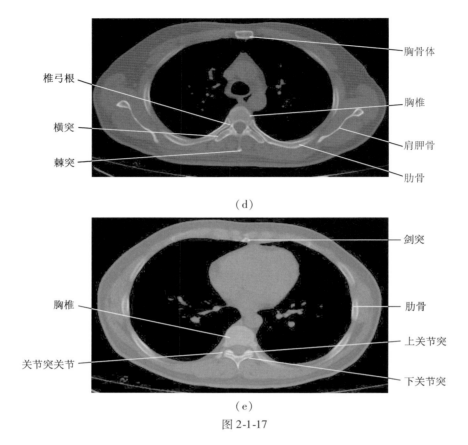

（d）

（e）

图 2-1-17

三、常用数据

1. 肺实质 CT 值：(-403 ± 25) HU。

2. 主动脉直径 < 4 cm。

（1）升主动脉。肺动脉干分支水平：(3.2 ± 0.5) cm；主动脉根部水平：(3.7 ± 0.3) cm。

（2）降主动脉：(2.5 ± 0.4) cm；主动脉弓：(1.5 ± 1.2) cm；升主动脉与降主动脉直径比例：1.5:1。

3. 上腔静脉直径。主动脉弓水平：(1.4 ± 0.4) cm；肺动脉干分支水平：(2 ± 0.4) cm。

4. 肺动脉直径。肺动脉干：(2.4 ± 0.2) cm；右肺动脉近端：(1.9 ± 0.3) cm；右肺动脉末端：(1.5 ± 0.3) cm；左肺动脉：(2.1 ± 0.4) cm。

5. 主支气管宽度：右侧 1.5 cm；左侧 1.3 cm。

6. 纵隔。胸腺横径：1 ~ 2 cm。

7. 右心房。最大横径：4.4 cm；主动脉根部水平：(1.9 ± 0.8) cm；二尖瓣水平：(3.2 ± 1.2) cm；心室正中水平：(2.8 ± 0.4) cm。

8. 左心房。最大前后径：4 ~ 5 cm，主动脉根部水平：(2.4 ± 4.5) cm，二尖瓣水平：(2.9 ± 4.9) cm。最大横径：9 cm；主动脉根部水平：(5.5 ± 8.4) cm；二尖瓣水平：(4.9 ± 9.1) cm。

9. 室间隔与正中矢状面夹角：38°。

10. 室间隔厚度：5 ~ 10 mm。

11. 心包膜厚度：1 ~ 2 mm。

12. 心肌厚度：10 ~ 12 mm。

第二节　先天性变异

一、骨质变异

（一）肋骨变异

肋骨分叉是常见的变异,称为叉状肋。多发生于第 2~5 肋。肋骨变异还包括①颈肋:附着于第 7 颈椎或第 6 颈椎,前者居多(图 2-2-1);②叉状肋(图 2-2-2);③腰肋:附着于第 1 腰椎居多;④环肋:由圆或椭圆形部分肋骨骨质先天缺损导致局部肋骨环状裂隙,平片易误认为空洞形成;⑤游离肋骨:肋骨间呈游离状植入胸壁肌层中的条状肋骨;⑥肋骨前端肥大;⑦肋骨先天缺如;⑧肋骨先天发育不全;⑨骨性联合等。

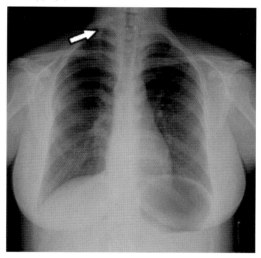

（a）右侧颈肋(第 7 颈椎发出一条状骨样密度影,与肋骨形态一致。)

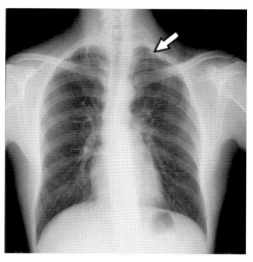

（b）左侧颈肋(左侧颈部从第 7 颈椎发出一条状"肋骨",前部细小,前端游离,未与胸骨相连。)

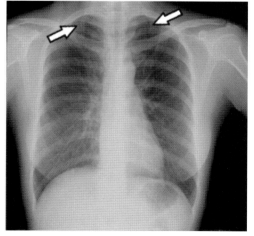

（c）双侧颈肋(双侧颈部从第 7 颈椎发出一条状细小的"肋骨",前端未与胸骨相连。)

图 2-2-1

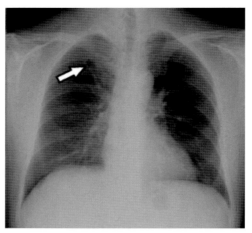

图 2-2-2　右侧叉状肋（右侧第 1 肋骨远端呈叉状改变。）

（二）胸骨变异

胸骨体骨化中心由于愈合不良可形成各种变异，如胸骨纵裂、胸骨不对称、胸骨中线孔、胸骨一体化、胸骨体分节等，其他还有胸骨上小骨、胸骨旁小骨等。胸骨旁小骨需与骨折碎片、死骨、异物、钙化淋巴结、血管钙化等进行鉴别。

二、肺部变异

人体在胚胎发育中由于呼吸系统各部位发生解剖结构上的畸形引起的一系列变化称为先天性肺部变异，部分病例在成年后才发现，包括先天性肺不发育和发育不全、肺隔离症、先天性支气管肺囊肿、特发性单侧透明肺、先天性支气管狭窄、奇叶等。需与肺结核相鉴别的主要先天性肺部变异有：先天性肺不发育和发育不全、肺隔离症、先天性支气管肺囊肿、奇叶等。

（一）先天性肺不发育和发育不全

【概述】

先天性肺不发育和发育不全（agenesis and hypoplasia of the lung）是胚胎早期胚芽发育缺陷所致。分为三型。Ⅰ型：肺不发育，隆突、患侧主支气管、肺组织及血管完全缺失；Ⅱ型：肺发育不良，隆突存在，患侧主支气管残端呈囊袋状，但肺组织及血管缺失；Ⅲ型：肺发育不全，隆突存在，患侧主支气管及部分支气管已形成，但支气管、细支气管及肺泡少，肺实质呈原始结缔组织结构和囊肿形成。病理切面可见细支气管比正常增多且不规则，数个细支气管聚拢，伸展不良；光镜下可见肺泡结构不明显，缺乏弹力纤维，肺泡管和肺泡壁大部分衬有立方上皮，肺泡隔增宽，其内可见较多毛细血管及间质细胞。

【临床表现及实验室检查】

患者多无症状或仅有胸闷气短。继发感染或合并其他畸形则有相应临床表现。患侧呼吸音减弱或消失。当健侧肺向患侧疝入时，患侧有呼吸音。实验室检查无特殊，继发感染时则有血液检查及相应病原菌检查等阳性发现。

【影像学表现】

X 线表现　患侧胸廓塌陷，肺野透光度下降，密度增高，纵隔向患侧移位，患侧膈肌升高，患侧肺门影缩小，健侧肺门影增大（患侧支气管分支及肺动脉影细小，数量减少，健侧肺动脉分支粗大）。

CT 表现　胸部 CT 平扫显示支气管及肺动脉缺如及残端形态，健侧肺过度膨胀形成纵隔疝，肺部发育不全者可显示病变肺密度增高，呈三角形或类圆形，病变尖端指向肺门。病变部位可见薄壁空腔征象。增强扫描显示肺血管发育状况（图 2-2-3）。

【鉴别诊断】

先天性肺不发育和发育不全需与肺结核所致肺实变、肺不张、肺毁损、支气管扩张等进行鉴别。

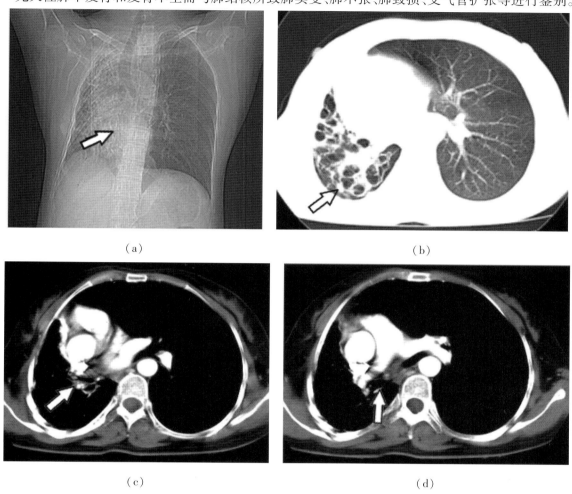

（a）　　　　　　　　　　（b）

（c）　　　　　　　　　　（d）

图 2-2-3　右肺发育不全

CT 平扫：右侧胸廓塌陷，纵隔心影右移，右肺透光度下降，密度增高，右肺多发囊腔影[图 2-2-3（a）、（b）]。

CT 增强扫描：右侧肺动脉细小，左肺动脉粗大[图 2-2-3（c）、（d）]。

（二）肺隔离症

【概述】

肺隔离症（pulmonary sequestration）为胚胎时期部分肺组织与正常肺主体分离单独发育并接受体循环动脉的异常动脉供血，形成无呼吸功能的囊性或实性包块，囊内充满黏液，可以有单独的支气管。隔离肺分为叶内型及叶外型。叶内型位于脏层胸膜组织内，其囊腔病变一般不与正常支气管相通，感染时才与邻近支气管相通，空气可进入囊内形成气液平，静脉回流多经肺静脉、少数经下腔静脉或奇静脉，此型多见于下叶后基底段，位于脊柱旁沟，以左侧多见；叶外型被病变自身的胸膜包裹，独立于正常肺组织之外，病变组织多为无功能的实性肺组织肿块，少数呈囊样改变，囊腔与正常支气管不相通，不易引起感染，供血动脉多来自腹主动脉，静脉回流经下腔静脉、门静脉、奇静脉或半奇静脉，此型多位于肺下叶与横膈之间，偶见于膈下或纵隔内。

【临床表现及实验室检查】

肺隔离症常见于青壮年，男女发病无明显差别。叶内型多于叶外型，左侧多于右侧。临床表现可无任何症状和体征；部分患者在体检中发现，合并感染可出现发热、咳嗽、咳痰、胸痛等呼吸道系统症状,可反复出现;严重时可出现呼吸困难、发绀和咯血。实验室检查时可无阳性发现,继发感染时可出现白细胞升高等异常,病原菌检查可明确感染病因。

【影像学表现】

X 线表现　叶外型肺隔离症在胸部 X 线平片上常显示为三角形均匀密度增高影,尖端指向肺门;位于膈下的病变为脊柱旁肿块影,X 线显示不佳。叶内型显示为紧贴膈面的圆形或卵圆形密度均匀的肿块影,少数呈三角形或多边形,边界比较清楚,长轴常常指向后下方。合并感染且与支气管相通时表现为单个或多个可见液平面的囊腔阴影,囊壁厚薄不等,周围可见浸润影,阴影大小可随病情病程演变而改变,感染时病变范围增大,炎症吸收时病变范围缩小,但病变不会完全消失[图 2-2-4(a)]。

CT 表现　平扫清晰显示囊腔、囊实性病变以及肺内软组织肿块、斑片状混杂密度影像学改变,病变多为一个肺段,可见正常支气管动脉和静脉束远离或包绕肺叶外周,与支气管交通造成感染表现为含气囊肿,可有或无液平面,周围可见浸润病变。增强扫描实性病变可有强化,并可发现体动脉向病变肺组织供血的血管影[图 2-2-4(b)—(h)]。

【鉴别诊断】

肺隔离症需与先天性肺囊肿、支气管扩张合并感染、继发性肺结核、肺癌等进行鉴别。

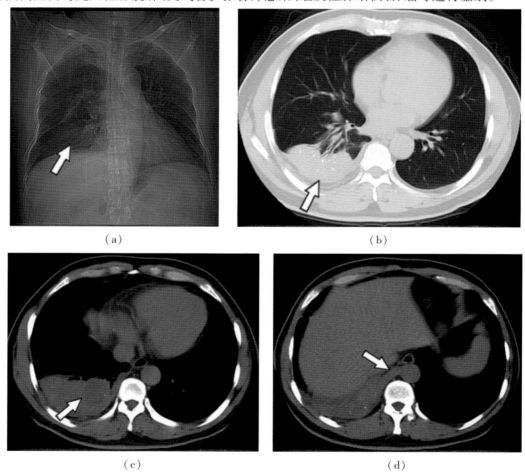

（a）　　　　　　　　　　　　　（b）

（c）　　　　　　　　　　　　　（d）

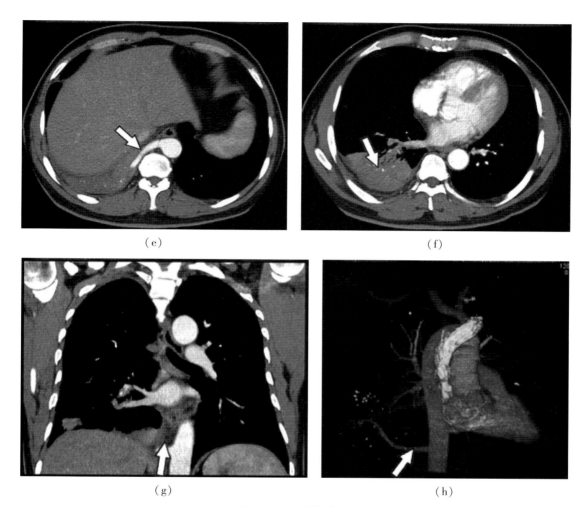

（e）　　　　　　　　　　　　　　（f）

（g）　　　　　　　　　　　　　　（h）

图 2-2-4　右肺隔离症

CT 平扫:右肺下叶见一软组织团块,内见斑点状钙化影[图 2-2-4(a)—(d)]。CT 增强扫描:右肺下叶团块影由主动脉供血[图 2-2-4(e)],引流静脉为右下肺静脉[图 2-2-4(f)]。MRP 及 VR 图像:更清楚显示主动脉供血情况[图 2-2-4(g)、(h)]。

（三）先天性支气管肺囊肿

【概述】

先天性支气管肺囊肿(congenial bronchial cysts)是胚胎时期支气管发育障碍导致的先天性疾病,由于胚胎发育停滞,不能使索状结构成为贯通的管状结构,远侧支气管分泌的黏液不能排出,逐渐积聚膨胀形成囊肿。支气管囊肿壁薄,可有正常支气管壁的组织成分,囊肿和支气管相通可成含气囊肿或液气囊肿。

【临床表现及实验室检查】

先天性支气管肺囊肿临床表现与囊肿部位、大小和有无并发症有关,成人支气管囊肿常无症状,合并感染时,可有发热、咳嗽、咳痰或咯血等。囊肿大则可压迫肺组织及纵隔,产生胸闷、呼吸困难和发绀等症状。实验室检查可无特殊,合并感染时,血中白细胞计数可升高,痰中可检测出病原菌。

【影像学表现】

X 线表现　可单发或多发,胸部 X 线平片表现为圆形或类圆形病变,形态可随着呼吸运动出现变化。含气囊肿为薄壁环状透亮影,囊壁内外缘光滑且厚薄一致,有时囊内可有间隔,呈多房样改变。合并感染囊壁可增厚,周围可见斑片状浸润影。多发肺囊肿多为含气囊肿。

CT 表现　平扫显示为边缘光整肿块状液性密度增高影,多与气管或支气管壁关系密切,部分囊壁可见弧形钙化,增强扫描一般不出现强化。单发含液囊肿表现为孤立性水样密度的圆形或卵圆形阴影,边缘光整,含气囊肿表现为薄壁环状透亮影。多发肺囊肿多为含气囊肿,大小不等,在肺内形成多发的环形透光阴影,囊肿相互重叠形如蜂窝,继发感染时囊内出现液平面,囊肿壁可增厚(图 2-2-5、图 2-2-6)。

【鉴别诊断】

先天性支气管肺囊肿需与畸胎瘤、淋巴结结核、淋巴瘤、食管囊肿、神经源性囊肿或肿瘤、支气管扩张伴感染、肺大泡、肺脓肿、肺包虫病、肺结核空洞等进行鉴别。

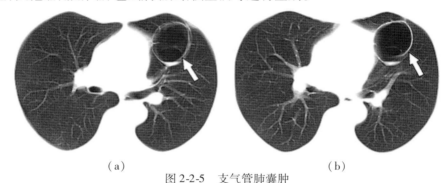

　　　　　　（a）　　　　　　　　　　　　　　　　　　（b）

图 2-2-5　支气管肺囊肿

CT 平扫:肺窗示左肺上叶舌段见圆形薄壁囊腔,内外壁光滑,内见少许液平,周围未见卫星灶。

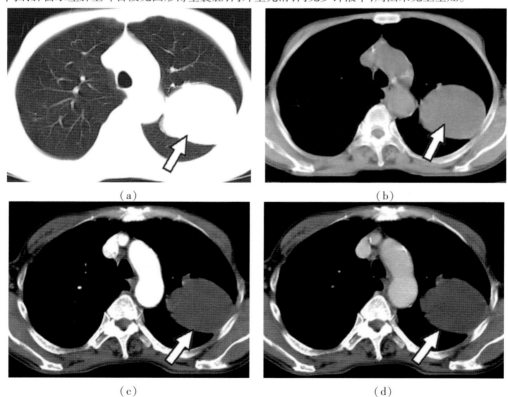

　　　　　　（a）　　　　　　　　　　　　　　　　　　（b）

　　　　　　（c）　　　　　　　　　　　　　　　　　　（d）

图 2-2-6　左侧支气管肺囊肿

CT 平扫:左肺可见卵圆形囊性肿块,边缘光滑,囊壁菲薄,囊内均匀水样密度[图 2-2-6(a)、(b)]。CT 增强扫描:囊肿未见强化,边缘囊壁轻度强化[图 2-2-6(c)、(d)]。

（四）奇叶

【概述】

奇叶是由于胚胎血管发育过程中,奇静脉未移至正中,肺组织沿奇静脉周围发育而形成一侧肺尖部发生的额外肺叶,常见于右侧;同时奇静脉压迫胸膜,形成较深的皱襞,称为奇裂。奇静脉位于壁层胸膜之外,因此,奇裂由两层壁层胸膜和两层脏层胸膜共四层胸膜组成。

【临床表现及实验室检查】

奇叶一般不会引起临床症状,多数患者因为伴发支气管扩张及继发感染出现咳嗽、咳痰等呼吸道症状而发现,部分患者在体检中发现。实验室检查无特殊,合并感染时,血中白细胞计数可升高。

【影像学表现】

X 线表现　可以无异常发现,有的可见形如带状影的奇裂,由肺尖部向内、向下达肺门上方,终点呈倒置的逗点状影。伴发支气管扩张、继发肺部感染可见囊状及片状密度增高影。

CT 表现　平扫:奇裂呈边界清楚、向外凸出的弧形线状影,奇裂、椎体和纵隔围绕成三角形含气肺组织区域即是奇叶(图 2-2-7)。增强扫描显示:汇入上腔静脉的走行变异的奇静脉、奇静脉弓(图 2-2-8)。

【鉴别诊断】

奇裂需与瘢痕、肺大泡壁、胸膜粘连带、胸膜凹陷等鉴别;奇叶发生支气管扩张伴感染需与肺结核等进行鉴别。

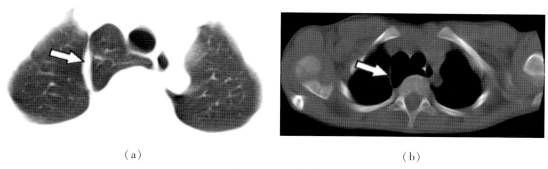

（a）　　　　　　　　　　　　　　　　　（b）

图 2-2-7　右侧奇裂

CT 平扫:右肺上叶尖段见界限清楚、向外凸出的弧形条状影,位于肺叶内侧,前后贯通(图 2-2-7)。

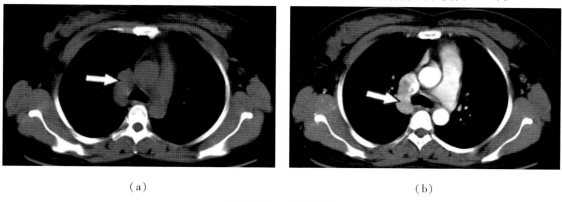

（a）　　　　　　　　　　　　　　　　　（b）

图 2-2-8　奇静脉弓

CT 平扫:纵隔窗示右侧纵隔旁见软组织结节影,与上腔静脉分界不清[图 2-2-8(a)]。CT 增强扫描:可见奇静脉汇入上腔静脉[图 2-2-8(b)]。

三、膈肌变异

膈肌变异包括膈膨升、食管裂孔疝、胸腹裂孔疝、胸骨旁裂孔疝等。

（一）膈膨升

【概述】

膈膨升（diaphragmatic eventration）是指膈肌纤维先天性减少或后天性萎缩,可使膈肌一部分或全部向胸腔膨出。病理表现为患侧膈肌或其一部分变薄,失去张力,由于胸腔负压而使其向胸腔内膨出。

【临床表现及实验室检查】

膈膨升多见于中老年,男性多于女性,双侧膈肌均可发生,一侧膈全部膨升多见于左侧,局限性膈膨升则右侧多见,局限性膈膨升或一侧轻度膈膨升可无任何症状,一侧膈膨升高达第 3 前肋水平以上时,可出现呼吸困难、胸痛、上腹部不适及呕吐等。实验室检查无特殊。

【影像学表现】

X 线及 CT 表现　清晰显示膈肌影上移或局部向胸腔内凸出（图 2-2-9、图 2-2-10、图 2-2-11）。

【鉴别诊断】

膈膨升需与膈疝、膈肌麻痹、肺底积液、肝脏结核等进行鉴别。

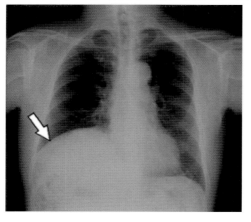

图 2-2-9　右膈膨升

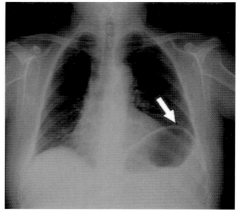

图 2-2-10　左膈膨升

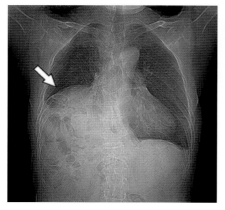

（a）右膈膨升

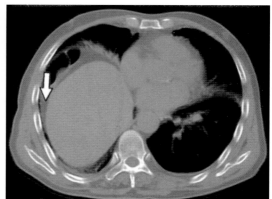

（b）右膈膨升

图 2-2-11　膈膨升

（二）食管裂孔疝

【概述】

食管裂孔疝是由于先天性食管裂孔薄弱、扩大、食管发育短以及外伤、手术、腹内压增高、高龄及膈食管膜及食管周围韧带松弛等引起的腹腔脏器通过膈食管裂孔进入胸腔的疾病，可为先天性或后天性，后者多见。分为四型：滑动型、食管旁型、短食管型和混合型。

【临床表现及实验室检查】

常见的临床表现有胸骨后或上腹部饱胀、胃烧灼感、恶心、体位性胃液反流等消化道症状，平卧、弯腰俯卧或入睡后加重。滑动型食管裂孔疝少见发生绞窄。食管旁型可能并发疝入的胃部形成胃溃疡、出血、崁顿、梗阻、胃扭转、坏死和穿孔等。实验室检查无特殊。

【影像学表现】

X 线表现　显示为膈上疝囊或心影旁肿块，可见气体或气液平面，食管造影可见对比剂进入。

CT 表现　平扫可见膈上后纵隔软组织肿块或脂肪密度影，边界清楚，重建图像显示扩大的食管裂孔疝及通过此裂孔疝入胸腔的胃肠、大网膜等（图 2-2-12）。

【鉴别诊断】

食管裂孔疝需与食管膈壶腹、膈上食管憩室、胃黏膜脱入食管、食管贲门失迟缓症、食管贲门癌等相鉴别。

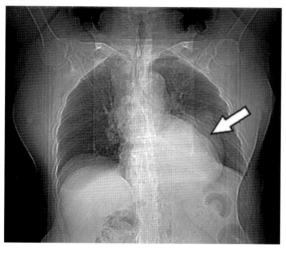
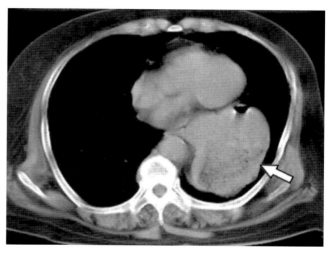

（a）　　　　　　　　　　　　　　　　（b）

图 2-2-12　食管裂孔疝

CT 定位像：左心缘旁见软组织团块影，边界清楚［图 2-2-12（a）］。CT 平扫：纵隔窗示食管下端及胃经食管裂孔突入胸腔［图 2-2-12（b）］。

（三）胸腹裂孔疝

【概述】

胸腹裂孔左右各一，在膈的后方，在胚胎时期是开放的，出生时为结缔组织封闭，若闭合不全可发生膈疝，若伴有先天性膈肌局部发育不全可较严重，多发生于左侧，胃、结肠、小肠及脾脏均可疝入形成胸腹裂孔疝。

【临床表现及实验室检查】

小的胸腹裂孔疝可无任何临床症状，多在体检时发现。大的胸腹裂孔疝由于心肺受压，患者可产生循环及呼吸障碍，出现恶心、呕吐、腹痛、胸闷、气促、心动过速、发绀等症状。实验室检查无特殊。

【影像学表现】

X 线表现　显示胸腔密度增高,阴影占据胸腔的范围取决于腹腔内脏器进入胸腔的多少。若为胃肠道疝入,则表现为密度不均,其内可见气体影及气液平。消化道造影可明确。患侧肺可发育不全或受压膨胀不全,纵隔可向健侧移位。

CT 表现　平扫及重建图像可清晰显示膈肌缺损的大小及位置,并能显示疝入胸腔的脏器及血管(图 2-2-13)。

【鉴别诊断】

胸腹裂孔疝需与膈下高位肾、先天性膈膨升、先天性肺囊肿等疾病相鉴别。

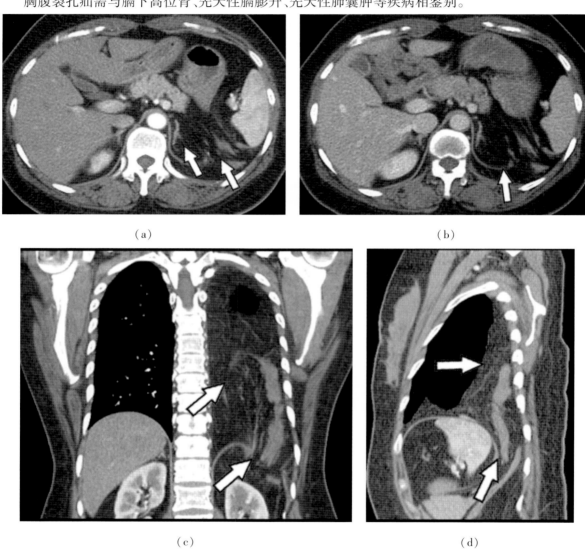

(a) (b)

(c) (d)

图 2-2-13　胸腹裂孔疝

CT 增强扫描:左侧膈肌后部不连续,"破口"处见肠系膜及肠管向上疝入左侧胸腔,左肺受压[图 2-2-13(a)、(b)]。MPR:清楚显示缺损的膈肌及疝入胸腔的腹腔内容物[图 2-2-13(c)、(d)]。

第三章 肺结核

第一节　原发性肺结核

【概述】

免疫正常患者原发性肺结核主要见于儿童和青少年,成人少见;免疫低下患者如艾滋病合并原发性肺结核多见。原发性肺结核为机体初次感染结核杆菌引起。呼吸道为结核杆菌进入人体的主要途径,它包括原发综合征和胸内淋巴结结核。

原发综合征是典型的肺内原发结核的病变,包含:①原发灶,可位于肺内任何部位;②淋巴管炎;③淋巴结炎。原发病灶病理上分四期:①渗出前期;②渗出期;③干酪样坏死期;④增殖期。原发灶可静止、包膜化、钙化。原发灶的病理反应一般较轻,易被吸收或掩盖,由于淋巴结内干酪样坏死较严重,其吸收愈合的速度较原发病灶缓慢。

当原发病灶完全吸收时,纵隔和(或)肺门淋巴结肿大成为原发肺结核的重要表现,称此为胸内淋巴结结核。淋巴结肿大,常伴周围组织渗出性炎性浸润,称为炎症型。淋巴结周围炎吸收后,在淋巴结周围有一层结缔组织包绕,称为结节型。肿大的淋巴结可压迫支气管引起肺不张,以右肺上叶及中叶多见。

【临床表现与实验室检查】

原发性肺结核患者可出现低热、盗汗、纳差、消瘦、发育不良、反复感冒样症状及慢性咳嗽等,多数患者无症状。急性发作时可有高热、咳嗽、呼吸困难,胸膜受侵犯时出现胸痛,部分患者还会出现结节性红斑、疱疹性角膜炎等结核杆菌抗原过敏反应综合征。实验室检查:痰涂片及痰培养查找结核杆菌,婴幼儿需清晨洗胃直接涂片或培养。血沉增快,PPD 试验强阳性。

【影像学表现】

X 线表现　胸部 X 线平片可见肺内片状或斑片状影,肺门或气管旁淋巴结肿大,常为单侧。有时可见肺门或气管旁与肺门内病变有条索状影相连接,三者形成哑铃状,伴或不伴胸膜病变。

CT 表现　平扫显示胸部 X 线平片可见之外,更清楚显示肿大淋巴结的部位、分布及内部结构(干酪坏死及钙化),增强扫描可见肿大淋巴结呈周边强化,中心为低密度,较小的淋巴结尚未发生干酪坏死,可呈均匀强化;也可见肺不张或肺实变影,主要是由于肿大淋巴结压迫支气管引起完全性或不全性阻塞所致,胸膜受累时出现胸腔积液。

【鉴别诊断】

原发性肺结核需与肺炎、支气管肺癌、淋巴瘤等疾病进行鉴别。

【病例展示】

病例 1　右侧原发性肺结核

男,4 岁,发热、咳嗽、乏力 1 月,加重 2 天。

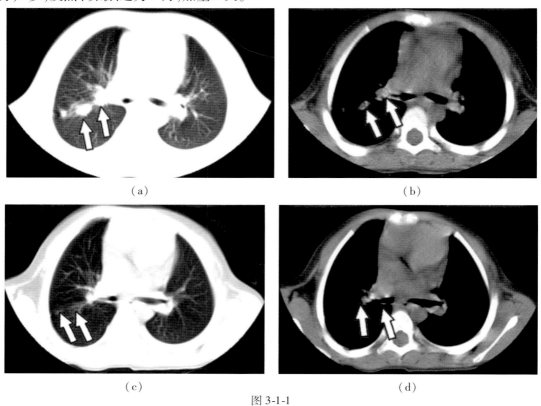

图 3-1-1

CT 平扫:右肺上叶后段见结节影及斑片影,右肺门见增大淋巴结,其间见细条状影相连[图 3-1-1(a)、(b)]。抗结核治疗 8 月后右肺上叶病灶吸收,残余少许纤维灶,右肺门淋巴结缩小[图 3-1-1(c)、(d)]。

病例 2　右侧原发综合征后遗症,支气管结石,阻塞性肺炎

男,48 岁,咳喘累 10$^+$ 年,加重 3 天。30 年前患肺结核,治愈后间断咳嗽,多次胸片提示右下肺炎症。

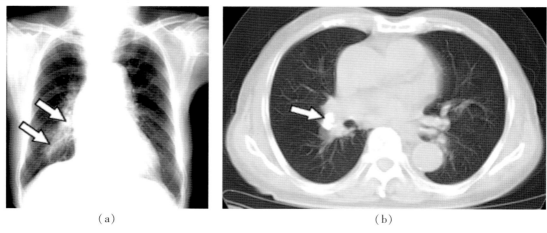

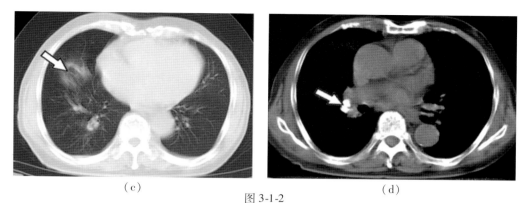

（c）

（d）

图 3-1-2

胸部 X 线平片：右肺门增大，内见多个结节状钙化灶，右下肺见浅淡斑片影［图 3-1-2（a）］。CT 平扫：右肺门可见多个钙化淋巴结，右肺中叶阻塞性炎症［图 3-1-2（b）—（d）］。

病例 3　右侧原发性肺结核

男，17 岁，咳嗽、盗汗 2 月，喘累、乏力 1 天。结核抗体（金标法）（＋）。

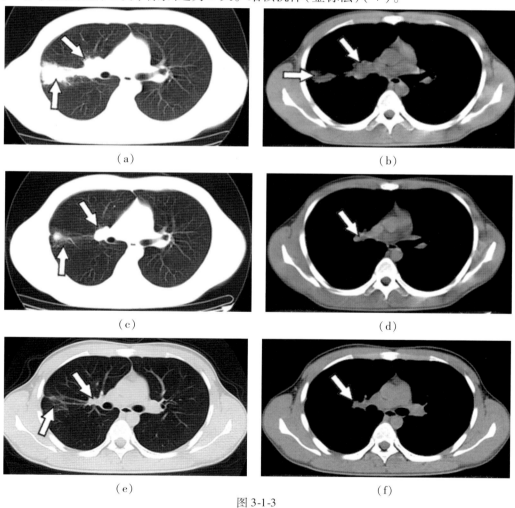

（a）

（b）

（c）

（d）

（e）

（f）

图 3-1-3

CT 平扫：右肺门见软组织结节影，右肺上叶后段片状影，边界模糊，其间见条带影相连，形成"哑铃征"［图 3-1-3（a）、（b）］。抗结核治疗 3 月复查：右肺门淋巴结缩小，肺内病灶吸收，肺门与肺内病灶之间仍可见少许纤维条索影，"哑铃征"仍可见［图 3-1-3（c）、（d）］。抗结核治疗 9 月复查：右肺门淋巴结进一步缩小，肺内病灶吸收后以纤维灶为主［图 3-1-3（e）、（f）］。

病例4　艾滋病合并原发性肺结核

男,40 岁,HIV 阳性 1 月,ART 治疗半月,发热、咳嗽 10 天,以夜间发热、汗多、咳嗽为主。痰涂片抗酸杆菌(+)。

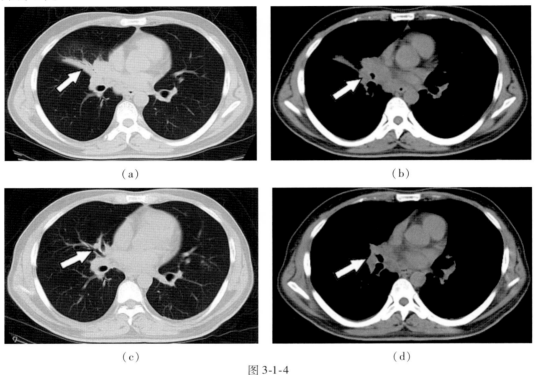

（a）　　　　　　　　　　　　　　（b）

（c）　　　　　　　　　　　　　　（d）

图 3-1-4

CT 平扫:右肺门淋巴结肿大,右肺中叶支气管狭窄,远端肺组织部分不张[图 3-1-4(a)、(b)]。抗结核治疗6月复查:右肺门淋巴结缩小,右肺中叶支气管通畅,肺内病灶已吸收[图 3-1-4(c)、(d)]。

病例5　艾滋病合并原发性肺结核

女,43 岁, HIV(+)3 年,反复发热 4 月,咳嗽、喘累 10 天。痰培养结核分枝杆菌(+)。

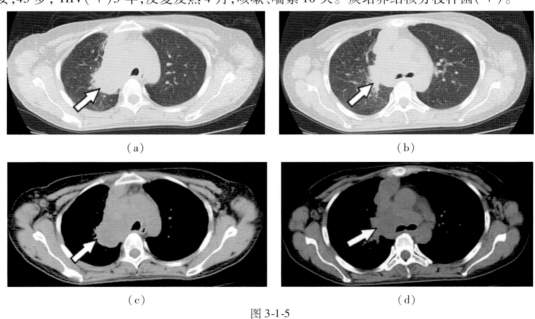

（a）　　　　　　　　　　　　　　（b）

（c）　　　　　　　　　　　　　　（d）

图 3-1-5

CT 平扫:右肺门及纵隔淋巴结肿大,部分融合,内见低密度坏死区,肺内可见播散灶(图 3-1-5)。

鉴别诊断 1　肺炎

男,37 岁,受凉后发热、咳嗽 4 天。血常规:WBC 12.3 × 10⁹/L,NEUT 82%。

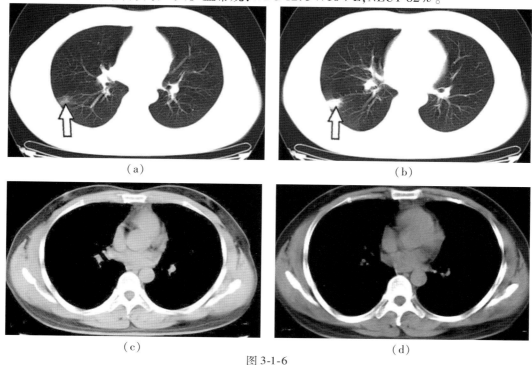

（a）　　　　　　　　　　　　　　　　（b）

（c）　　　　　　　　　　　　　　　　（d）

图 3-1-6

CT 平扫:肺窗示右肺下叶外基底段胸膜下见斑片影,边界模糊;纵隔窗病灶未见显示,肺门及纵隔未见淋巴结增大(图 3-1-6)。

鉴别诊断 2　淋巴瘤

男,35 岁,咳嗽 1 周。活检病理提示:非何奇金淋巴瘤。

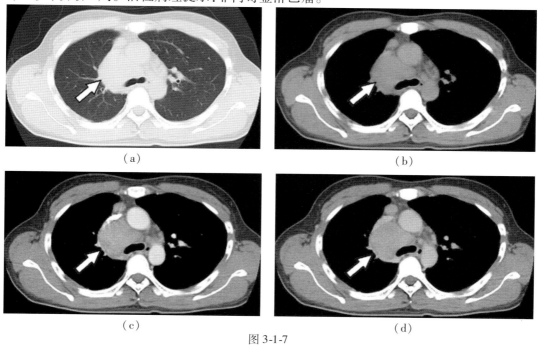

（a）　　　　　　　　　　　　　　　　（b）

（c）　　　　　　　　　　　　　　　　（d）

图 3-1-7

CT 平扫:右中上纵隔气管前腔静脉后见密度均匀软组织肿块,压迫上腔静脉[图 3-1-7(a)、(b)]。CT 增强扫描:轻中度均匀强化[图 3-1-7(c)、(d)]。

鉴别诊断 3　肺小细胞癌

男,19 岁,咳嗽、咳痰伴咯血,喘累 1 年,再发加重 8 天,伴痰中带血。

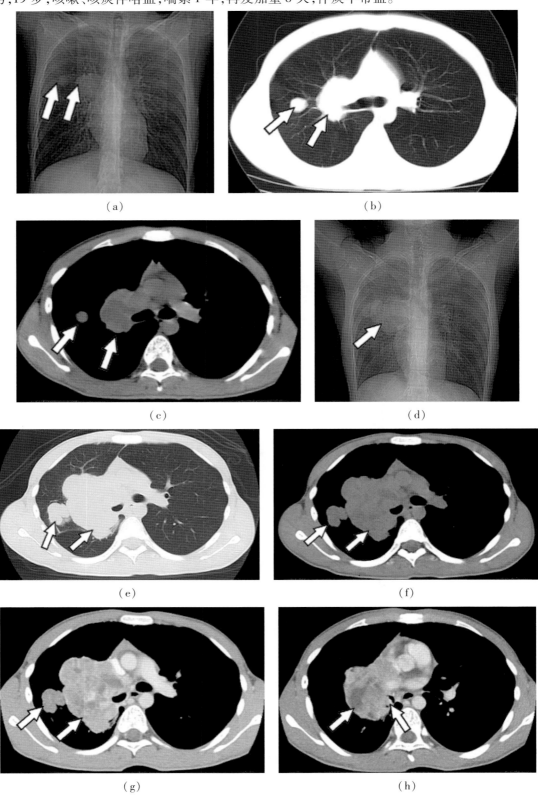

（a）　　　　　　　　　　（b）

（c）　　　　　　　　　　（d）

（e）　　　　　　　　　　（f）

（g）　　　　　　　　　　（h）

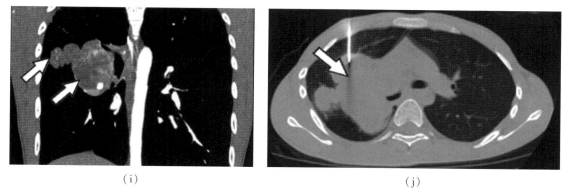

|（i）|（j）|

图 3-1-8

CT 平扫:右肺门软组织肿块,内部密度不均匀,见分隔样低密度区,邻近肺内见结节影,边缘光整[图 3-1-8（a）—（c）]。抗结核治疗 7 月复查:右肺门肿块及肺内结节明显增大、分叶明显,增强扫描不均匀强化,右肺下叶支气管狭窄,内见软组织结节影[图 3-1-8（d）—（i）]。穿刺活检病理:肺小细胞癌[图 3-1-8（j）]。

鉴别诊断 4　肺鳞癌

女,47 岁,间断咳嗽 4 月,加重伴胸痛、气促、痰中带血 1 周。纤维支气管镜活检病理提示:鳞癌。

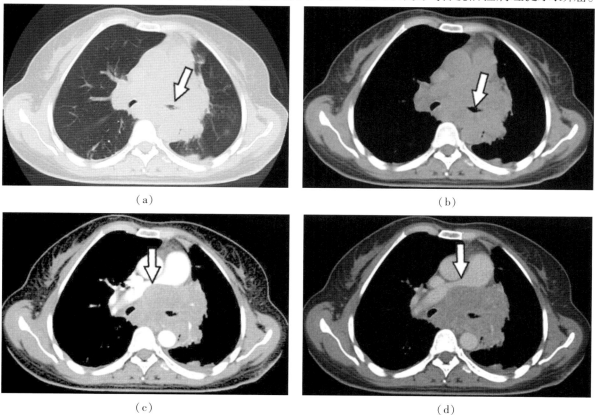

|（a）|（b）|
|（c）|（d）|

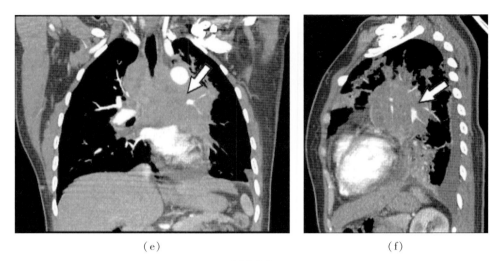

（e）　　　　　　　　　　　（f）

图 3-1-9

CT 平扫：纵隔及肺门见软组织肿块，左、右主支气管受压变形［图 3-1-9（a）、（b）］。CT 增强扫描：纵隔肿块呈均匀强化，可见肺动脉受侵［图 3-1-9（c）、（d）］。MPR：清楚显示肿块形态［图 3-1-9（e）、（f）］。

鉴别诊断 5　肺腺癌伴肺门淋巴结转移

男，67 岁，间断咳嗽、咳痰胸痛半年，加重 2 周。穿刺活检病理提示：腺癌。

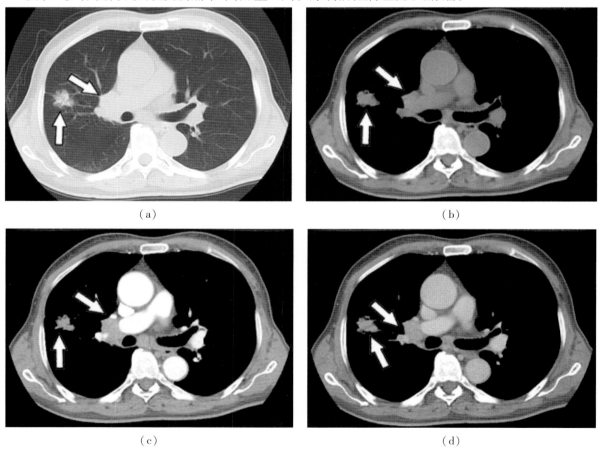

（a）　　　　　　　　　　　（b）

（c）　　　　　　　　　　　（d）

图 3-1-10

CT 平扫：右肺上叶后段结节，可见分叶、毛刺及胸膜凹陷，右肺门淋巴结肿大［图 3-1-10（a）、（b）］。CT 增强扫描：右肺结节及肺门淋巴结呈均匀强化，未见坏死及卫星灶［图 3-1-10（c）、（d）］。

鉴别诊断6　肺鳞癌伴肺不张

女,65 岁,咳嗽、咳痰 6 月,咯血 1 月。纤维支气管镜活检病理:鳞癌。

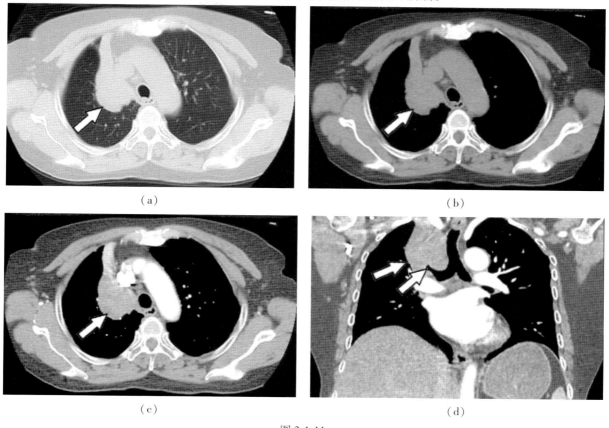

（a）　　　　　　　　　　　　　　　　（b）

（c）　　　　　　　　　　　　　　　　（d）

图 3-1-11

CT 平扫:右肺上叶纵隔旁软组织肿块,可见支气管截断征,远端见条状不张的肺组织[图 3-1-11(a)、(b)]。

CT 增强扫描:肿块呈均匀轻度强化,肺不张明显均匀强化,增大的淋巴结呈较均匀强化[图 3-1-11(c)、(d)]。

第二节　血行播散性肺结核

　　血行播散性肺结核是结核杆菌一次或反复多次进入血液循环所引起,进入血液循环的结核杆菌可来自原发病灶、气管支气管及纵隔淋巴结结核的破溃,或其他脏器结核病灶的进展融解,干酪坏死物破溃入血。根据进入血液循环中结核杆菌的数量、毒力、途径、次数、间隔时间和机体的免疫状态的不同,分为急性血行播散性肺结核、亚急性血行播散性肺结核、慢性血行播散性肺结核三种。

一、急性血行播散性肺结核

【概述】

　　急性血行播散性肺结核是机体免疫力低下时,结核杆菌一次或间隔时间极短,大量进入血液循环且毒力较强,造成两肺弥漫性损害,临床上出现败血症表现。两肺表面及切面可见小米粒大小的黄白色及灰白色结节,部分组织实变或中央呈干酪样坏死。肺泡间隔增宽,充血明显,肺泡间隔、小叶间隔、血管及支气管周围出现增殖性结节和渗出性坏死性结节。

【临床表现与实验室检查】

大部分患者临床表现为高热、畏寒、盗汗、乏力等明显的结核中毒症状。痰结核杆菌检查是诊断的金标准,血沉增快,痰菌阴性时需联合结核免疫检测。

【影像学表现】

X 线表现　急性期胸部 X 线平片早期显示为弥漫网织状影,两周后出现大小、密度、分布均匀一致的粟粒状阴影,称为"三均匀"X 线征,此征象为本病的特征表现,后期结节可融合、增大。亚急性期及慢性期胸部 X 线平片显示分布不均、大小不一、密度不一、边界清晰度不一的斑点状、结节状影,有时可见斑片状影及空洞形成。

CT 表现　CT 可较胸片更早地显示直径 1~2 mm 的微结节,并在微结节的大小、形态和分布上较胸片敏感。急性期胸部 CT 平扫显示双肺弥漫分布的粟粒状阴影,其大小、分布及密度均匀,边界清晰,形状规则,同期胸部 X 线平片可无明显异常表现,HRCT 显示不同程度或广泛的小叶间隔增厚及微小结节病灶,结节融合时可见空洞;亚急性期及慢性期胸部 CT 平扫可见分布不均、大小不一、密度不一、边界清晰度不一的斑点状、结节状影,病灶融合时可见小斑片状影,有时可见空洞形成。

【鉴别诊断】

急性血行播散性肺结核需与支气管肺泡癌、肺转移癌、矽肺、肺泡微石症、肺泡蛋白沉积症等疾病进行鉴别。

【病例展示】

病例 1　双肺急性血行播散性肺结核

女,36 岁,咳嗽,发热,盗汗 3 月,头痛 1 月,加重伴呕吐 1 天。血沉 75 mm/h。结核抗体(金标法)(+),痰培养结核分枝杆菌(+),脑脊液常规及生化检查符合结核。

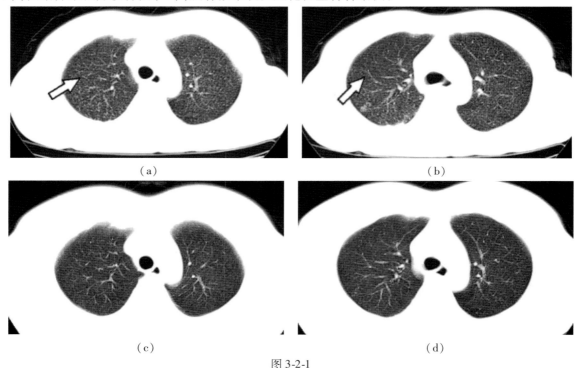

（a）　　　　　　　　　　　　　　　　　　（b）

（c）　　　　　　　　　　　　　　　　　　（d）

图 3-2-1

CT 平扫:肺窗示双肺弥漫粟粒结节影,大小、密度及分布较均匀[图 3-2-1(a)、(b)]。抗结核治疗 45 天复查:双肺病灶吸收好转[图 3-2-1(c)、(d)]。

病例 2　双肺急性血行播散性肺结核

男,37 岁,间断咳嗽、咳痰、潮热、盗汗,伴活动后气促 2[+]月。痰培养结核分枝杆菌(+),血沉 81 mm/h。

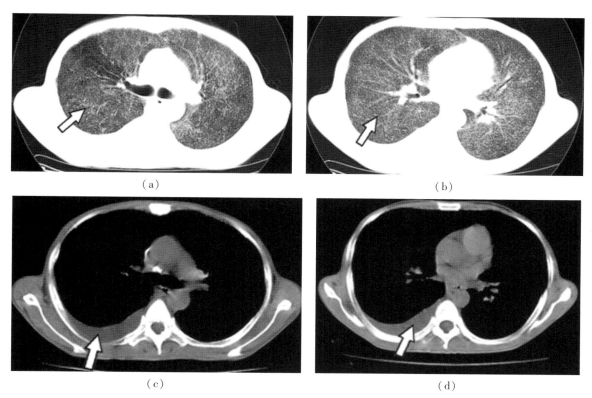

（a）　　　　　　　　　　　　　（b）

（c）　　　　　　　　　　　　　（d）

图 3-2-2

CT 平扫：双肺弥漫性随机分布的粟粒结节影，大小、密度及分布均匀，边界模糊，部分融合成小片状，纵隔淋巴结钙化，右侧胸腔积液（图 3-2-2）。

病例 3　双肺急性血行播散性肺结核及纵隔淋巴结结核

女，59 岁，咳嗽、咳痰、乏力、纳差 1 月，发热 1 周。痰涂片抗酸杆菌及夹层杯集菌均（＋）。

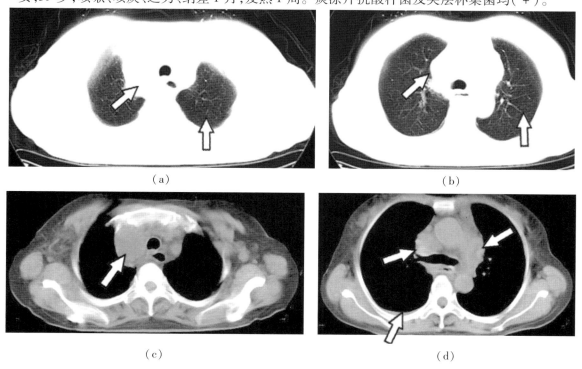

（a）　　　　　　　　　　　　　（b）

（c）　　　　　　　　　　　　　（d）

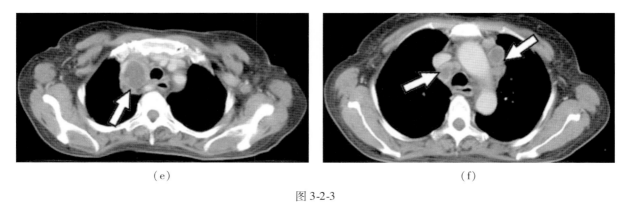

（e） （f）

图 3-2-3

CT 平扫:肺窗示双肺浅淡粟粒结节影[图 3-2-3(a)、(b)];纵隔淋巴结明显肿大[图 3-2-3(c)、(d)],右侧胸腔少量积液[图 3-2-3(d)]。CT 增强扫描:纵隔淋巴结呈环形强化[图 3-2-3(e)、(f)]。

病例 4 双肺急性血行播散性肺结核

男,34 岁,反复头痛、午后低热 40 天,加重伴呕吐 2 天。结核抗体(金标法)(+)。结核抗体(蛋白芯片):16 kDa(−),38 kDa(+),LAM(+)。脑脊液生化提示:结核性脑膜炎。

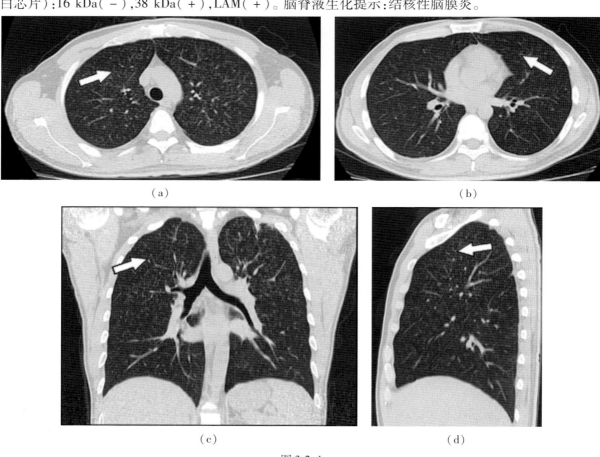

（a） （b）

（c） （d）

图 3-2-4

CT 平扫:肺窗示双肺弥漫粟粒结节影,呈三均匀改变,边界模糊,可见树芽征[图 3-2-4(a)、(b)]。冠、矢状位显示双肺弥漫性病变分布较均匀[图 3-2-4(c)、(d)]。

病例 5 双肺急性血行播散性肺结核

男,34 岁,反复发热、咳嗽、咳痰、盗汗 7 月,意识障碍、喘累 4 天。痰涂片抗酸杆菌(+),腰穿提示:结核性脑膜炎。

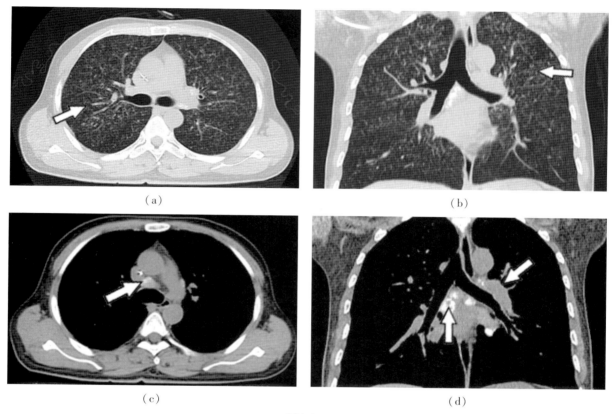

（a）

（b）

（c）

（d）

图 3-2-5

CT 平扫：肺窗示双肺弥漫粟粒结节影，密度、大小及分布较均匀[图 3-2-5（a）、（b）]；纵隔内见多发增大及钙化的淋巴结[图 3-2-5（c）、（d）]。

病例 6　双肺急性血行播散性肺结核

男，43 岁，发热、咳嗽、盗汗 1 月。结核抗体（金标法）（＋），血沉 76 mm/h，结核抗体（蛋白芯片）：38 kDa（＋），LAM（＋）。

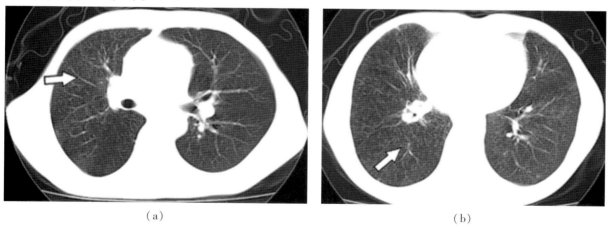

（a）

（b）

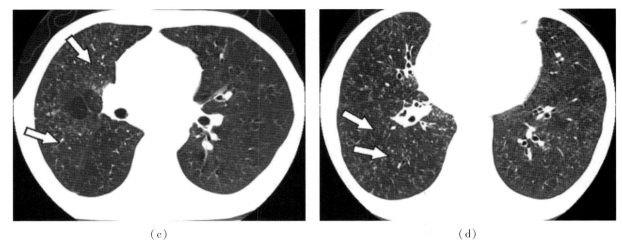

（c）　　　　　　　　　　　　　　　（d）

图 3-2-6

CT 平扫：肺窗示双肺弥漫分布粟粒结节影［图 3-2-6（a）、（b）］；HRCT 清楚显示双肺粟粒结节、树芽征及腺泡结节影［图 3-2-6（c）、（d）］。

二、亚急性及慢性血行播散性肺结核

【概述】

亚急性及慢性血行播散性肺结核是由于结核杆菌在长时间内少量多次进入血液循环，机体免疫状态较好，多次进入肺部发生结核病变。肺间质、肺泡内增殖性结核结节，细胞浸润，肺泡间隔有新鲜或融合性上皮样细胞形成的瘢痕性结节或弥漫性硬化性改变伴肺气肿。

【临床表现与实验室检查】

亚急性血行播散性肺结核患者可出现不规则畏寒、低热，伴有盗汗、失眠、乏力、消瘦、咳嗽、咳痰、胸痛等。慢性血行播散性肺结核患者症状多不明显。实验室检查：痰查结核杆菌诊断亚急性血行播散性肺结核的金标准，血沉正常或轻度加快，白细胞多属正常，PPD 试验阳性或强阳性。

【影像学表现】

X 线表现　胸部 X 线平片显示分布不均、大小不一、密度不一、边界清晰度不一的斑点状、结节状影，即"三不均匀"，部分可见钙化，病灶可融合形成大的结节及干酪坏死，有时可见空洞及支气管播散征象。

CT 表现　除了可显示平片所见的三不均匀外，对病灶密度、分布及小的空洞及播散灶显示更清楚。

【鉴别诊断】

亚急性及慢性血行播散性肺结核需与支气管肺泡癌、肺转移癌、矽肺、肺泡微石症、肺泡蛋白沉积症等疾病进行鉴别。

【病例展示】

病例 1　双肺亚急性及慢性血行播散性肺结核

女，14 岁，额部结核性脓肿 3 月，咳嗽、发热 1 周。痰培养结核分枝杆菌（＋），血沉 39 mm/h。

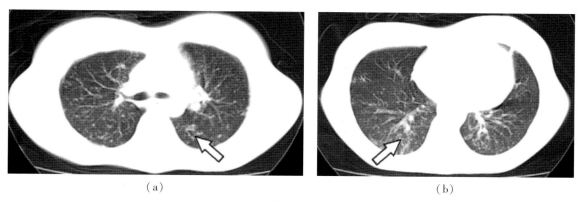

（a）　　　　　　　　　　　　　　　　（b）

图 3-2-7

CT 平扫:肺窗示双肺弥漫分布大小不一的粟粒状结节影及少许斑片影,密度不均,部分边缘模糊(图 3-2-7)。

病例 2　双肺亚急性及慢性血行播散性肺结核

男,26 岁,咳嗽、午后低热 6 月,双下肢水肿 10⁺天。痰培养结核分枝杆菌(2 +),血沉 45 mm/h。

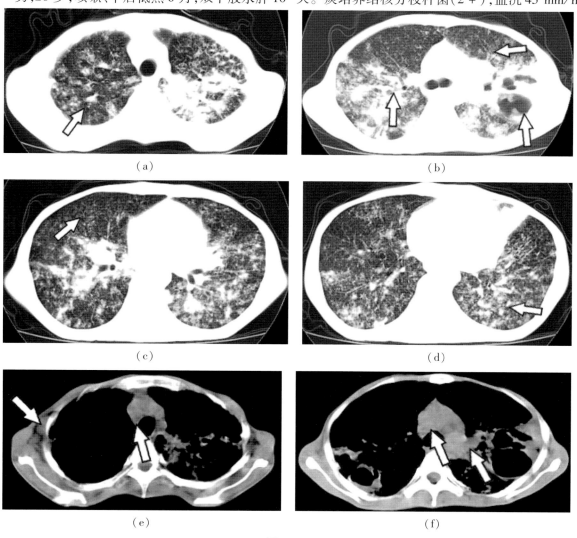

（a）　　　　　　　　　　　　　　　　（b）

（c）　　　　　　　　　　　　　　　　（d）

（e）　　　　　　　　　　　　　　　　（f）

图 3-2-8

CT 平扫:肺窗示双肺弥漫分布粟粒结节、斑片状、片状影,可见空洞[图 3-2-8(a)—(d)];纵隔窗示右侧腋窝、肺门及纵隔淋巴结肿大[图 3-2-8(e)、(f)]。

病例 3　双肺亚急性血行播散性肺结核伴椎体结核

男,76 岁,头晕 1 月,腹胀、纳差 20 天,加重伴发热 4 天。血沉 87 mm/h。CD_4 116 个/μL,结核抗体(金标法)(+)。结核抗体(蛋白芯片):38 kDa(+),LAM(+)。痰培养结核分枝杆菌(+)。

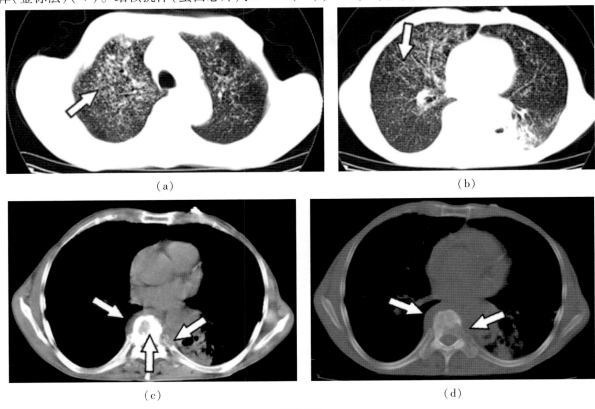

(a)　　　　　　　　　　　　　　　(b)

(c)　　　　　　　　　　　　　　　(d)

图 3-2-9

CT 平扫:肺窗示双肺弥漫分布的粟粒结节影及斑片状影,可见空洞[图 3-2-9(a)、(b)];纵隔窗示邻近胸椎骨质破坏,内见死骨形成,椎旁脓肿形成,邻近左侧肋骨头骨质破坏[图 3-2-9(c)、(d)]。

鉴别诊断 1　矽肺

男,66 岁,胸闷 2 年,间断咳嗽 1^+ 月。石匠工作 40 年。结核抗体(金标法)及痰涂片抗酸杆菌(—)。

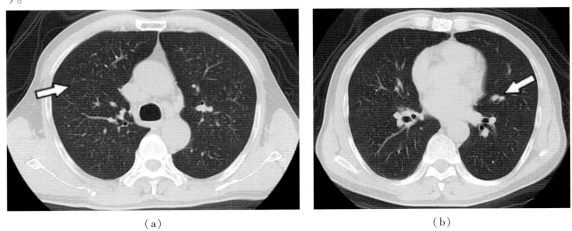

(a)　　　　　　　　　　　　　　　(b)

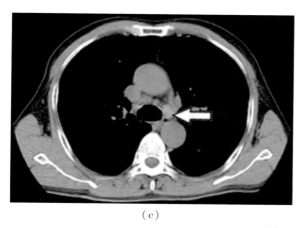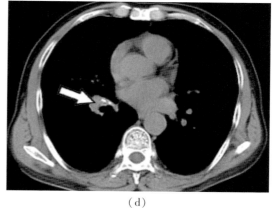

（c）　　　　　　　　　　（d）

图 3-2-10

CT 平扫:肺窗示双肺散在对称分布结节影,大小及分布较均匀,中内带为主,胸膜下病灶较少,边界较清晰,密度较高[图 3-2-10(a)、(b)];纵隔及右肺门见增大及钙化的淋巴结[图 3-2-10(c)、(d)]。

鉴别诊断 2　肺泡微石症

男,26 岁,咳嗽、咳痰、盗汗 4 年,气促 1 年。劳力性呼吸困难。否认粉尘接触史。

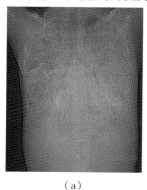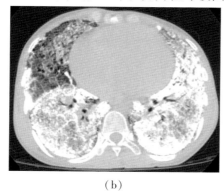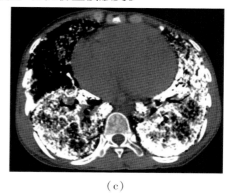

（a）　　　　　　　　　　（b）　　　　　　　　　　（c）

图 3-2-11

CT 定位像:双肺弥漫性高致密微结节影,呈"暴风沙"状,以中下肺野内带最为密集,肺纹理、心缘及膈肌均被掩盖[图 3-2-11(a)]。CT 平扫:双肺广泛、对称分布的钙化密度影,中下肺野外周、纵隔旁和胸膜下最为显著,病灶呈线状、网状、细小沙粒状微结节,结节大小不一,部分病灶融合,在背侧胸膜融合成"火焰征"[图 3-2-11(b)、(c)]。

鉴别诊断 3　肺腺癌

女,64 岁,反复咳嗽、咳痰 4 月。结核抗体(金标法)及痰涂片抗酸杆菌(-),痰培养未见致病菌生长。胸水脱落细胞提示:肺泡癌。

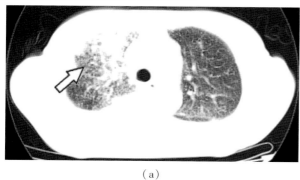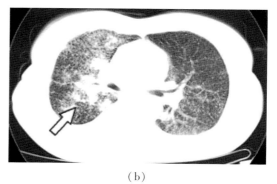

（a）　　　　　　　　　　（b）

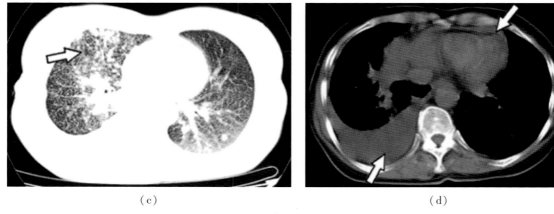

（c）　　　　　　　　　　　　　　　　（d）

图 3-2-12

CT 平扫:肺窗示双肺弥漫分布的粟粒结节影及斑片影,沿支气管血管束走行,其间小叶间隔及斜裂结节状增厚(图 3-2-12(a)—(c))];纵隔窗示心包及右侧胸腔积液(图 3-2-12(d))。

鉴别诊断 4　鳞癌

男,55 岁,咳嗽、痰血 1 月,左肩胛部疼痛 1 周。CEA 65.73 ng/mL,穿刺活检病理提示:鳞癌。

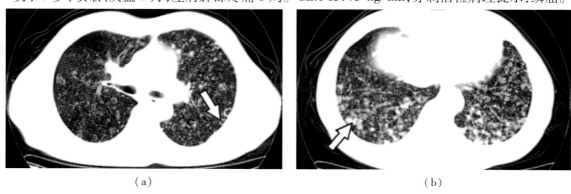

（a）　　　　　　　　　　　　　　　　（b）

图 3-2-13

CT 平扫:肺窗示双肺弥漫分布的大小不一结节影,边界欠清,部分囊性改变,下叶较密集,部分融合(图 3-2-13)。

鉴别诊断 5　转移瘤(甲状腺乳头状癌肺转移)

男,19 岁,发现颈部包块 5 年。颈部包块切除活检病理提示:乳头状癌,来源于甲状腺。

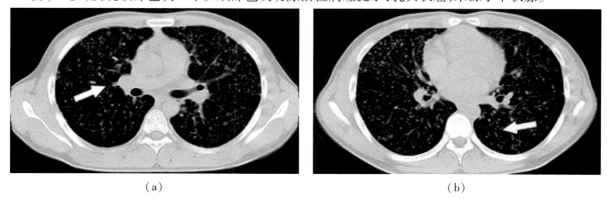

（a）　　　　　　　　　　　　　　　　（b）

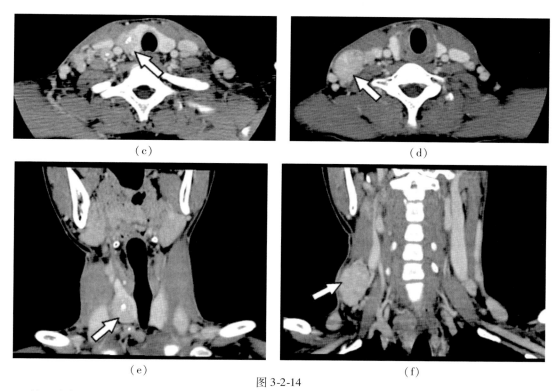

（c）　　　　　　　　　　　　（d）

（e）　　　　　　　　　　　　（f）

图 3-2-14

CT 平扫：肺窗示双肺弥漫分布结节影，边界较清［图 3-2-14（a）、（b）］。颈部 CT 增强扫描：甲状腺右叶斑片状低密度影，内见钙化，增强扫描呈不均匀强化，右侧胸锁乳突肌后内方软组织肿块，增强明显强化［图 3-2-14（c）—（f）］。

鉴别诊断6　耶氏肺孢子菌肺炎

女，24 岁，咳嗽、胸痛 1 月，气促半月。HIV 初筛阳性，CD$_4$ 12 个/μL，血沉 125 mm/h。结核抗体（金标法）（−），结核抗体（蛋白芯片）（−）。痰涂片抗酸杆菌（−）。

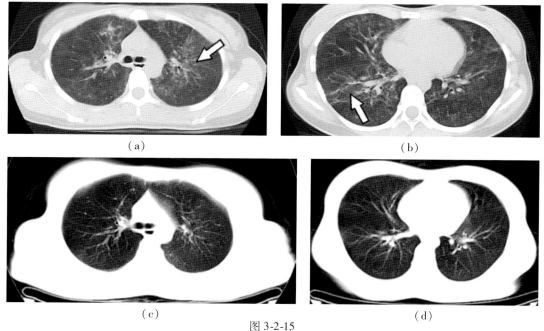

（a）　　　　　　　　　　　　（b）

（c）　　　　　　　　　　　　（d）

图 3-2-15

CT 平扫：肺窗示双肺弥漫性浅淡磨玻璃密度影及粟粒结节影［图 3-2-15（a）、（b）］。抗耶氏肺孢子菌肺炎治疗 20 天复查：双肺病灶基本吸收［图 3-2-15（c）、（d）］。

鉴别诊断 7　肺含铁血黄素沉着症

女,13 岁,发热、咳嗽、咯血、贫血反复发作,长达数年,加重 15 天。查体:中度贫血;实验室检查:血清铁蛋白降低;痰涂片:含铁血黄素颗粒。

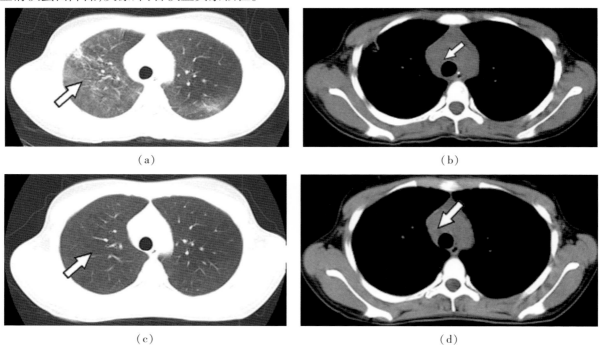

（a）　　　　　　　　　　　　（b）

（c）　　　　　　　　　　　　（d）

图 3-2-16

CT 平扫:肺窗示双肺支气管血管束增多增粗。双肺散在弥漫分布片状、网格状、磨玻璃密度增高影,部分边界不清[图 3-2-16(a)];纵隔内见肿块及肿大淋巴结[图 3-2-16(b)]。治疗 7 天复查:双肺病变明显吸收好转[图 3-2-16(c)],纵隔淋巴结减少、缩小[图 3-2-16(d)]。

第三节　继发性肺结核

【概述】

继发性肺结核是肺结核中最常见的类型,指结核杆菌初次感染机体后,早期播散至体内的潜伏病灶中的结核杆菌重新活动,引起病灶复燃,或再次由外界感染结核杆菌而发生的肺结核病,包括渗出、增殖、变质三种病理改变。三种病理改变常常同时存在,依据结核杆菌与机体状态的不同,病变性质可以一种为主,在治疗和发展过程中可以相互转化。

【临床表现与实验室检查】

继发性肺结核常出现全身中毒症状、呼吸道症状、结核过敏反应等。全身中毒症状表现为午后低热、盗汗、乏力、纳差、体重减轻等,前两者居多;呼吸道症状表现为咳嗽、咳痰、咯血、胸痛和呼吸困难等。实验室检查:细菌学检查是金标准,若为阴性需要进行血清抗结核抗体检测、基因检测技术等协助诊断。

【影像学表现】

X 线表现　胸部 X 线平片显示为多肺野分布,以双上肺居多。多形态表现共存,可同时出现渗出、增殖、纤维和干酪病变,可伴有钙化,常合并空洞及胸腔积液。

CT 表现　胸部 CT 平扫显示多肺叶分布,以双肺上叶尖后段、下叶背段居多。多形态病变共存,常常同时出现渗出、增殖、纤维和干酪病变,可伴有钙化,合并空洞居多,可伴有同侧或对侧支气管播散灶,可见结核球(直径小于 3 cm),周围常伴有卫星灶。累及胸膜出现胸腔积液、胸膜增厚、粘连。可伴有肺门及纵隔淋巴结肿大,部分可钙化。到后期可因肺组织广泛破坏、纤维收缩出现一侧肺叶缩小,肺纤维化及肺毁损导致胸廓塌陷。

【鉴别诊断】

继发性肺结核需与肺炎、肺脓肿、支气管扩张、肺癌等疾病进行鉴别。

【病例展示】

病例 1　双肺继发性肺结核

男,19 岁,咳嗽、咳痰 2 月。结核抗体(蛋白芯片):38 kDa(+),LAM(+)。血沉 111 mm/h。痰培养结核分枝杆菌(+)。

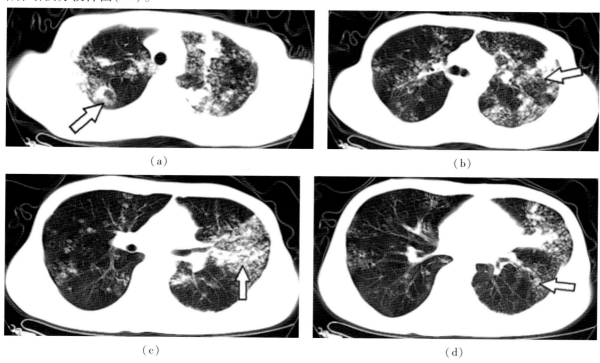

图 3-3-1

CT 平扫:肺窗示双肺散在片状、斑片状及结节影,部分呈树芽征及腺泡样结节影,边界模糊,右肺上叶空洞形成(图 3-3-1)。

病例 2　双肺继发性肺结核

男,28 岁,咳嗽、咳痰 1⁺月。结核抗体(蛋白芯片):38 kDa(+),LAM(+)。血常规正常。血沉 54 mm/h。痰培养结核分枝杆菌(4 +)。

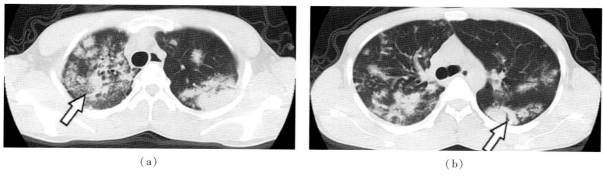

61

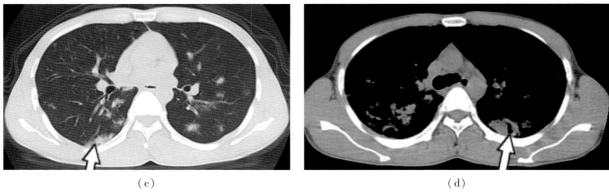

（c）　　　　　　　　　　　　　　　（d）

图 3-3-2

CT 平扫：双肺散在斑片状、片状及腺泡样结节影，边界模糊，病灶以双肺上叶为主，右肺上叶、左肺下叶背段空洞及支气管扩张形成（图 3-3-2）。

病例 3　双肺继发性肺结核

男,68 岁,咳嗽、咳痰、盗汗 3 月,加重 10 天。PPD（3 + ）,痰涂片抗酸杆菌（2 + ）,痰培养结核分枝杆菌（2 + ）,血沉 46 mm/h。

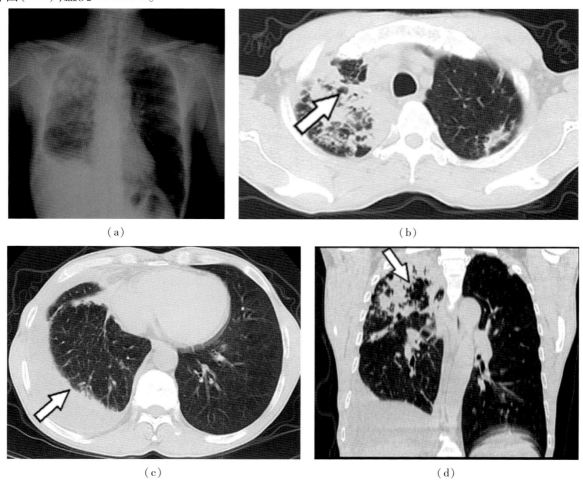

（a）　　　　　　　　　　　　　　　（b）

（c）　　　　　　　　　　　　　　　（d）

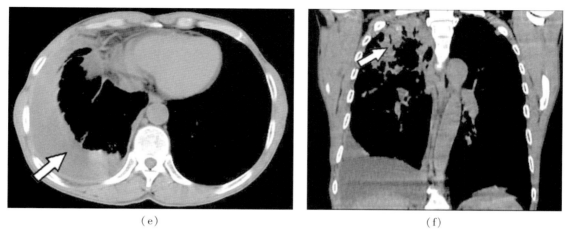

（e）　　　　　　　　　　　　　（f）

图 3-3-3

双肺散在斑片状及结节条索影,右肺上叶为主,边界不清,右肺上叶小囊状透光区[图 3-3-3（a）—（d）];右侧胸腔积液,右肺膨胀不全[图 3-3-5（e）箭头]。MPR 冠状面清楚显示病变形态及分布[图 3-3-5（d）、（f）]。

病例 4　双肺继发性肺结核

男,57 岁,反复咳嗽、咳痰、喘累 2 年,加重伴发热 1 月。血沉 66 mm/h。结核抗体（金标法）（＋）;结核抗体（蛋白芯片）:38 kDa（＋）,LAM（＋）。痰涂片抗酸杆菌（＋）。

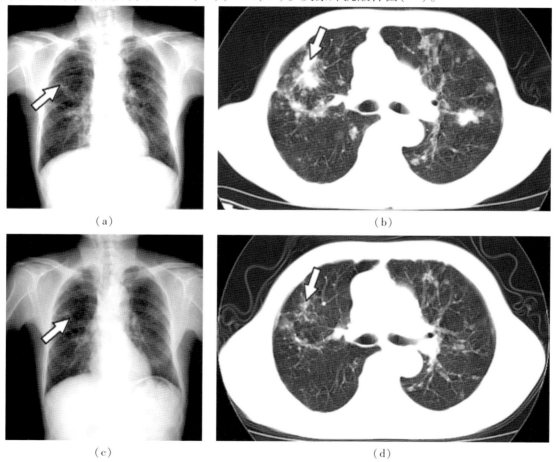

（a）　　　　　　　　　　　　　（b）

（c）　　　　　　　　　　　　　（d）

图 3-3-4

双肺散在斑片状及结节影,密度不均匀,边界不清,上叶为主[图 3-3-4（a）、（b）]。抗结核治疗 10 月复查:双肺病灶明显吸收好转[图 3-3-4（c）、（d）]。

病例 5　双肺继发性肺结核

男,25 岁,咳嗽、咳痰 2 月,加重半月。血沉 48 mm/h,痰培养结核分枝杆菌(+)。

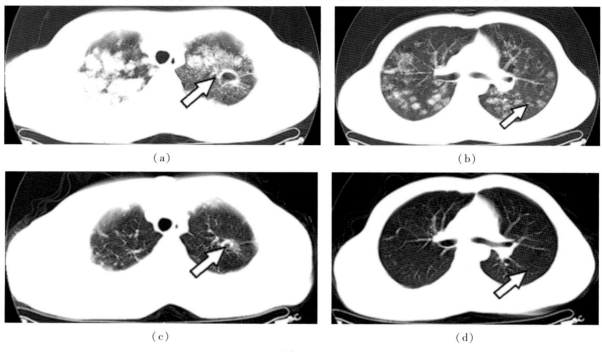

（a）　　　　　　　　　　　　　　　（b）

（c）　　　　　　　　　　　　　　　（d）

图 3-3-5

CT 平扫:肺窗示双肺散在片状、斑片状及腺泡结节影[图 3-3-5(a)、(b)];双肺多发腺泡样结节影,上叶为主,边界模糊,左肺上叶尖后段空洞形成[图 3-3-5(b)]。抗结核治疗 9 月复查:双肺病灶大部分已吸收,左肺上叶空洞缩小[图 3-3-5(c)、(d)]。

病例 6　双肺继发性肺结核

男,20 岁,腹泻 3 月,加重伴咳嗽、咳痰 10 天。痰培养结核分枝杆菌(2 +)。

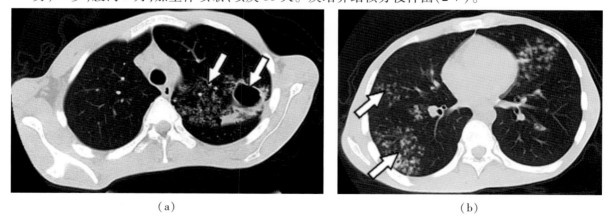

（a）　　　　　　　　　　　　　　　（b）

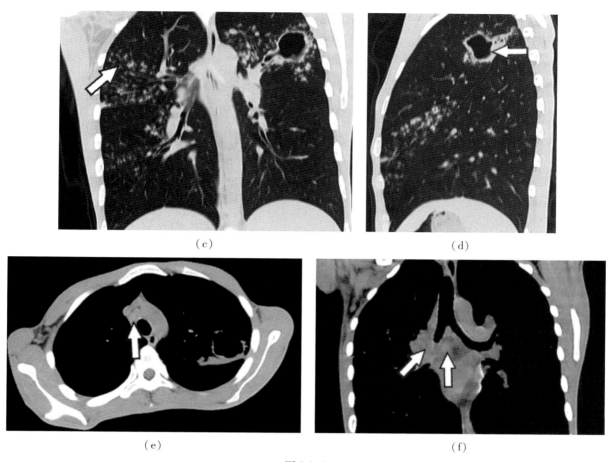

（c）　　　　　　　　　　　　　　　（d）

（e）　　　　　　　　　　　　　　　（f）

图 3-3-6

CT 平扫:肺窗示左肺上叶空洞伴周围卫星灶,双肺多发播散灶[图 3-3-6(a)—(d)],部分呈树芽征及腺泡样结节影,边界模糊[图 3-3-6(b)、(c)];纵隔及右肺门肿大淋巴结[图 3-3-6(e)、(f)]。

病例 7　右肺继发性肺结核并曲霉菌感染

男,21 岁,反复咳嗽、咳痰 4⁺ 年,再发伴咯血 20 天。4 年前诊断为"菌阳"肺结核正规抗痨治疗 1 年后停药。结核抗体(金标法)(＋);结核抗体(蛋白芯片):38 kDa(＋),LAM(＋)。右肺上叶切除后病理:空洞壁慢性肉芽肿性炎伴空洞内曲菌球。

病例 8　左肺肺毁损及双侧胸膜钙化

男,56 岁,咳嗽、咳痰 1⁺ 月,加重伴活动后气促 20 天。24 年前,有"左侧结核性胸膜炎"病史,结核抗体(金标法)(＋);结核抗体(蛋白芯片):38 kDa(＋),LAM(＋)。血沉 91 mm/h。

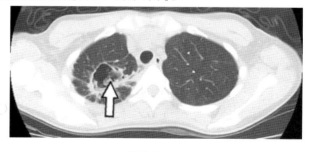

图 3-3-7

CT 平扫:右肺上叶空洞,壁厚薄不均,空洞内见结节影,邻近胸膜粘连,空洞周围卫星灶,边界较清晰(图 3-3-7 箭头)。

65

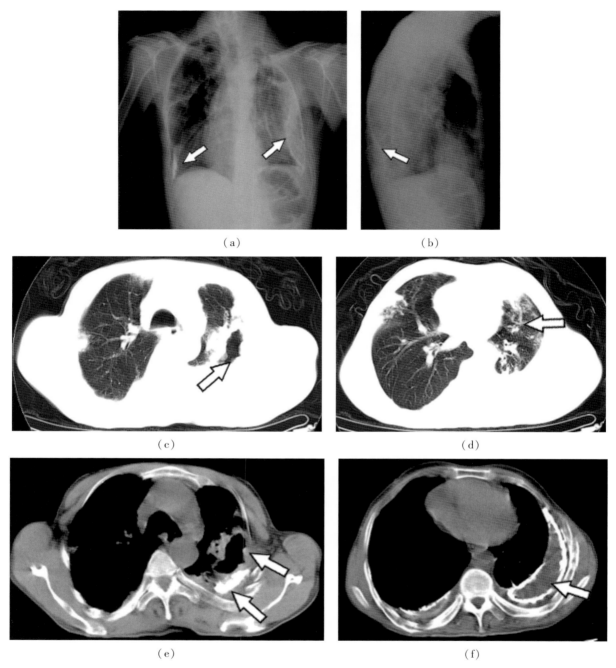

（a）　　　　　　　　　　（b）

（c）　　　　　　　　　　（d）

（e）　　　　　　　　　　（f）

图 3-3-8

胸部 X 线平片：左侧胸廓塌陷，左肺透光度降低，双肺斑片状及结节影，左上肺见透光区，右侧胸膜增厚钙化，左侧胸腔外带扁丘状密度增高影，边缘钙化［图 3-3-8（a）、（b）］。CT 平扫：左肺上叶毁损腔及左侧胸膜块状增厚、钙化［图 3-3-8（c）—（f）］。

病例 9　双肺继发性肺结核并右肺毁损

男，57 岁，反复咳嗽 20[+] 年，喘累 10[+] 年，再发 8[+] 月。痰培养结核分枝杆菌（4＋）。

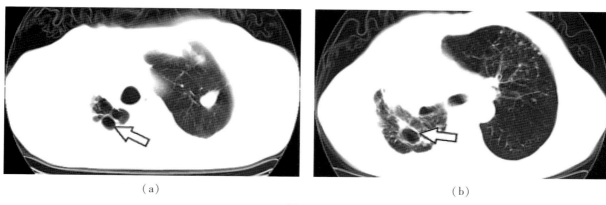

（a）　　　　　　　　　　　　　　　（b）

图 3-3-9

CT 平扫:肺窗示右侧胸廓塌陷,气管纵隔右移,右肺体积缩小,右肺片状影内可见多量透光区(图 3-3-9)。

病例 10　左肺结核球

女,41 岁,左颈部多发包块 3 年,切开引流术后 9 月,红肿 1 月。PPD(3 +)。颈部淋巴结脓肿切开见大量干酪样物质及脓液。脓液培养结核分枝杆菌(2 +)。

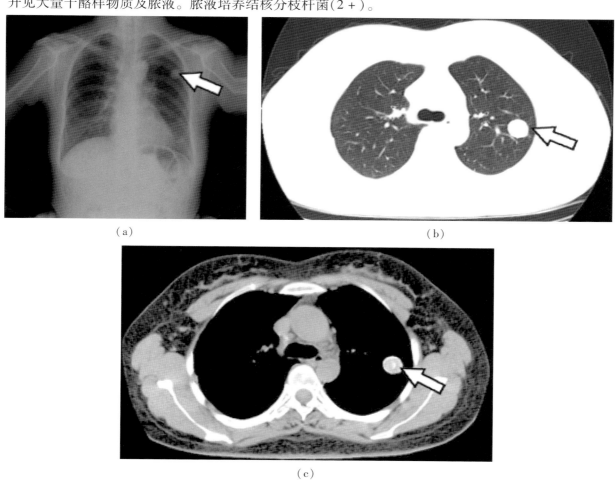

（a）　　　　　　　　　　　　　　　（b）

（c）

图 3-3-10

CT 平扫:左肺上叶结节影,边界清楚,未见分叶及毛刺[图 3-3-10(a)]。病变环形钙化及斑片状钙化,纵隔淋巴结钙化[图 3-3-10(b)、(c)]。

病例 11 双肺继发性肺结核

女,39 岁,肺结核 2 年复查。痰培养结核分枝杆菌(2 +)。

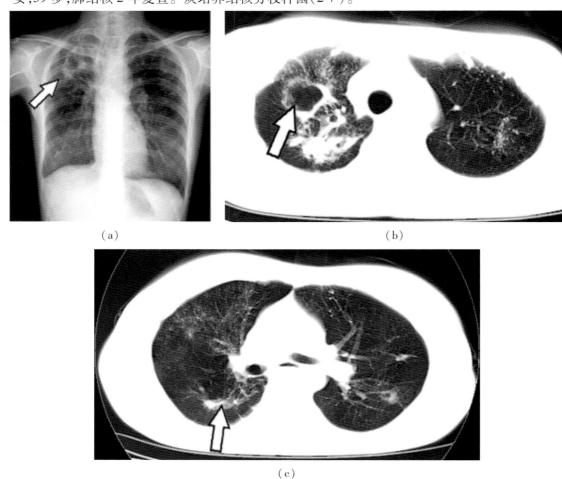

（a）　　　　　　　　　　　　　　　　（b）

（c）

图 3-3-11

双肺散在斑片状、斑点状及结节影,上肺为主,边界较清,可见空洞形成,邻近见牵拉扩张的支气管(图 3-3-11)。

病例 12 双肺继发性肺结核(间质改变为主)

女,64 岁,咳嗽、喘累 13 年,加重伴盗汗 20 天。血沉 54 mm/h。结核抗体(金标法)(+);结核抗体(蛋白芯片):38 kDa(+),LAM(+)。痰涂片抗酸杆菌(2 +)。

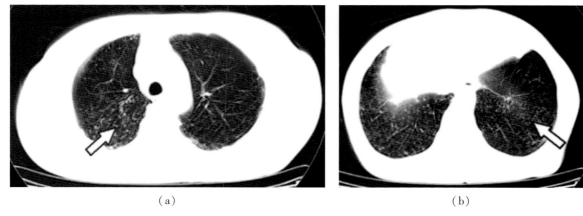

（a）　　　　　　　　　　　　　　　　（b）

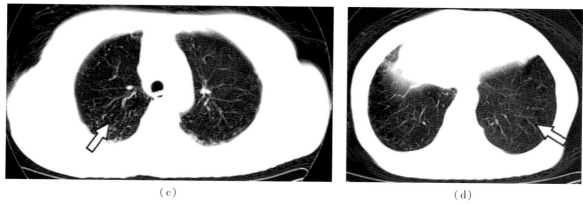

（c）　　　　　　　　　　　　　　（d）

图 3-3-12

CT平扫:肺窗示双肺散在小结节影及网状影,上叶及胸膜下为主,边界欠清,右肺上叶少许支气管双轨征[图3-3-12(a)、(b)]。抗结核治疗6月复查:双肺病灶吸收好转[图3-3-12(c)、(d)]。

病例13　双肺继发性肺结核(间质改变为主)

男,46岁,反复咳嗽4$^+$月,加重伴气促2$^+$月。结核抗体(蛋白芯片):38 kDa(+),LAM(+)。痰涂片抗酸杆菌(2 +)。

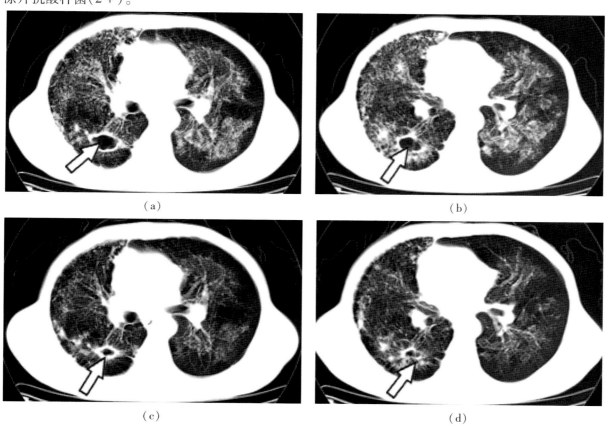

（a）　　　　　　　　　　　　　　（b）

（c）　　　　　　　　　　　　　　（d）

图 3-3-13

CT平扫:肺窗示双肺散在分布片状、斑片状、网格状密度增高影,部分边界不清,可见空洞、肺大泡及支气管扩张形成[图3-3-13(a)、(b)]。抗结核治疗4月复查:双肺病灶吸收好转,右肺空洞缩小[图3-3-13(c)、(d)]。

病例14　双肺继发性肺结核

男,30岁,咳嗽、喘累、潮热、盗汗2月,双下肢关节痛10天。结核抗体(金标法)(+);结核抗体(蛋白芯片):38 kDa(+),LAM(+)。

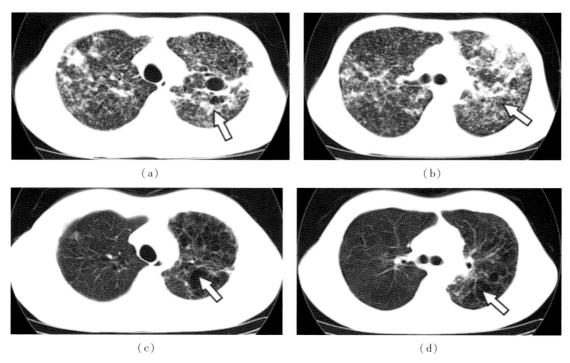

（a） （b）

（c） （d）

图 3-3-14

CT 平扫:肺窗示双肺弥漫性分布网状、小囊状、粟粒结节及斑片影,周围见支气管双轨征[图 3-3-14(a)、(b)]。抗结核治疗 1 年复查:双肺病灶明显吸收[图 3-3-14(c)、(d)]。

病例 15　双肺继发性肺结核(干酪性肺炎伴胸腔积液)

男,58 岁,咳嗽、咳痰 5$^+$月,加重 20 天。结核抗体(金标法)(+);结核抗体(蛋白芯片):38 kDa (+),LAM(+)。血沉 75 mm/h。痰涂片抗酸杆菌(2+)。

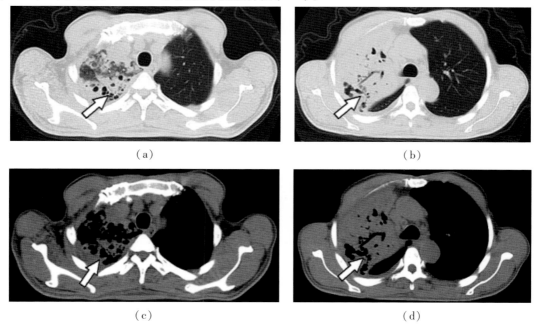

（a） （b）

（c） （d）

图 3-3-15

CT 平扫:肺窗示右肺上叶大片状影内见充气支气管征及多个不规则无壁空洞[图 3-3-15(a)、(b)];纵隔窗示右侧胸腔少量积液,纵隔淋巴结增大[图3-3-15(c)、(d)]。

病例16　双肺继发性肺结核(干酪性肺炎及播散灶)

女,19 岁,咳嗽、咳痰、声嘶 3 月。结核抗体(金标法)(+);结核抗体(蛋白芯片):38 kDa(+),LAM(+)。痰培养结核分枝杆菌(+)。

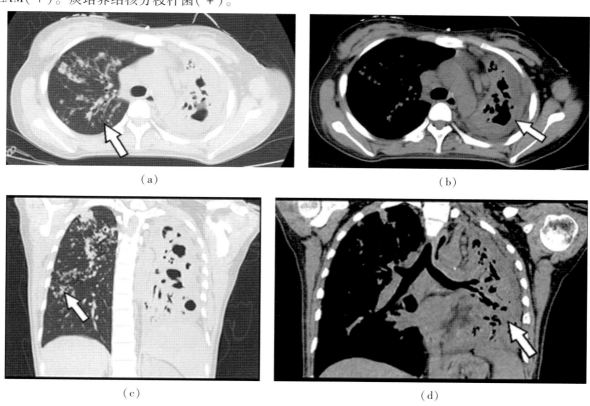

（a）　　　　　　　　　　　　　　　　（b）

（c）　　　　　　　　　　　　　　　　（d）

图 3-3-16

CT 平扫:左肺大片状致密影,内见充气支气管征及多发无壁空洞(图 3-3-16),右肺多发播散灶[图 3-3-16(a)、(c)]。

鉴别诊断 1　支气管肺炎

女,61 岁,发热 2 月,咳嗽、咳痰 3 周。血常规:WBC 4.64 ×10⁹/L,NEUT 90.6% ;HIV(+),CD₄ 6 个/μL,痰培养:流感嗜血杆菌生长。

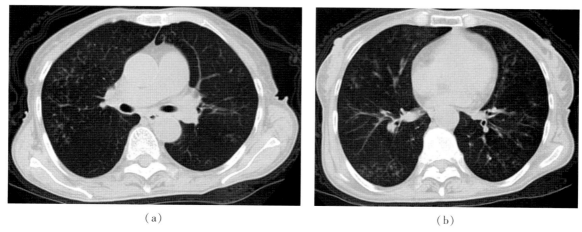

（a）　　　　　　　　　　　　　　　　（b）

图 3-3-17

CT 平扫:肺窗示双肺散在沿支气管血管束分布的小斑片影及树芽征,边界模糊(图 3-3-17)。

鉴别诊断 2　大叶性肺炎

男,28 岁,寒战高热、咳嗽、咳脓痰 4 天。血常规:WBC 17.3×10^9/L,NEUT 84.2%。痰培养:肺炎克雷伯杆菌生长。

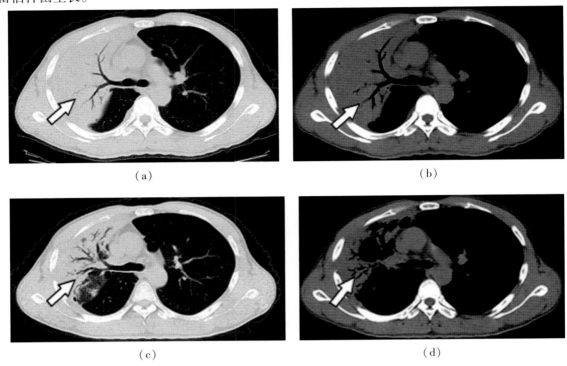

（a）　　　　　　　　　　　　　　　　（b）

（c）　　　　　　　　　　　　　　　　（d）

图 3-3-18

CT 平扫:右肺上叶大片状密度增高影,内见充气支气管征象,支气管无狭窄及变形[图 3-3-18(a)、(b)]。
抗炎治疗 10 天复查:右肺上叶实变减轻,充气支气管较前明显[图 3-3-18(c)、(d)]。

鉴别诊断 3　肺曲霉菌感染

男,28 岁,间断发热、咳嗽 2 年,加重 1 月。HIV(+),CD_4 3 个/μL。纤维支气管镜病理:肺曲霉菌病。

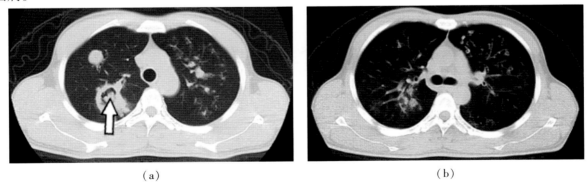

（a）　　　　　　　　　　　　　　　　（b）

图 3-3-19

CT 平扫:肺窗示双肺散在斑片状、结节状、磨玻璃影,可见空洞(图 3-3-19),右肺空洞内结节影,与空洞壁形成空气新月征[图 3-3-19(a)箭头]。

鉴别诊断 4　耶氏肺孢子菌肺炎(PJP)

男,47 岁,咳嗽、胸闷 1 月加重伴发热 3 天。HIV(+),痰涂片抗酸杆菌(-)。CD_4 13 个/μL。

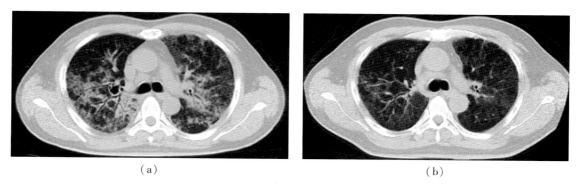

（a）　　　　　　　　　　　　（b）

图 3-3-20

CT 平扫：肺窗示双肺散在多发片状及磨玻璃密度影［图 3-3-20（a）］。抗 PJP 1 月复查：双肺病灶明显吸收好转［图 3-3-20（b）］。

鉴别诊断 5　肺吸虫病

女,28 岁,胸闷、咳嗽、皮下游走结节半年。有生食螃蟹史。嗜酸性粒细胞 12.3％,肺吸虫抗体（＋）。

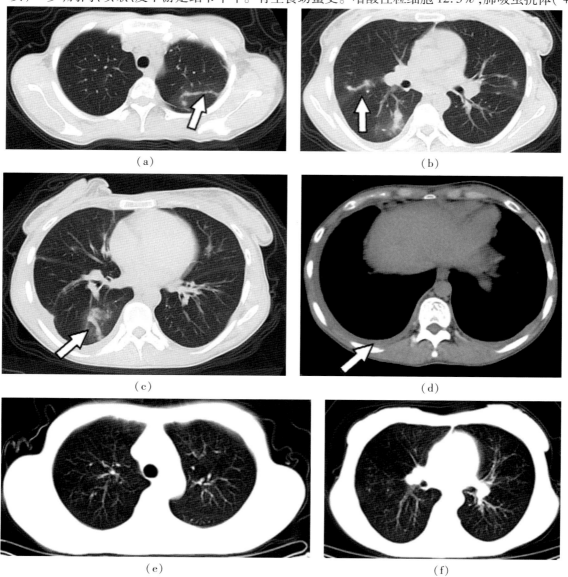

（a）　　　　　　　　　　　　（b）

（c）　　　　　　　　　　　　（d）

（e）　　　　　　　　　　　　（f）

73

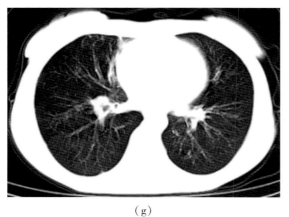
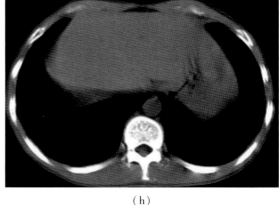

（g）　　　　　　　　　　　　（h）

图 3-3-21

CT 平扫:双肺见沿胸膜向肺内走行的弯曲条状及结节状密度增高影,周围见磨玻璃密度影,呈隧道征,双侧胸腔少量积液[图 3-3-21(a)—(d)]。抗肺吸虫治疗 1 月复查:双肺病灶及胸腔积液基本吸收[图 3-3-21(e)—(h)]。

鉴别诊断 6　左肺上叶腺癌

女,68 岁,咳嗽、咳痰 10$^+$ 年,再发加重伴痰中带血 14 天。结核抗体(金标法)(＋),结核抗体(蛋白芯片)(－)。痰涂片抗酸杆菌检查 3 次阴性。穿刺组织活检病理诊断:腺癌。

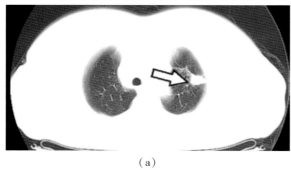
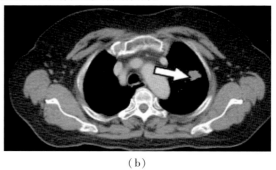

（a）　　　　　　　　　　　　（b）

图 3-3-22

CT 平扫:肺窗示左肺上叶尖后段结节影,可见分叶及毛刺,邻近胸膜凹陷[图 3-3-22(a)]。CT 增强扫描:结节影呈均匀轻中度强化[图 3-3-22(b)]。

鉴别诊断 7　早期肺癌

男,51 岁,体检发现右肺下叶磨玻璃结节影。术后病理提示:腺癌。

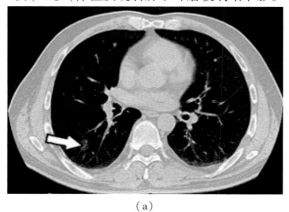
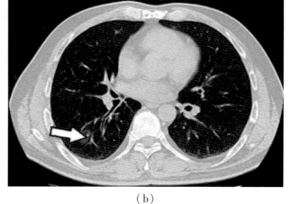

（a）　　　　　　　　　　　　（b）

图 3-3-23

CT 平扫:肺窗示右肺下叶磨玻璃结节影,内见小空泡,可见血管穿行其中(图 3-3-23)。

第四节　气管、支气管结核

一、气管、支气管结核

【概述】

气管、支气管结核,以前又称支气管内膜结核(Endobronchial Tuberculosis,EBTB),是指发生在气管、支气管黏膜和黏膜下层以及肌层和软骨的结核。EBTB 感染途径最常见的是肺内病灶中结核分枝杆菌直接植入支气管黏膜,其次肺内病灶通过支气管周围组织侵及支气管黏膜,经血行播散和淋巴引流侵袭支气管黏膜下层及黏膜层,儿童 EBTB 多因邻近纵隔淋巴结核侵蚀支气管,引起结核性支气管炎。原发性气管、支气管结核极少见。

【临床表现与实验室检查】

单纯气管、支气管结核起病缓慢,病程较长,多数患者病灶轻微,无显著症状,可出现低热、倦怠、食欲不振、咳嗽及少量咯血等。伴发肺结核时可出现相应临床表现。

细菌学检查:结核分枝杆菌阳性是诊断气管、支气管结核的金标准。纤维支气管镜采样进行组织、细胞学检查是诊断结核分枝杆菌检查阴性的 EBTB 患者的重要手段。

【影像学表现】

X 线表现　可表现为变化较快的肺不张、局限性肺气肿;时大时小的张力性空洞或空洞内有气液平面等;部分患者胸片未见异常。X 线表现与支气管、肺、胸膜和纵隔病变密切相关。

CT 表现　CT 表现取决于病期,不同病期可见气管、支气管管壁增厚、管腔狭窄、扭曲、变形甚至管腔阻塞,周围无明显软组织肿块影;可合并肺结核及肺门淋巴结增大。增强扫描可见环形强化的淋巴结及实变、不张的肺组织。

【鉴别诊断】

气管、支气管结核主要与支气管肺癌、肺细菌感染、肺真菌病等疾病进行鉴别。

【病例展示】

病例 1　左侧主支气管、左肺上叶支气管结核

女,48 岁,咳嗽、发热 2 年,喘累 2 月,加重半月。2 年前纤维支气管镜刷检提示:左侧支气管结核(图 3-4-1)。

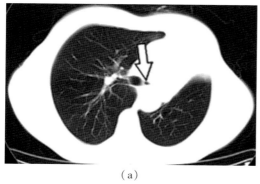 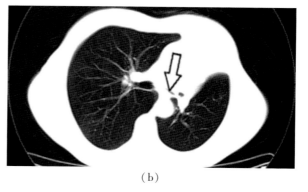

（a）　　　　　　　　　　　　　　（b）

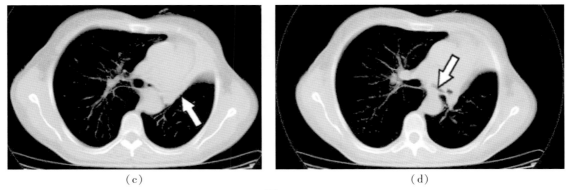

（c） （d）

图 3-4-1

CT 平扫：肺窗示左侧主支气管明显狭窄，管壁光滑，左肺上叶支气管闭塞［图 3-4-1（a）、（b）］，左肺上叶不张［图 3-4-1（c）、（d）］。肺门未见明显肿块影。

病例 2　右肺上叶前段支气管结核

女，20 岁，咳嗽、咳痰、发热 6 月，咯血 3 月。纤维支气管镜见右肺上叶前段支气管开口狭窄，见灰白色覆盖物，灌洗液培养结核分枝杆菌（ + ）。

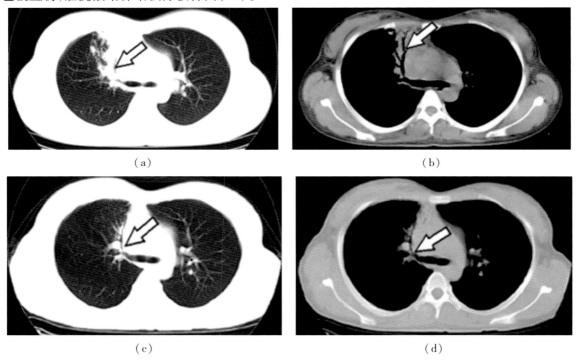

（a） （b）

（c） （d）

图 3-4-2

CT 平扫：右肺上叶前段可见片状、斑片状密度增高影，右肺上叶前段支气管管壁可见小结节状突起，支气管近端狭窄，远端稍扩张［图 3-4-2（a）、（b）］。抗结核治疗 3 月复查：右肺上叶病灶明显吸收好转，支气管管径趋于正常［图 3-4-2（c）、（d）］。

病例 3　右肺上叶支气管结核

女，57 岁，头痛、呕吐、发热、咳嗽、盗汗半年，加重半月。纤维支气管镜灌洗抗酸杆菌（ + ），培养结核分枝杆菌（ + ）。

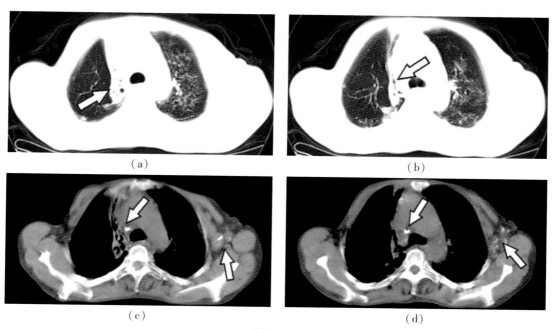

图 3-4-3

CT平扫:右肺上叶支气管管腔狭窄、管壁不规则增厚,内见结节状突起,呈串珠状改变[图3-4-3(a)、(b)]。左腋窝淋巴结增大钙化[图3-4-3(c)、(d)]。

病例4　右肺中间支气管及下叶支气管结核

女,43岁,咳嗽、咳痰4年。胸部CT提示右肺下叶不张,纤维支气管镜提示:右肺下叶管腔内较多干酪样坏死物,灌洗液涂片(夹层杯法)抗酸杆菌(+)。

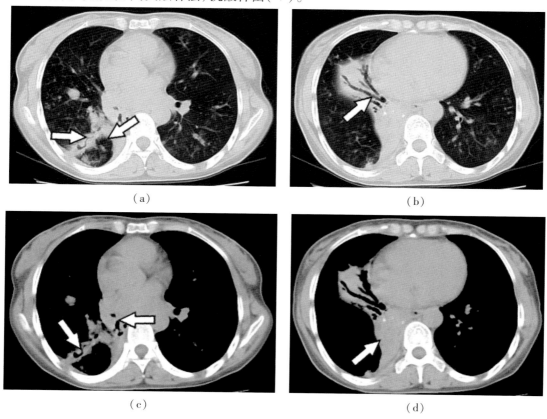

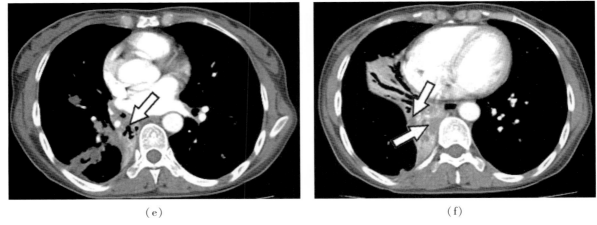

（e）   （f）

图 3-4-4

CT 平扫:右肺中间支气管及下叶近端支气管狭窄,管壁形态不规则,下叶远端支气管闭塞,远端肺组织不张[图 3-4-4(a)—(d)]。CT 增强扫描:右肺下叶不张肺组织内见较多沿支气管分布的无强区[图 3-4-4(e)、(f)]。

病例 5　右肺下叶支气管结核

男,50 岁,咳嗽、咳痰 3 月。血沉 112 mm/h,纤维支气管镜检查提示:支气管黏膜不规则突起,刷检物夹层集菌找抗酸杆菌(3＋)。

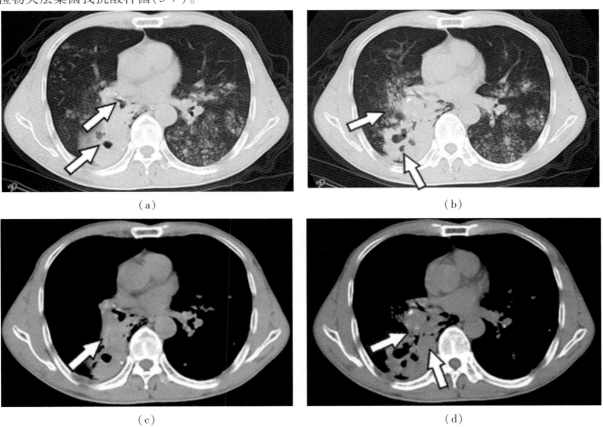

（a）   （b）

（c）   （d）

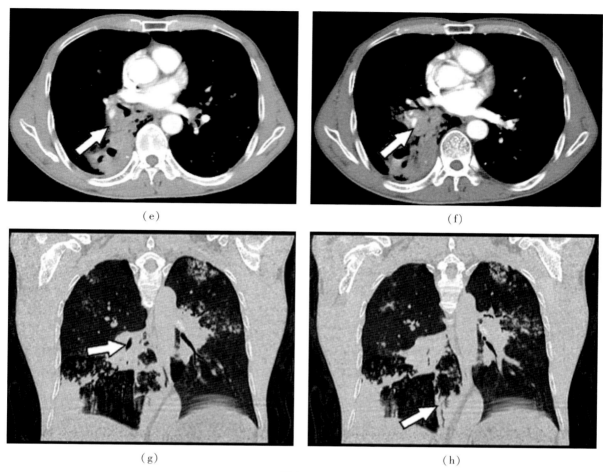

（e）   （f）

（g）   （h）

图 3-4-5

CT 平扫：右肺下叶支气管狭窄、闭塞，远端见扩张的支气管及囊状透光区，近端支气管腔内见结节影及周围增多软组织密度影［图 3-4-5（a）—（d）］。CT 增强扫描未见确切强化［图 3-4-5（e）、（f）］。冠状面更清楚地显示右肺下叶支气管狭窄［图 3-4-5（g）、（h）］。

病例 6   右肺中间段支气管及下叶支气管结核

女，40 岁，咳嗽、喘累 1⁺月，发热半月。血沉 32 mm/h。纤维支气管镜检查见右肺下叶支气管狭窄，管壁不规则增厚，管腔内见灰白色结节状突起及干酪样坏死，纤维支气管镜灌洗液培养结核分枝杆菌（2＋）。

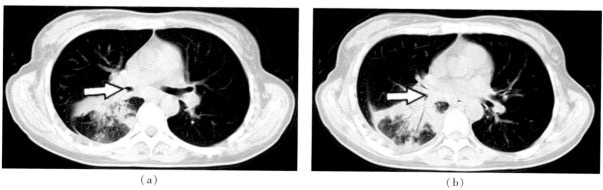

（a）   （b）

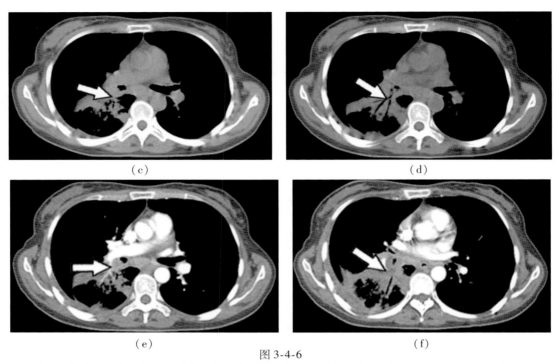

（c）　　　　　　　　　　　　　　　（d）

（e）　　　　　　　　　　　　　　　（f）

图 3-4-6

CT 平扫:右肺中间段支气管及下叶支气管狭窄、闭塞,管壁见结节状突起,管腔内见增多软组织密度影[图 3-4-6(a)—(d)]。CT 增强扫描未见强化[图 3-4-6(e)、(f)]。

鉴别诊断 1　中央型肺癌

女,47 岁,间断咳嗽 4[+]月,加重伴胸痛、气促、痰中带血 10[+]天。左锁骨上淋巴结活检提示:低分化鳞癌。

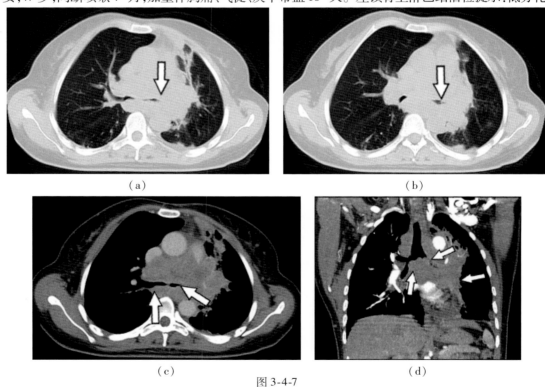

（a）　　　　　　　　　　　　　　　（b）

（c）　　　　　　　　　　　　　　　（d）

图 3-4-7

CT 平扫:肺窗示左主支气管不规则狭窄[图 3-4-7(a)、(b)];纵隔内可见软组织结节影突向管腔内,远端支气管闭塞[图 3-4-7(c)]。CT 增强扫描见管腔内结节影均匀强化,周围见软组织肿块包绕,左肺动脉受侵[图 3-4-7(d)]。

鉴别诊断2　大叶性肺炎

男,63 岁,受凉后寒战、高热3 天,咳脓痰5 天。血常规:WBC 12.2×10⁹/L,NEUT 92%。

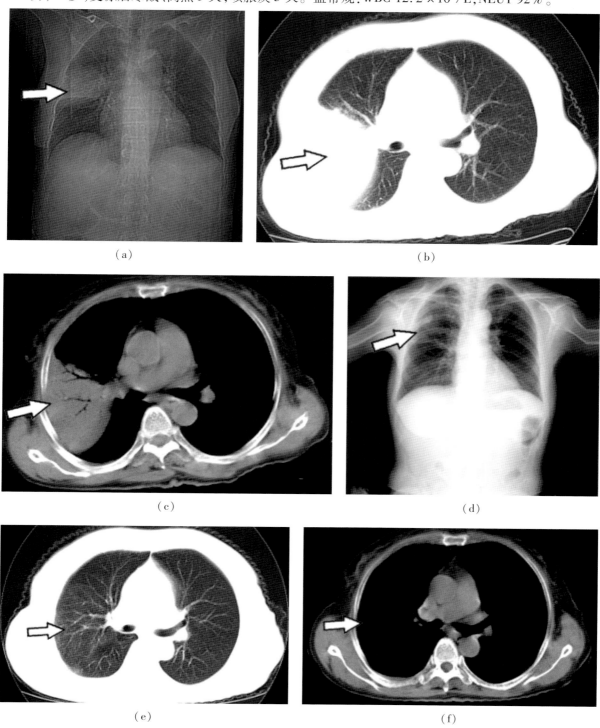

图 3-4-8

CT示右肺上叶后段大片状实变影,内见分布及走行自然的充气支气管[图 3-4-8(a)—(c)]。抗炎治疗1 周后复查:胸部正位片病灶明显吸收[图 3-4-8(d)],抗炎治疗2 周后病灶大部分已吸收[图 3-4-8(e)、(f)]。

鉴别诊断 3　真菌感染

男,57 岁,反复咳嗽、咳痰 1 年,加重伴吞咽困难 1 月。1 周前确认 HIV（+）,查 CD_4 27 个／μL。胃镜:食道黏膜覆盖厚白苔,白苔脱落后黏膜糜烂、出血。考虑霉菌性食管炎。痰培养白色念珠菌生长。

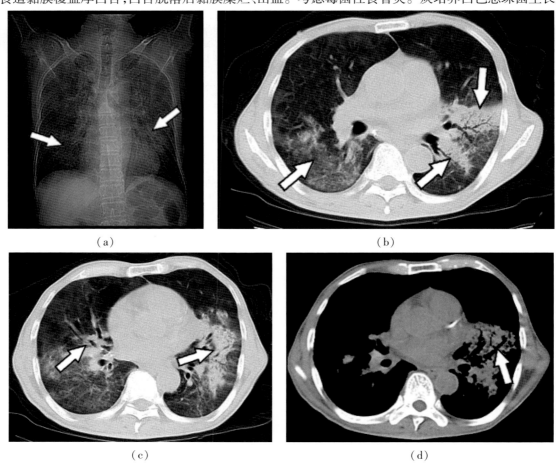

（a）　　　　　　　　　　（b）

（c）　　　　　　　　　　（d）

图 3-4-9

CT 定位像:双肺散在片状及磨玻璃密度影,边界模糊［图 3-4-9（a）］。CT 平扫:片状病灶内见走行自然的充气支气管,其内管腔无狭窄、变形［图 3-4-9（b）—（d）］。

鉴别诊断 4　真菌感染

女,40 岁,反复咳嗽、咳痰 4[+] 月,发现 HIV（+）3 天。血沉 81 mm／h。CD_4 60 个／μL,肺穿刺组织活检提示:考虑真菌感染。

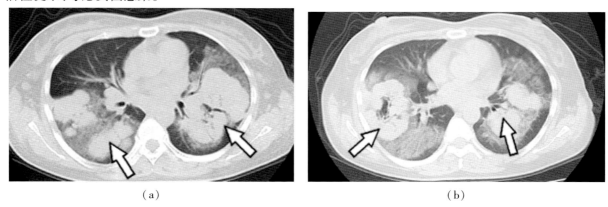

（a）　　　　　　　　　　（b）

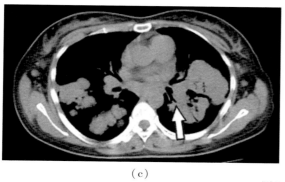
（c）

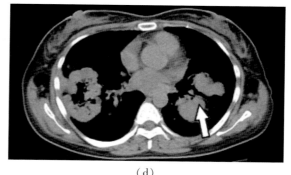
（d）

图 3-4-10

CT 平扫：双肺散在较对称软组织肿块及片状影（图 3-4-10）。肺窗示右肺下叶肿块内见多发囊状透光区，周围见片状磨玻璃影，呈典型的"晕征"［图 3-4-10（a）、（b）箭头］，肿块内支气管部分狭窄。

二、支气管结石

【概述】

支气管结石是指支气管腔内结节状或斑块状钙化。结石主要来自于支气管周围钙化的淋巴结，由于呼吸运动或心脏搏动，钙化的淋巴结穿破支气管进入支气管腔内。支气管周围淋巴结钙化最常见于结核或霉菌，也可见于硅沉着病和组织胞浆菌病等，支气管内异物或炎性分泌物钙化、支气管软骨钙化后与管壁分离也可形成结石。

【临床表现与实验室检查】

患者可有咳嗽、咯血、喘鸣、胸骨旁痛等症状，部分患者有咳出结石的病史。如果有肺部感染，可伴有大量脓痰。纤维支气管镜检查是诊断支气管结石的金标准。

【影像学表现】

X 线表现　肺门增大、多部位钙化、伴或不伴有远端肺不张或实变。肺门有钙化的淋巴结阴影。钙化的位置和数目在不同时间照片上可有变化。

CT 表现　有助于结石的显示，并能准确地确定钙化灶位于支气管内，也可见到梗阻远端的支气管扩张和阻塞性肺炎、肺不张等。肺门有钙化的淋巴结阴影。结石阻塞的支气管远端发生支气管黏液栓塞后形成柱状、"V"形或"Y"形致密阴影。

【鉴别诊断】

支气管结石需与支气管异物、钙化淋巴结等疾病进行鉴别。

【病例展示】

病例 1　右肺上叶支气管结石

女，70 岁，间断咳嗽、咯血 1 年，3 年前患肺结核已治愈。血沉 32 mm/h；反复查痰涂片抗酸杆菌（－）；结核抗体（金标法）（－）。

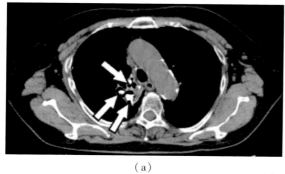
（a）

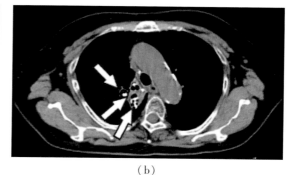
（b）

图 3-4-11

CT 平扫：纵隔窗示右肺上叶支气管管腔内见多个结节状及条状致密影，相应部分支气管管壁增厚（图 3-4-11）。

病例 2 左肺下叶支气管结石

女,65 岁,咳嗽、发热 3 天,8 年前患肺结核。血常规:WBC $10.56 \times 10^9/L$, NEUT 83%;血沉 26 mm/h;痰涂片抗酸杆菌(−)。

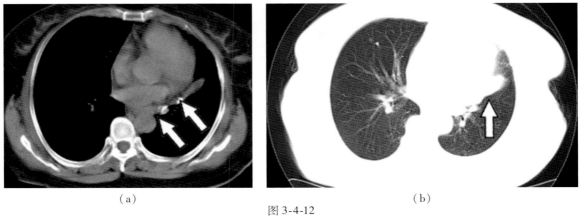

（a） （b）

图 3-4-12

CT 平扫:左肺上叶舌段支气管可见结节状、条状结石影,远端节段性阻塞性肺不张(图 3-4-12)。

病例 3 左肺下叶支气管结石

女,86 岁,反复咳喘累 20 年,再发伴发热 1 周。3 月前诊为左肺空洞性肺结核,血沉 51 mm/h;痰涂片抗酸杆菌(2+),左肺下叶支气管灌洗液培养结核分枝杆菌(+)。

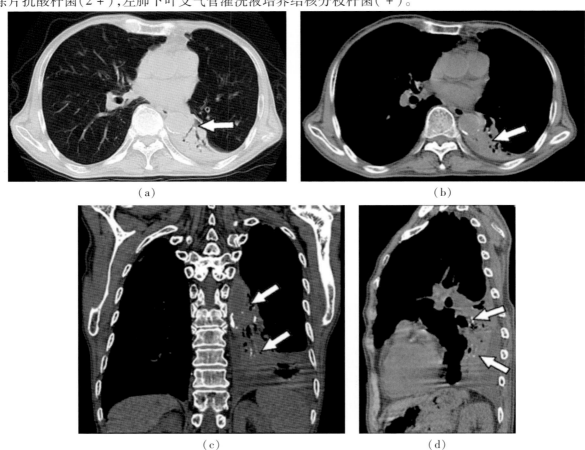

（a） （b）

（c） （d）

图 3-4-13

CT 平扫:左肺下叶支气管内见多发结节状及条状致密影,远端支气管不规则狭窄及扩张,左肺下叶肺组织部分不张(图 3-4-13)。MPR 图像可见支气管结石沿支气管走行分布[图 3-4-13(c)、(d)]。

鉴别诊断 1　左主支气管至左肺上叶支气管异物

男,58 岁,10 年前患结核性胸膜炎,1 年前吃猪骨呛咳后间断咳嗽,近期伴痰中带血。

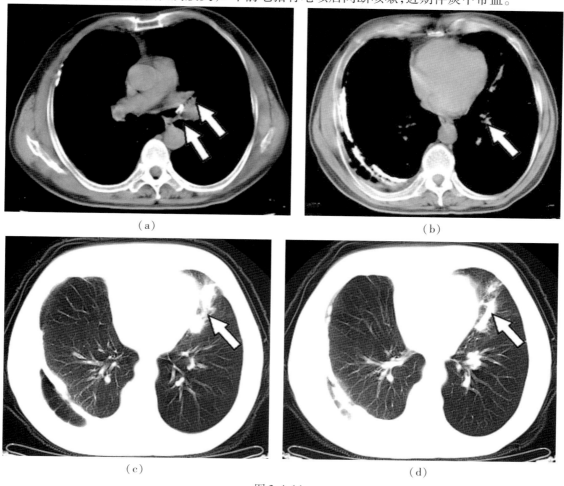

（a）　　　　　　　　　　　　　　（b）

（c）　　　　　　　　　　　　　　（d）

图 3-4-14

CT 平扫:左主支气管至左肺上叶支气管开口处见小块状不规则骨性密度影,远端支气管狭窄,左肺上叶片状渗出及实变影(图 3-4-14)。

鉴别诊断 2　右肺下叶支气管异物伴右肺感染

男,64 岁,反复咳嗽咳痰 2 年,院外多次胸片提示感染,经抗炎治疗后好转。近半月病情加重,胸部 CT 提示右肺下叶支气管异物伴右肺感染,追问病史患者 2 年前曾误吞鸡骨并呛咳,未到医院就诊。

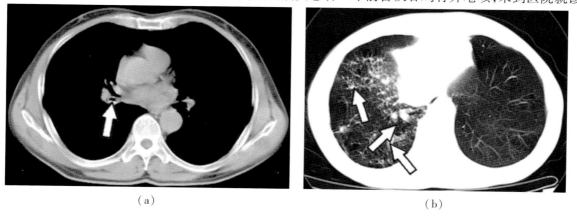

（a）　　　　　　　　　　　　　　（b）

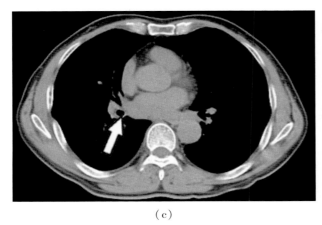
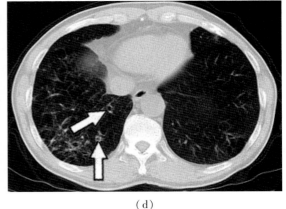

（c）　　　　　　　　　　　　　　　　（d）

图 3-4-15

CT 平扫:纵隔窗示右肺下叶支气管腔内可见条片状骨性致密影[图 3-4-15(a)]。肺窗示相应支气管狭窄,远端支气管扩张,部分管腔内黏液栓塞,右肺下叶见小斑片状及网状影[图 3-4-15(b)]。右肺下叶支气管异物取出后 18 天复查:CT 示右肺下叶病灶明显吸收。右肺下叶支气管通畅,远端原扩张的支气管壁变薄,扩张管腔有所减轻,支气管内黏液已排出、相应管腔缩小[图 3-4-15(c)、(d)]。

第五节　结核性胸膜炎

【概述】

结核性胸膜炎是指结核杆菌及其代谢产物进入胸膜腔引起的胸膜炎症。结核杆菌及其代谢产物可导致胸膜充血、水肿和纤维蛋白渗出。结核性胸膜炎多见于儿童与青少年,可与肺结核同时出现或单独出现。临床上分为干性及渗出性结核性胸膜炎,后者较多。其渗出液一般为浆液性,草黄色多见,偶为血性。病程较长者由于大量纤维素沉着容易引起胸膜肥厚、粘连甚至钙化,也可引起包裹性积液。

【临床表现与实验室检查】

结核性胸膜炎临床表现可表现为胸痛、午后低热、盗汗、乏力、纳差、体重减轻等局部症状及结核中毒症状。大量胸腔积液表现为胸闷、气促、呼吸困难。实验室检查:血沉增快,胸腔积液为渗出液,胸水常规及生化检查有提示作用,胸腔积液涂片及培养可查到结核杆菌。

【影像学表现】

X 线表现　胸部 X 线平片(立位后前位)可见:胸腔少量积液(<300 mL)时仅见肋膈角变钝;中等量积液(第 4 前肋及以上)时表现为胸腔密度增高影,沿胸壁自上而下呈上窄下宽直至膈面的弧形密度增高影;大量胸腔积液(第 2 前肋及以上)表现为患侧全侧为密度增高影,呈白肺样改变,或仅在肺尖处可见少许正常肺组织。患侧肋间隙增宽,纵隔移向健侧。叶间积液在切线位投照时表现为沿叶间胸膜走行的梭形、扁丘状或半球形高密度影,边界清楚。包裹性积液多发生在侧后胸壁的中下部,表现为侧胸壁突向肺野的丘状或半球状密度增高影,密度均匀,内缘边界清晰,与侧胸壁呈钝角。后期大量纤维素沉着,肉芽组织增生,出血机化可引起胸膜肥厚、粘连甚至钙化,X 线表现为肋膈角变钝,膈面平直,侧胸壁条带状高密度影,膈面幕状胸膜粘连,部分可见胸膜斑片状钙化。

CT 表现　胸部 CT 平扫(仰卧位)显示胸腔少量积液(<300 mL)时表现为胸腔下部后方见新月形弧形高密度影,密度均匀(CT 值一般为 10～20 HU,部分因纤维素沉着较多,蛋白含量较高,CT 值为 30～40 HU),边缘光滑,凹面向前;胸腔积液量大时表现为脏层胸膜下肺组织受压呈软组织密度影

（CT值为20~40 HU），为压缩性肺不张表现；包裹性积液呈半球形或扁球形，边界清楚光整，与胸壁夹角呈钝角，周围胸膜增厚，密度高于包裹中间的积液，部分可分隔。增强扫描增厚的胸膜均匀强化，胸腔积液则无强化，压迫不张的肺组织明显强化。

【鉴别诊断】

结核性胸膜炎需与癌性胸膜炎、化脓性胸膜炎、肺吸虫性胸膜炎以及心衰、肾衰、肝硬化等所致漏出液的疾病进行鉴别。

【病例展示】

病例1 右侧结核性胸膜炎

女，45岁，胸胀2月，午后低热1月。血沉87 mm/h。胸水培养结核分枝杆菌（＋）。

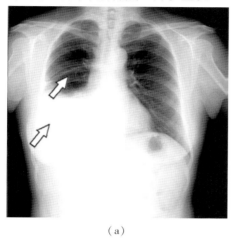 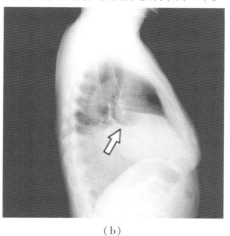

（a）　　　　　　　　　　　　　　（b）

图3-5-1

胸部X线平片：右侧肋间隙增宽，右侧胸腔下部见大片状高密度影，上缘平右第4前肋下缘，右侧水平裂增厚，右侧膈面及肋膈角消失（图3-5-1）。

病例2 右侧结核性胸膜炎

女，38岁，胸痛、心累2月。ADA 37 U/L，总蛋白45.4 g/L，结核抗体（金标法）（＋），结核抗体（蛋白芯片）：38 kDa（＋），LAM（＋）。胸水培养结核分枝杆菌（＋）。

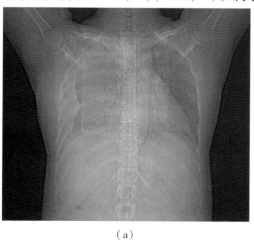 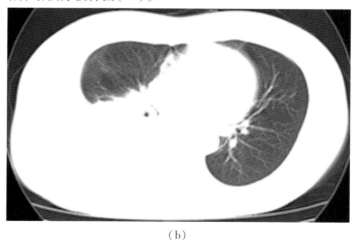

（a）　　　　　　　　　　　　　　（b）

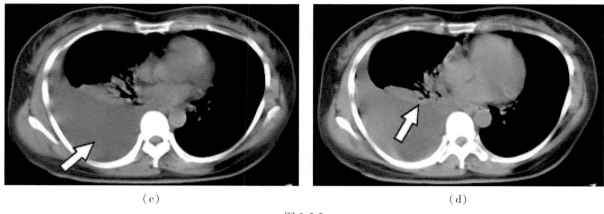

（c）　　　　　　　　　　　　　（d）

图 3-5-2

　　CT 定位像:右侧胸腔透光度降低,外带见扁丘状致密影,右侧肋膈角消失[图 3-5-2(a)]。CT 平扫:右侧胸腔中后部均匀液性密度影,局部肺组织受压不张[图 3-5-2(b)—(d)箭头]。

病例 3　左侧结核性胸膜炎

　　男,32 岁,咳嗽、发热 1 月,胸闷、气促 10 天。结核抗体(金标法)(+)。血常规:WBC 5.90 × 10^9/L,NEUT 69.1%。血沉 85 mm/h。胸水深黄色,常规检查:蛋白(+),LDH 532 U/L。

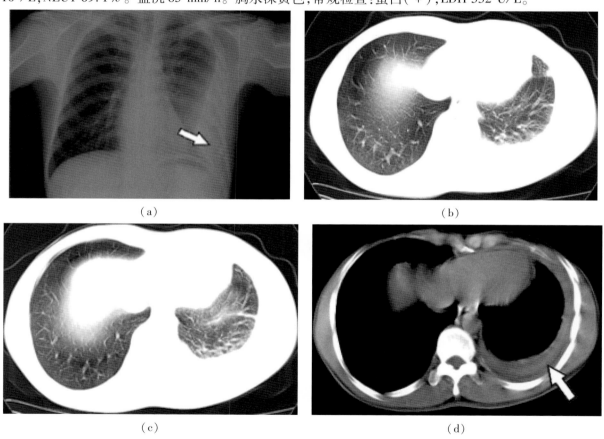

（a）　　　　　　　　　　　　　（b）

（c）　　　　　　　　　　　　　（d）

图 3-5-3

　　胸部 X 线平片:左肺透光度降低,左侧胸腔外带见突向肺内的弧形致密影[图 3-5-3(a)箭头]。CT 平扫:左侧胸廓塌陷,左肺体积缩小,左侧胸膜增厚及少量胸腔积液[图 3-5-3(b)—(d)箭头]。

病例 4　右侧结核性胸膜炎(肺底积液)

　　女性,30 岁,胸痛 5[+]月,厌油 1[+]周。胸水常规:黄色,蛋白(+),LDH 212 U/L,ADA 72 U/L。胸

水培养结核分枝杆菌(＋)。

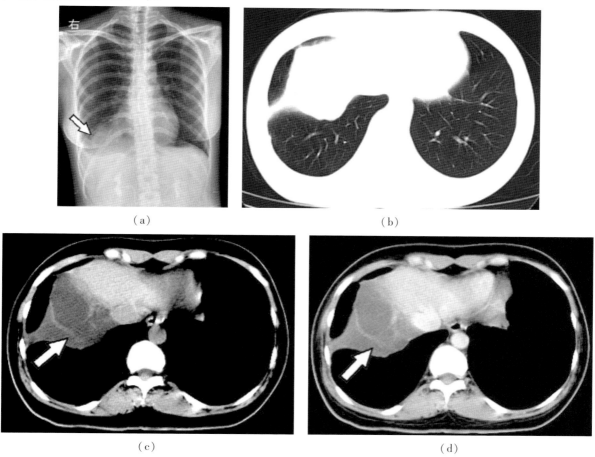

（a）　　　　　　　　　　　　　　　　（b）

（c）　　　　　　　　　　　　　　　　（d）

图 3-5-4

胸部 X 线平片：右侧膈面、心膈角及肋膈角模糊［图 3-5-4(a)］。CT 平扫：片状分隔液性密度影,集聚于横膈之上［图 3-5-4(b)］、(c)］。CT 增强扫描：见条状分隔影强化［图 3-5-4(d)］。

病例 5　左侧结核性胸膜炎;继发性肺结核,以增殖为主

女,17 岁,咳嗽、咳痰伴动后气促半月。黄色胸水,LDH 263 U/L,ADA 5.29 U/L。胸水培养结核分枝杆菌(＋)。

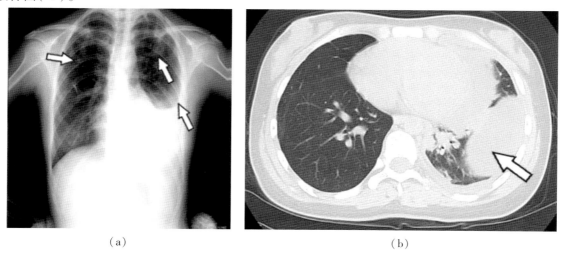

（a）　　　　　　　　　　　　　　　　（b）

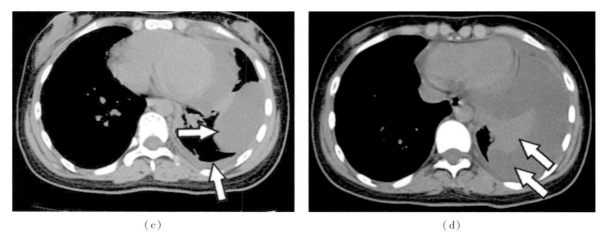

（c） （d）

图 3-5-5

胸部 X 线平片:双上肺野见斑片及条索影,边界不清,左侧胸腔外高内低的弧形致密影,掩盖左侧膈面及肋膈角[图 3-5-5(a)]。CT 平扫:左侧胸腔液性低密度影,邻近左肺下叶压迫不张[图 3-5-5(b)—(d)箭头]。

病例 6　左侧结核性胸膜炎;血行播散性肺结核

男,19 岁,咳嗽 3 月,加重伴发热 1 月。胸水:李凡他试验(+),LDH 1324.7 U/L,ADA 60.8 U/L,T-SPOT(+)。

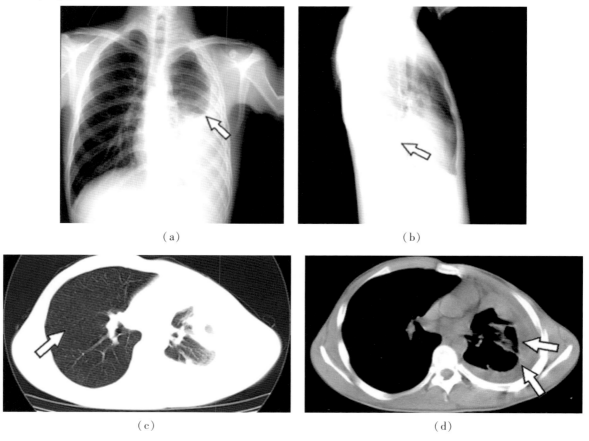

（a） （b）

（c） （d）

图 3-5-6

胸部 X 线平片:左侧胸廓塌陷,左侧胸腔中下部及外带见弧形致密影,掩盖左侧心影、膈面及肋膈角[图 3-5-6(a)、(b)]。CT 平扫:右肺粟粒结节影,左侧胸膜增厚及胸腔包裹性积液[图 3-5-6(c)、(d)箭头]。

病例7 左侧结核性胸膜炎；继发性肺结核

男，16岁，反复咳嗽、咯痰4[+]月，加重伴喘累、腹胀1[+]月。血沉110 mm/h。痰涂片抗酸杆菌（2＋），LDH 1 000 U/L，TP 65.5 g/L，ADA 130 U/L；结核抗体（金标法）（＋）。痰、胸水分枝杆菌快培（＋）。

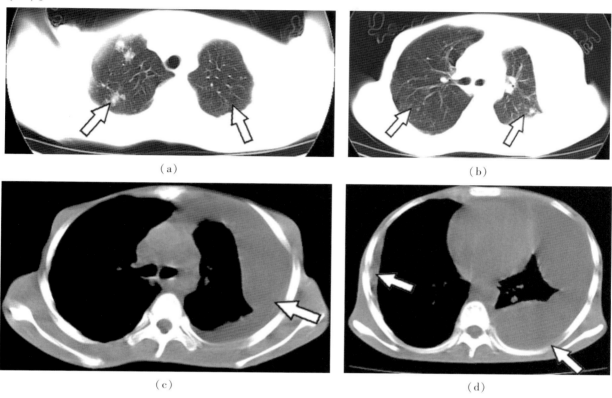

（a） （b）

（c） （d）

图3-5-7

CT平扫：肺窗示双肺散在斑片状及结节影[图3-5-7（a）、（b）]；纵隔窗示双侧胸腔积液，以左侧为主[图3-5-7（c）、（d）]。

病例8 右侧胸膜炎

男，43岁，咳嗽、胸痛4月，加重伴活动后气促2月。黄色胸水。痰培养结核分枝杆菌（＋）。右侧胸膜增厚穿刺活检提示：结核。

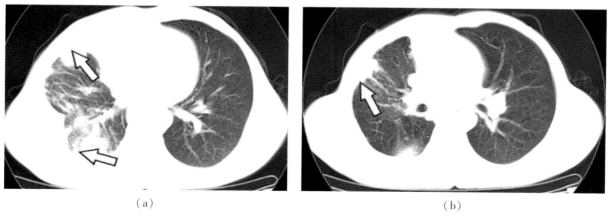

（a） （b）

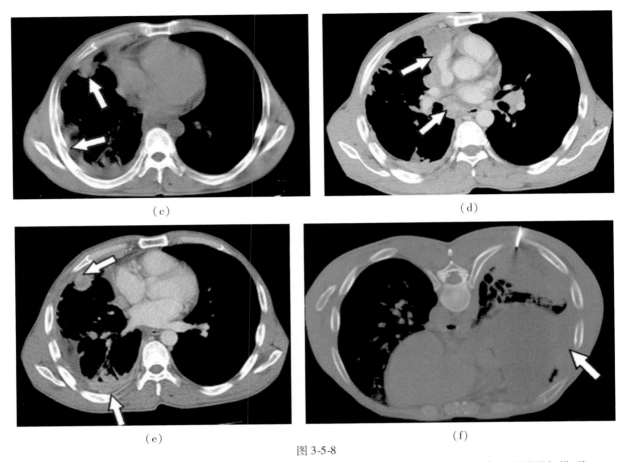

（c）　　　　　　　　　　　　　　（d）

（e）　　　　　　　　　　　　　　（f）

图 3-5-8

CT 平扫:右侧胸膜下条索及结节影,右侧胸膜增厚及胸腔少量积液[图 3-5-8(a)—(c)]。CT 增强扫描:胸膜下结节影呈周边强化为主,右侧胸膜增厚强化明显[图 3-5-8(d)—(e)]。俯卧位右侧增厚胸膜穿刺活检[图 3-5-8(f)]。

病例 9　双侧胸膜增厚、钙化

男,79 岁,间断发热、咳嗽、盗汗 7 月,气促 3 天。血沉 92 mm/h,6 年前患肺结核。

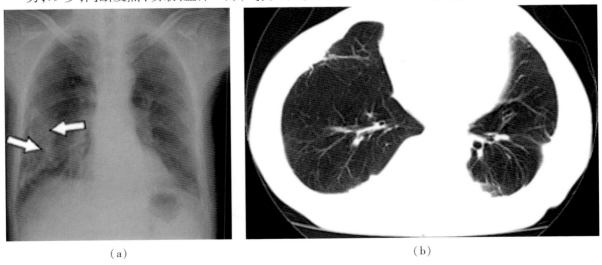

（a）　　　　　　　　　　　　　　（b）

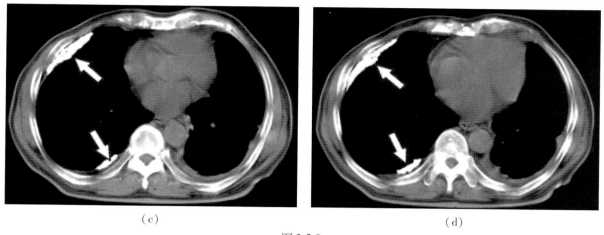

（c）　　　　　　　　　　　　（d）

图 3-5-9

胸部 X 线平片:右下胸腔见边缘为主的条片状致密影,钙化密度为主,左侧肋膈角变钝,邻近斑片影[图 3-5-9(a)]。CT 平扫:同一病例显示双侧胸膜增厚,右侧胸膜条带状钙化灶[图 3-5-9(b)—(d)箭头]。

病例 10　右侧胸膜增厚、钙化

男,45 岁,间断咳嗽、咳痰 7[+] 年,再发伴潮热、盗汗 30[+] 天,发热 20 天。7 年前患结核性胸膜炎。

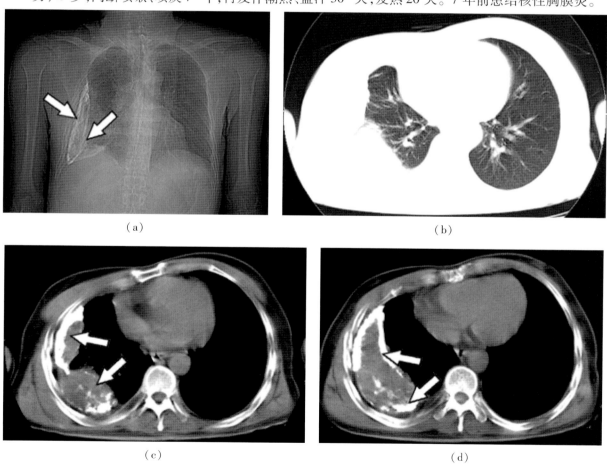

（a）　　　　　　　　　　　　（b）

（c）　　　　　　　　　　　　（d）

图 3-5-10

CT 定位像:右侧胸廓塌陷,右侧中下部及膈面胸膜条带状钙化,肋膈角不清[图 3-5-10(a)]。CT 平扫:右侧胸膜增厚钙化[图 3-5-10(b)—(d)]。

鉴别诊断 1　心衰所致胸腔积液

男,82 岁,心累、气短 13 年,双下肢水肿 10 天。血常规正常,结核抗体(金标法)(−),胸水常规提示漏出液。

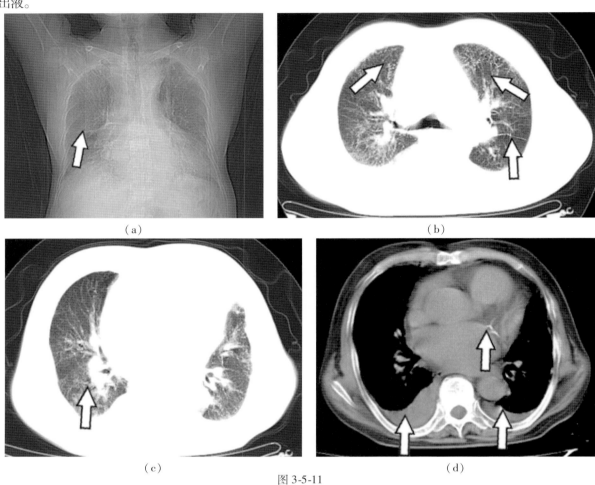

（a）　　　　　　　　　　　　　　（b）

（c）　　　　　　　　　　　　　　（d）

图 3-5-11

CT 定位像:心影增大,呈普大型,左心缘接近左侧胸壁,主动脉迂曲,水平裂增厚[图 3-5-11(a)箭头]。CT 平扫:肺窗示双肺支气管血管束增粗模糊,上叶为著,小叶间隔增厚[图 3-5-11(b)、(c)];纵隔窗示双侧胸腔积液,冠状动脉钙化[图 3-5-11(d)]。

鉴别诊断 2　肺吸虫病

男,15 岁,乏力、活动后气促 1 年。肺吸虫抗体(+)。结核抗体(金标法)及 T-SPOT(+)。

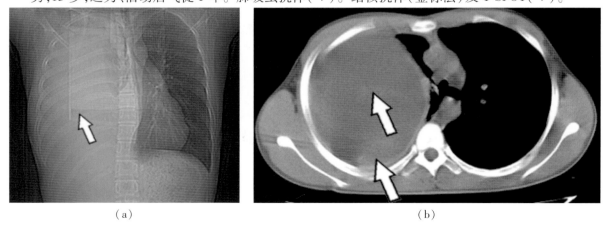

（a）　　　　　　　　　　　　　　（b）

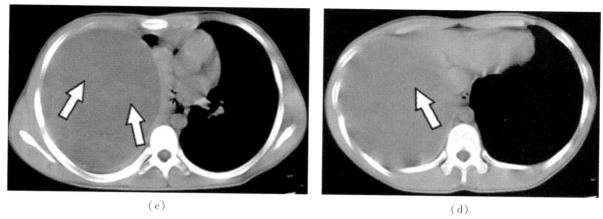

（c）　　　　　　　　　　　　　（d）

图 3-5-12

CT 定位像:纵隔左移,右侧胸腔致密影,未见肺纹理[图 3-5-12(a)]。CT 平扫:纵隔窗示右侧胸腔巨大液性低密度影,其内可见条片状稍高密度影,边缘可见环形包膜[图 3-5-12(b)—(d)]。

鉴别诊断3　恶性胸膜间皮瘤

男,57 岁,咳嗽、动后喘累 1 月,伴胸部胀痛半月。血沉 42 mm/h。结核抗体(金标法)(-)。结核抗体(蛋白芯片)(-)。痰涂片抗酸杆菌及痰培养结核分枝杆菌(-)。穿刺活检病理提示:恶性间皮瘤。

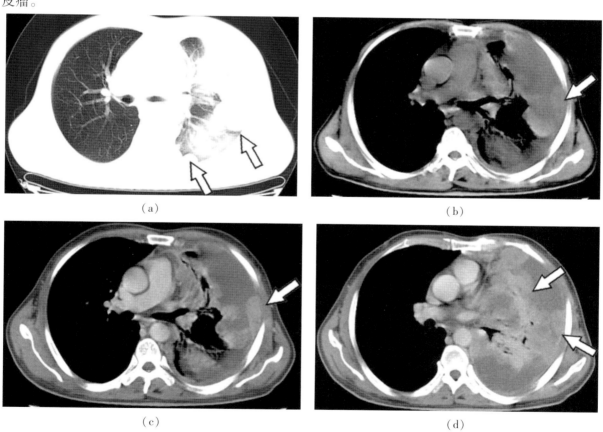

（a）　　　　　　　　　　　　　（b）

（c）　　　　　　　　　　　　　（d）

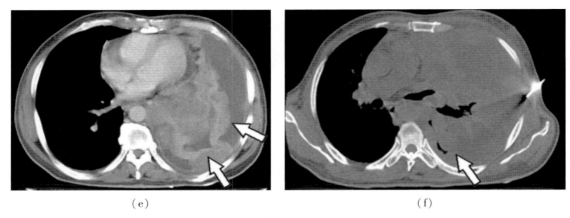

（e） （f）

图 3-5-13

CT 平扫:纵隔窗示左肺体积缩小,左侧胸膜多发团块影及结节影,左侧胸腔积液,左肺受压膨胀不全[图 3-5-13(a)、(b)箭头]。CT 增强扫描:左侧胸膜结节呈均匀强化,壁层胸膜及脏层胸膜均受累[图 3-5-13(c)—(e)箭头]。左侧胸膜穿刺活检[图 3-5-13(f)]。

鉴别诊断 4 腺癌胸膜转移

男,66 岁,咳嗽、咳痰 3 月,加重伴喘累 10 天。肿瘤标志物:CEA 640.9 ng/mL,NSE 28.17 ng/mL。结核抗体(金标法)(+)。结核抗体(蛋白芯片):16 kDa(-),38 kDa(+),LAM(+)。痰涂片抗酸杆菌及痰培养结核分枝杆菌(-),纤维支气管镜病理提示:腺癌。

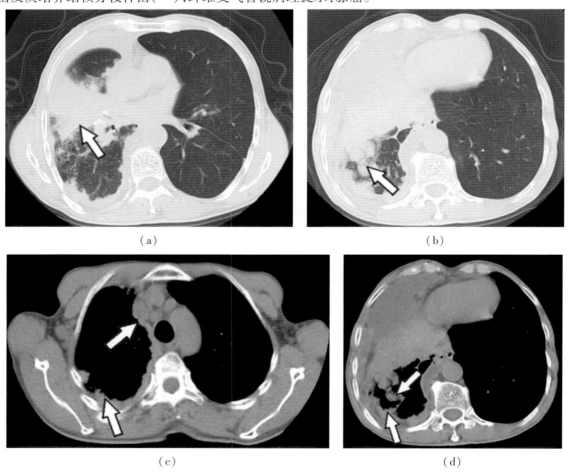

（a） （b）

（c） （d）

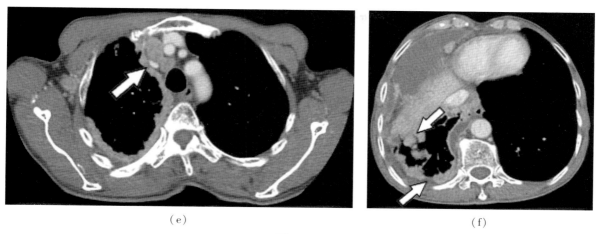

（e）　　　　　　　　　　　　　　　　　　（f）

图 3-5-14

CT 平扫:右肺中间支气管闭塞,右肺中叶不张,右侧胸膜多个结节状增厚,右侧腋窝及纵隔淋巴结肿大[图 3-5-14(a)—(d)]。CT 增强扫描:右侧胸膜及右侧腋窝淋巴结、纵隔淋巴结较均匀明显强化[图 3-5-14 (e)、(f)]。

鉴别诊断 5　肺鳞癌胸膜转移

男,59 岁,反复咳嗽 1$^+$ 年,加重伴气促 2$^+$ 月。结核抗体(金标法)(-)。结核抗体(蛋白芯片): 16 kDa(-),38 kDa(-),LAM(-),肿瘤标志物:CEA 13.01 ng/mL,NSE 16.67 ng/mL,CYFRA21-1 14.36 ng/mL,CA125 71.28 U/mL,CA19-9 30.12 U/mL。纤维支气管镜病理提示:鳞癌。

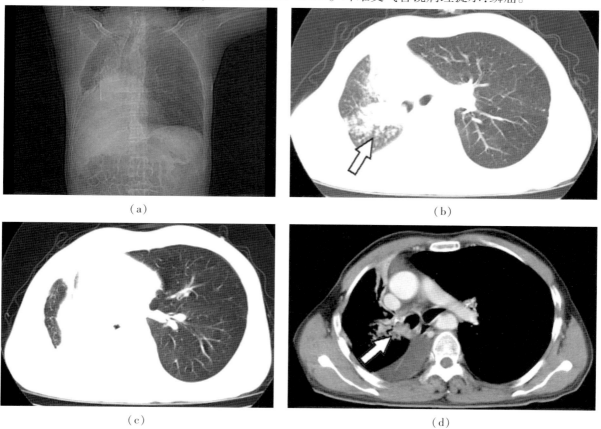

（a）　　　　　　　　　　　　　　　　　　（b）

（c）　　　　　　　　　　　　　　　　　　（d）

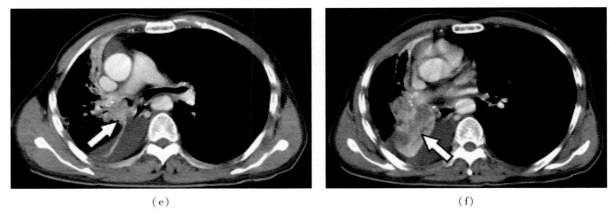

（e）　　　　　　　　　　（f）

图 3-5-15

CT 定位像：气管纵隔右移，右肺门上移，右下肺片状致密影，右侧膈影升高。右肺门软组织肿块，部分突入右主支气管、右肺中间及下叶支气管，右肺下叶及中叶不张，右侧胸腔积液[图 3-5-15（a）—（d）]。CT 增强扫描：右肺软组织肿块不均匀强化[图 3-5-15（e）、（f）]。

第四章
其他结核性胸膜疾病

第一节　结核性脓胸

【概述】

结核性脓胸是结核分枝杆菌或干酪样物质经过各种途径进入胸腔,引起的胸腔特异性化脓性的炎症。结核性脓胸与肺、支气管相通时,则合并支气管胸膜瘘。多数由于肺结核空洞或胸膜下干酪样病灶破裂,或脊椎结核的椎旁脓肿直接蔓延感染胸膜所致;也可由于气胸、骨结核、胸壁结核或长期不吸收的渗出性胸膜炎积液等发展而来;少见的如胸部创伤由于异物可将致病菌带入胸膜腔所致;等等。

结核菌感染胸腔的初期,胸膜发生充血、渗出,毛细血管扩张,渗透性增强,胸腔积液为浆液性,渗液逐渐增多、浑浊,有时混有干酪物质及大量蛋白质、淋巴细胞、单核细胞及结核分枝杆菌。病情未得到及时控制,随病情进展,成纤维细胞增生,纤维素积聚使壁层和脏层胸膜变成坚厚的结缔组织层,使肋间隙变窄,肋骨变形呈截面三角形,肋间肌肉萎缩,脊柱凸向健侧。病变可以是局限性的,或累及整个胸腔。

【临床表现与实验室检查】

临床表现多数起病缓慢,以乏力、低热为主要症状,伴有或不伴有盗汗。急性起病者有明显中毒症状,如恶寒、高热、多汗、干咳、胸痛等;胸腔积脓多时,可有胸闷及气急;伴有支气管胸膜瘘时,则咳出大量脓痰(即脓胸液),有时呈血性。结核性脓胸的体征大致与渗出性胸膜炎相似。胸壁局部可有压痛,甚至轻度浮肿。慢性者胸廓塌陷,肋间隙变窄,呼吸运动减弱,叩诊实音,听诊呼吸音减低,气管移向患侧,常伴有杵状指(趾)。如胸腔大量积脓时患侧胸部饱满,呼吸运动减弱,肋间隙展平,叩诊呈浊音,纵隔移向对侧,气管及心缘浊音均偏向健侧,听诊呼吸音减弱或消失,语颤减弱。有些慢性脓胸可穿破壁层胸膜,在胸壁形成哑铃形脓肿,可形成皮肤瘘管,向乳腺穿破可形成乳腺结核。

脓液中找到结核分枝杆菌,则可确诊。脓腔壁病理学检查,具有结核病典型特征,可明确诊断。疑有支气管胸膜瘘时,可注入10%亚甲蓝(美蓝)5~10 mL于胸腔中,若痰染蓝色则可证实。但阴性结果不能除外支气管胸膜瘘。

【影像学表现】

X 线表现　结核性脓胸在 X 线上多表现为患侧胸廓塌陷,肋间隙变窄,纵隔心影向患侧移位,膈肌升高,患侧可见圆形或新月形液体积聚,胸膜可见不同程度的条索或带状致密灶,密度与邻近肋骨类似。对侧肺内有结核病灶的较易诊断,患侧肺内结核病灶往往被积液所掩盖。

CT 表现　更能了解脓腔及病变的细微改变。可以显示脓腔的大小,同时可显示肺内是否有结核病变及病变的程度。结核性脓胸在 CT 图像上多表现为肋间隙变窄,纵隔心影向患侧移位,膈肌升高,圆形或新月形液体积聚,脏壁层胸膜分离,并有典型的胸膜增厚或不同程度的胸膜钙化。显著的胸膜钙化在 CT 图像上表现为胸壁肋骨内侧面的斑点、条索或弧形致密灶,密度与邻近肋骨相同。结核性脓胸的晚期则表现为胸膜明显增厚,胸膜腔内液体密度显著增高,呈软组织密度,增强扫描未见强化。合并支气管胸膜瘘则见液气胸。包裹性脓胸多在侧胸壁或后下胸壁,呈大小不等的圆形、类圆形或"D"字形密度增高影、边缘清楚。

【鉴别诊断】

结核性脓胸需与胸膜间皮瘤、肺囊肿、恶性胸腔积液等疾病进行鉴别。

【病例展示】

病例 1　左侧结核性脓胸

男,20 岁,咳嗽伴动后气促 4$^+$月。血沉 28 mm/h。左侧胸腔脓液结核分枝杆菌培养(+)。

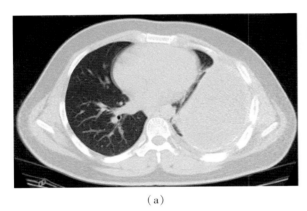

（a）

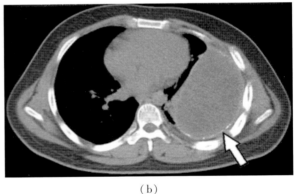

（b）

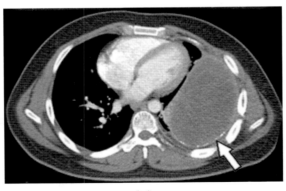

（c）

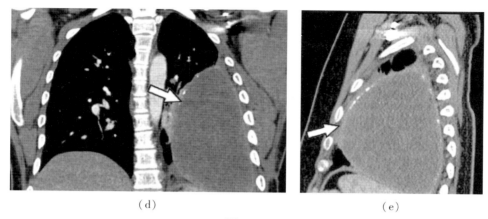

（d）　　　　　　　　　　　　（e）

图 4-1-1

CT 平扫:纵隔窗示左侧胸膜增厚,胸膜点条状钙化,左侧胸腔包裹性积液[图 4-1-1(a)、(b)]。CT 增强扫描:胸膜轻度强化[图4-1-1(c)—(e)]。

病例 2　右侧结核性脓胸

男,39 岁,右胸痛 6 年、发热、盗汗 1 月。右侧胸腔积液引流液为脓胸。脓液夹层杯抗酸杆菌涂片(+)。

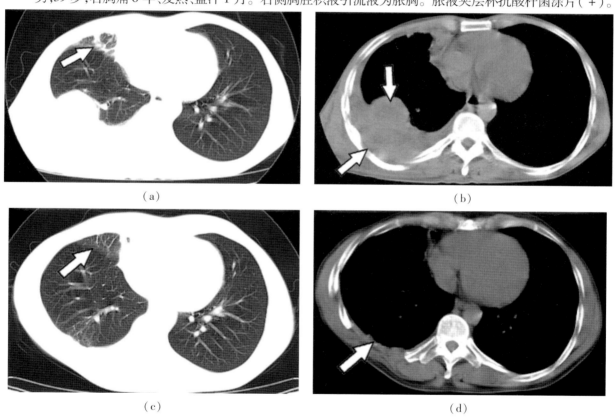

（a）　　　　　　　　　　　　（b）

（c）　　　　　　　　　　　　（d）

图 4-1-2

CT 平扫:右肺中叶斑片状影,右侧胸膜增厚及胸腔积液[图 4-1-2(a)、(b)]。同一病例术后 6 月:右侧肋骨缺损为术后改变,右侧脓胸病灶已清除,右肺中叶病灶明显吸收[图 4-1-2(c)、(d)]。

病例 3　左侧结核性脓胸

男,50 岁,左侧间断性胸痛不适 3 年。左侧胸膜活检病理提示:慢性炎症。左胸探查术 + 左侧结核性脓胸胸膜板剥脱术。术中见脓腔壁与肺及胸壁致密粘连,壁层胸膜最厚处约 10 mm,脏层胸膜厚约4 mm,脓腔内可见灰白脓苔,脓液培养结核分枝杆菌(+)。

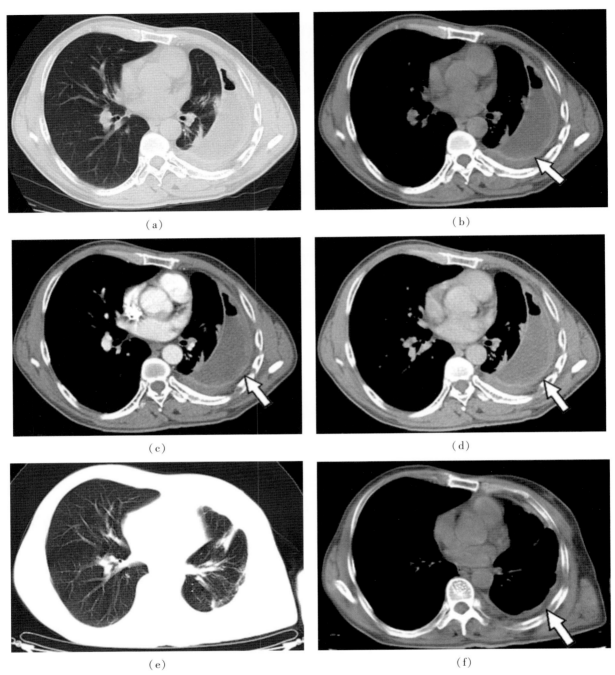

（a）　　　　　　　　　　　　　　　　　　（b）

（c）　　　　　　　　　　　　　　　　　　（d）

（e）　　　　　　　　　　　　　　　　　　（f）

图 4-1-3

CT 平扫：左侧胸廓塌陷，左侧胸腔包裹性积液、积气，左侧胸膜均匀增厚，壁层胸膜增厚明显［图 4-1-3（a）、（b）］。CT 增强扫描：左侧胸膜轻度强化［图 4-1-3（c）、（d）］。左侧胸膜剥脱术后：左侧脓胸病灶已清除［图 4-1-3（e）、（f）］。

病例 4　左侧结核性脓胸

男，21 岁，动后喘累、发热 6 月，咳嗽、胸痛 1 月。血沉 51 mm/h。痰及胸水培养结核分枝杆菌（＋）。

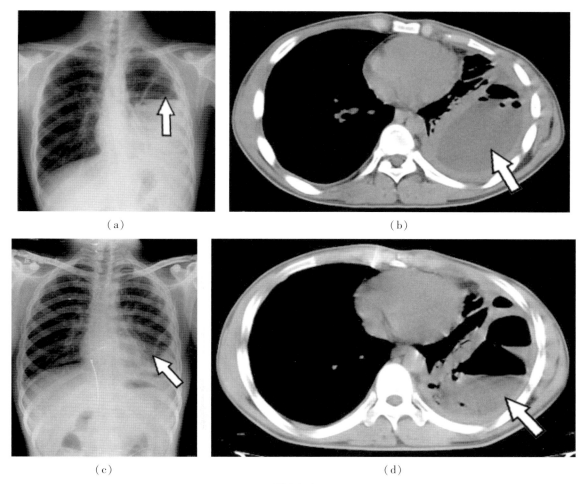

（a）　　　　　　　　　　　（b）

（c）　　　　　　　　　　　（d）

图 4-1-4

胸部 X 线平片:左侧胸腔气液平[图 4-1-4(a)]。CT 平扫:纵隔窗示左侧胸膜均匀增厚及左侧胸腔包裹性积液、积气[图 4-1-4(b)]。胸腔穿刺抽液(抽出较多脓性及干酪样坏死组织),后并注入抗结核药 1 月复查,左侧胸腔积液减少,胸膜增厚减轻[图 4-1-4(c)、(d)]。

鉴别诊断 1　右侧细菌性肺炎及脓胸

男,77 岁,活动后累 1 月,右胸痛 4 天。血常规:WBC 13.75×10^9/L,NEUT 86.5%,胸腔穿刺:淡黄色脓液,两次普培示革兰氏阳性球菌,结核培养(-),PPD 皮试(-),T-SPOT(-)。

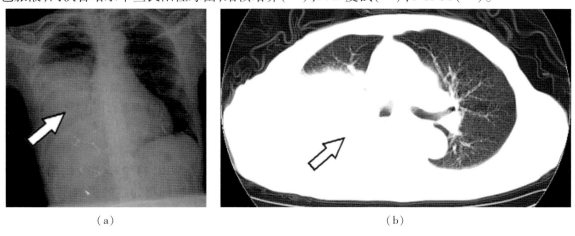

（a）　　　　　　　　　　　（b）

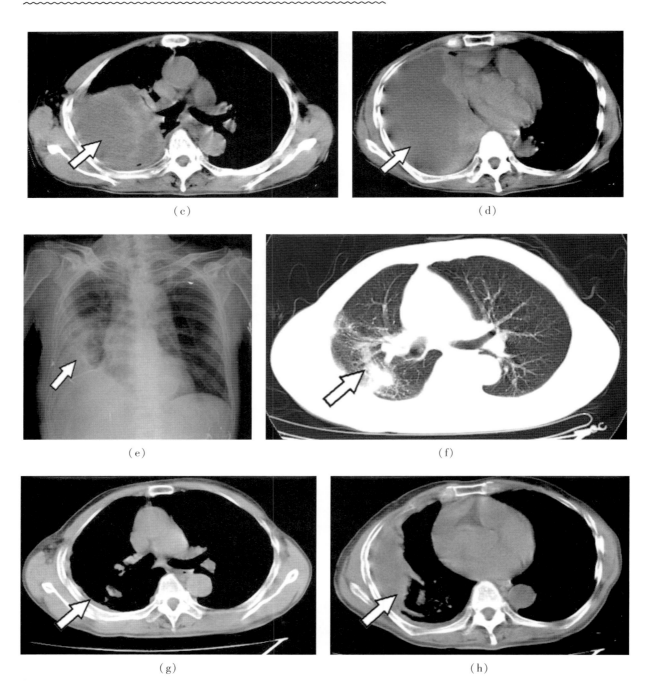

图 4-1-5

胸部 X 线平片：右侧胸腔大量积液[图 4-1-5(a)]。CT 平扫：右侧胸腔积液，部分为包裹性积液，右侧胸膜增厚，右肺压迫性不张[图 4-1-5(b)—(d)]。抗炎治疗、右侧胸膜腔穿刺引流术 1 月复查：右侧胸腔积液减少，右肺组织复张[图 4-1-5(e)—(h)]。

鉴别诊断 2　支气管肺囊肿伴感染

男，20 岁，反复发热、咳嗽、咳痰 6 月，加重伴胸痛 1 周。血常规：WBC 14.23×10⁹/L，NEUT 74%。痰液基细胞学诊断：未查见恶性肿瘤细胞，可见大量淋巴细胞，中性粒细胞为主的炎细胞。痰涂片抗酸杆菌（−），痰抗酸杆菌夹层杯集菌（−），痰培养结核分枝杆菌（−）。手术病理提示：支气管肺囊肿。

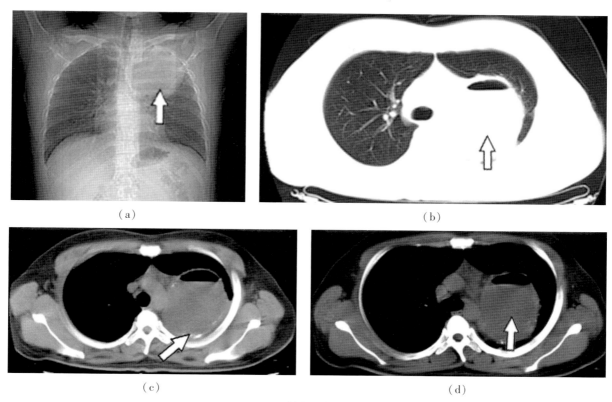

（a）　　　　　　　　　　　　　（b）

（c）　　　　　　　　　　　　　（d）

图 4-1-6

胸部 X 线平片:左上肺野可见椭圆形密度增高影,边界清晰,其内未见肺纹理[图 4-1-6(a)]。CT 平扫:左肺上叶椭圆形囊性占位,其内见气液平,囊壁厚薄均匀,见点条状钙化[图 4-1-6(b)—(d)]。

鉴别诊断 3　马尔尼菲青霉菌感染并胸腔积液

男,29 岁,发热 1^+ 月,皮疹 20 天,咽痛 14 天。最高 39 ℃,全身皮肤散在中央凹陷性出血坏死性丘疹,舌面及咽后壁见大量白斑。CDC 确认 HIV(+),CD_4 7 个╱μL。痰培养:马尔尼菲青霉菌感染,痰涂片及痰培养结核分枝杆菌(-)。

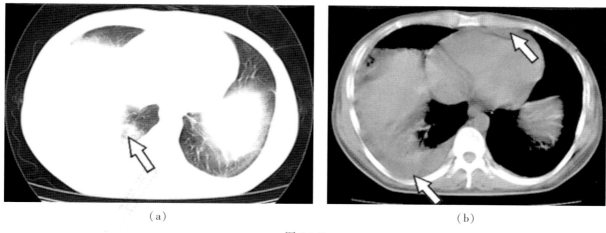

（a）　　　　　　　　　　　　　（b）

图 4-1-7

CT 平扫:肺窗示右肺下叶见片絮状影[图 4-1-7(a)];纵隔窗示双侧胸腔积液,右侧为主,心包积液[图 4-1-7(b)]。

鉴别诊断 4　肺吸虫所致胸膜炎

男,15 岁,乏力、活动后气促 1 年。有生吃螃蟹史。肺吸虫抗体(+),结核抗体(金标法)及

T-SPOT(−)。右侧胸腔剖胸探查 + 胸腔寄生虫感染囊壁剥脱术。术中见全胸腔囊肿压迫,壁厚约0.5 cm,囊腔内棕色液体。

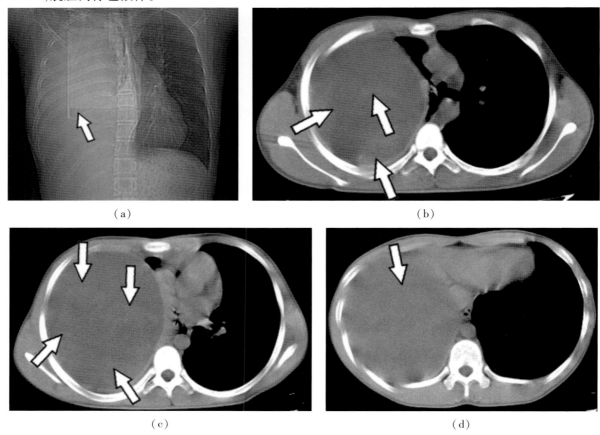

（a）　　　　　　　　　　　　　　　　　　（b）

（c）　　　　　　　　　　　　　　　　　　（d）

图 4-1-8

CT 定位像:纵隔左移,右侧胸腔致密影,未见肺纹理[图 4-1-8(a)]。CT 平扫:右侧胸腔巨大液性低密度影响边缘可见环形包膜[图 4-1-8(b)—(d)]。

鉴别诊断 5　肺腺癌胸膜转移

男,32 岁,反复咳嗽 6 年,喘累加重 4 天。2 月前确诊为肺腺癌脑转移。

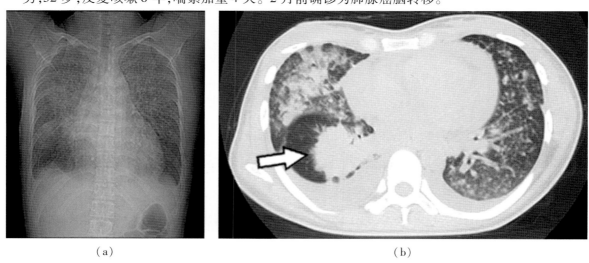

（a）　　　　　　　　　　　　　　　　　　（b）

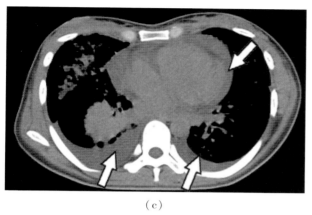

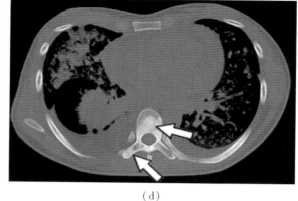

（c）　　　　　　　　　　　　　　（d）

图 4-1-9

右肺下叶软组织肿块,可见分叶、毛刺,胸膜凹陷,双肺弥漫性小结节影及小斑片影,双侧胸腔积液、心包积液[图 4-1-9(a)—(c)];椎体及附件见斑片状及结节状密度增高影[图 4-1-9(d)]。

鉴别诊断6　恶性胸膜间皮瘤

男,55 岁,发热、咳嗽、右胸痛 3 月。胸膜穿刺免疫组化提示:恶性间皮瘤。

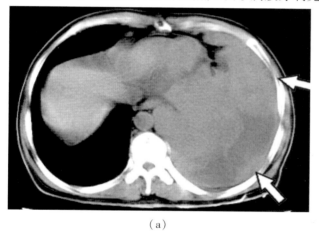

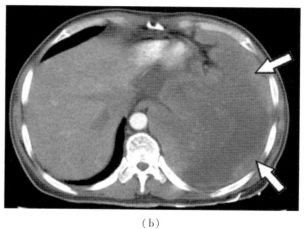

（a）　　　　　　　　　　　　　　（b）

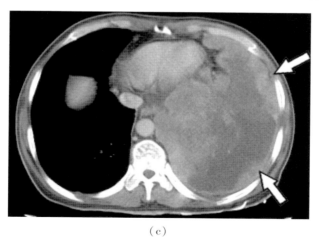

（c）

图 4-1-10

CT 平扫:纵隔窗示左侧壁层及脏层胸膜不规则增厚,部分呈结节状增厚,其间可见积液[图 4-1-10(a)]。
CT 增强扫描:增厚的胸膜呈均匀强化[图 4-1-10(b)、(c)]。

第二节 胸膜结核瘤

【概述】

胸膜结核瘤(pleural tuberculoma)大多为结核性胸膜炎在治疗过程中形成,是指发生于脏层胸膜、壁层胸膜的单发或多发结核性肉芽肿性病变,其组织结构由外向内依次为硬性结缔组织、结核性肉芽肿和干酪样坏死组织。直径大于 1 cm 称为胸膜结核瘤,小于 1 cm 称为胸膜结核结节。

【临床表现与实验室检查】

好发于青壮年,可无典型的临床症状,可有发热、咳嗽、胸痛和胸闷等症状,多数有结核性胸膜炎病史。多在体检或结核性胸膜炎的治疗过程中被偶然发现。实验室检查常常无特殊表现。

【影像学表现】

X 线表现 隐蔽部位或病变较小的胸膜结核瘤在 X 线平片难以发现。多呈圆形或类圆形,密度较高,多数病变边缘较清晰,似肺内斑片状阴影或肺内占位性病灶,病变可发生钙化,可见肺结核病灶或胸膜增厚等。

CT 表现 圆形或类圆形的胸膜下结节或肿块影,病变密度均匀或中心呈低密度,部分病灶内可见钙化。多数胸膜结核瘤边界清楚,病灶与胸膜呈宽基底相连、形成钝角。多数病例可见瘤体的基底部胸膜增厚,常伴有局限性包裹性积液。增强扫描时,多数呈轻度或中度强化,有的病灶表现为边缘性强化或环形强化。胸膜结核瘤侵犯胸壁时,引起邻近骨质结构的破坏和胸壁冷脓肿,成为胸壁结核。

【鉴别诊断】

胸膜结核瘤需与胸膜转移瘤、胸膜间皮瘤、胸壁神经源性肿瘤等疾病进行鉴别。

【病例展示】

病例 1 左侧胸膜结核瘤及胸壁结核

男,40 岁,咳嗽、胸痛 10 天。3 年前患左肺结核及结核性胸膜炎。

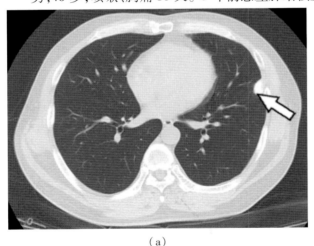
(a)

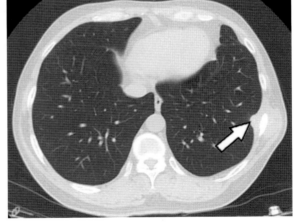
(b)

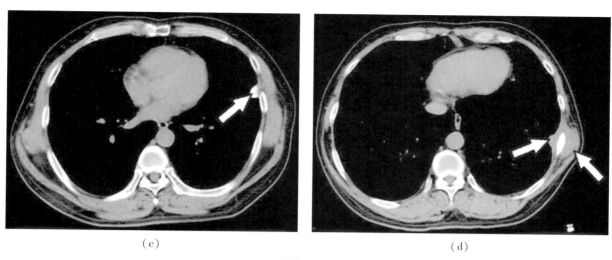

（c）　　　　　　　　　　　　　　　（d）

图 4-2-1

CT 平扫:左侧胸膜、胸壁结节影,边界清楚,密度增高,可见结节状、斑点状钙化,邻近肋骨增生硬化(图 4-2-1)。

病例 2　左侧胸膜结核瘤

男,43 岁,反复胸痛、咳嗽、咳痰 3 年,加重伴发热 2 周。3 年前诊断为右肺结核伴结核性胸膜炎。

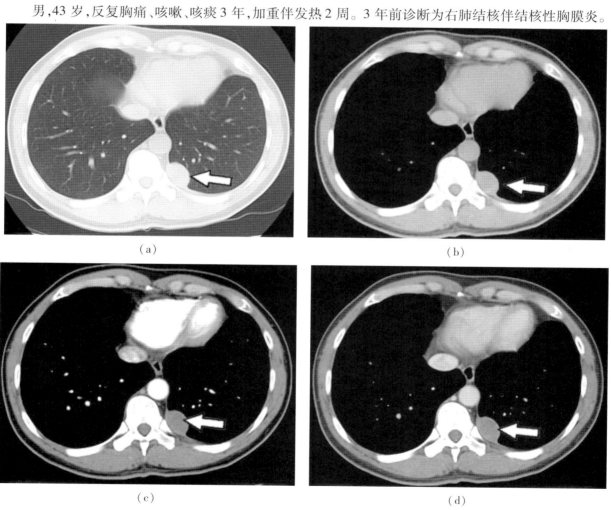

（a）　　　　　　　　　　　　　　　（b）

（c）　　　　　　　　　　　　　　　（d）

图 4-2-2

CT 平扫:左侧胸膜结节影,边界清楚,密度均匀[图 4-2-2(a)、(b)]。CT 增强扫描:轻度均匀强化[图 4-2-2(c)、(d)]。

病例 3　右侧胸膜结核瘤

男,41 岁,右肺结核伴右侧结核性胸膜炎。抗结核治疗 1 年。

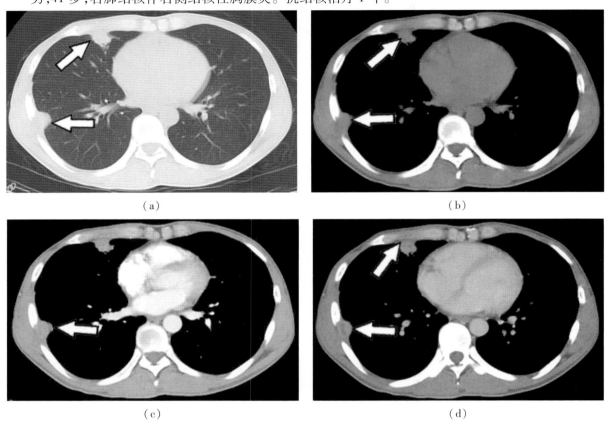

（a）　　　　　　　　　　　　　　　　　（b）

（c）　　　　　　　　　　　　　　　　　（d）

图 4-2-3

CT 平扫:右侧胸膜多发结节影,基底宽,密度较均匀[图 4-2-3(a)、(b)]。CT 增强扫描:轻度强化,部分呈环形强化[图 4-2-3(c)、(d)]。

病例 4　右侧胸膜结核瘤

男,27 岁,右侧胸痛伴咳嗽 1 月,腹胀、腹痛 3 天,加重 1 天。右侧胸膜肿块穿刺活检为肉芽肿性炎症,提示结核。

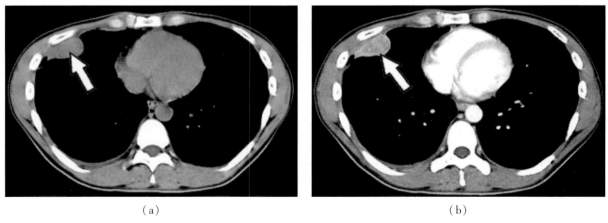

（a）　　　　　　　　　　　　　　　　　（b）

图 4-2-4

CT 平扫:纵隔窗示右侧胸膜丘状软组织密度影,边界清晰[图 4-2-4(a)]。CT 增强扫描:中度不均匀强化,其内见稍低密度区[图 4-2-4(b)]。

鉴别诊断 1 胸膜间皮瘤

男,55 岁,发热、咳嗽、右胸痛 3 月。胸膜穿刺免疫组化提示:恶性间皮瘤。

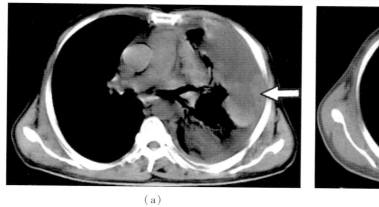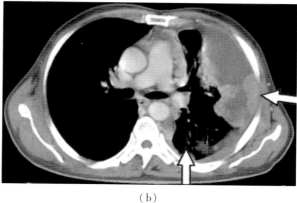

（a）　　　　　　　　　　　（b）

图 4-2-5

CT 平扫:纵隔窗示左侧壁层及脏层胸膜不规则结节状增厚,左侧胸腔积液[图 4-2-5(a)]。CT 增强扫描:胸膜结节均匀强化[图 4-2-5(b)]。

鉴别诊断 2 肺癌胸膜转移

男,35 岁,咳嗽 2 周,呼吸困难 1 月。胸水脱落细胞及胸膜穿刺活检提示:肺腺癌。

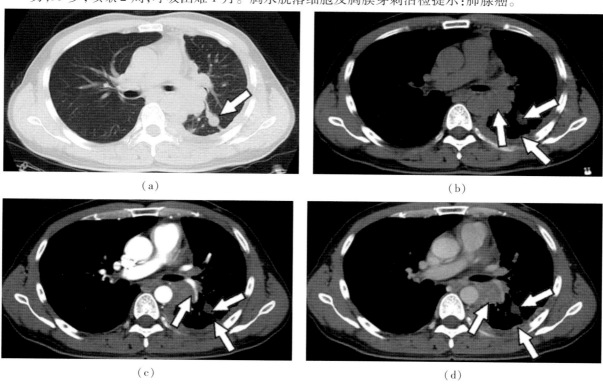

（a）　　　　　　　　　　　（b）

（c）　　　　　　　　　　　（d）

图 4-2-6

CT 平扫:左肺结节影,可见胸膜凹陷,左肺门增多软组织影,左侧胸膜不规则增厚,部分结节状[图 4-2-6 (a)、(b)]。CT 增强扫描:左肺门软组织肿块及左侧胸膜均匀强化[图 4-2-6(c)、(d)]。

第三节　支气管胸膜瘘

【概述】

支气管胸膜瘘（Broncho Pleural Fistula，BPF）为肺、支气管和胸膜腔相互交通形成的瘘管，是肺结核、脓胸、气胸或肺叶切除术后的并发症，也可以发生于肺部化脓性疾病的后期。

肺结核所致支气管胸膜瘘的形成原因是活动性肺结核累及胸膜形成结核性脓胸，并与支气管相通。由于肺部术后支气管残端因缝扎不牢固、病灶切除不彻底、合并感染及低蛋白血症等久治不愈以及气胸时胸膜破口大且合并感染也会导致支气管胸膜瘘的发生。

【临床表现与实验室检查】

临床表现无特异性，可出现咳嗽、咳痰、发热、气促、胸痛，胸腔内冲洗或注药后出现咳嗽，可咳出冲洗液，健侧卧位明显，患侧卧位减轻。气胸患者闭式引流瓶中水面气泡持续存在或脓胸引流时初无气泡，引流过程中瓶内水面出现气泡且持续存在者，均提示存在 BPF，胸壁出现瘘管者常合并存在支气管胸膜瘘。一旦出现上述情况，应尽早胸腔内注入亚甲蓝观察，如数小时后或次日痰呈蓝染可确诊 BPF。

【影像学表现】

X 线表现　主要显示的是支气管胸膜瘘后继发的胸膜腔内的积液、积气，表现为胸膜腔内出现气液平面。但是由于重叠影像，难以确切显示漏口以及窦道的位置和大小。

CT 表现　可以清楚显示支气管与胸膜腔连通的瘘口，显示原发病灶的性质、大小与位置，显示继发的胸膜腔病变。

【鉴别诊断】

支气管胸膜瘘需与支气管囊肿伴感染，液气胸及结核性脓性等疾病进行鉴别。

【病例展示】

病例 1　右侧支气管胸膜瘘

男，55 岁，间断咳嗽 10[+] 年，加重伴喘累、气促 3 月。10 年前患肺结核。3 次痰涂片抗酸杆菌（＋），痰培养结核分枝杆菌（＋）。

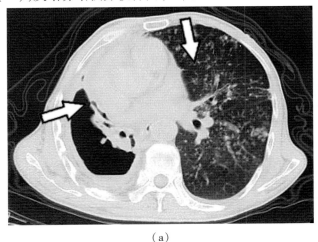
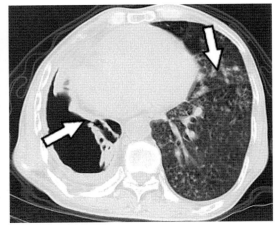

（a）　　　　　　　　　　　　　　　　　　（b）

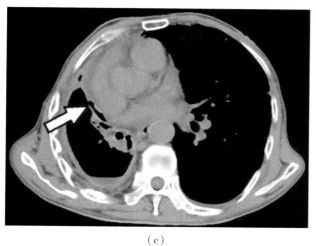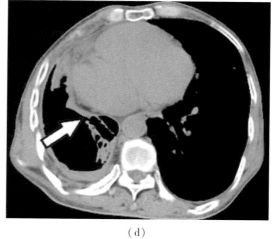

（c）　　　　　　　　　　　　　　（d）

图 4-3-1

CT 平扫：右侧胸廓塌陷，右侧胸膜增厚及胸腔气液平，可见支气管胸膜瘘口，左肺弥漫性粟粒结节影及小斑片影（图4-3-1）。

病例 2　左侧支气管胸膜瘘

男，24 岁，反复咳嗽、咳痰 6 月，气促 2 月，加重 1 周。痰培养结核分枝杆菌（2＋）。

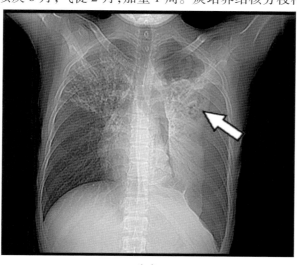

（a）

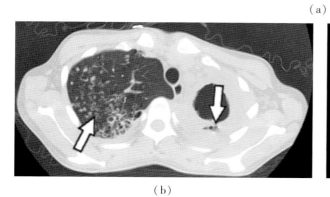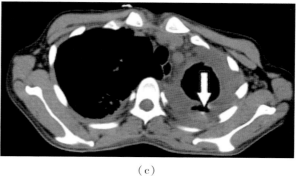

（b）　　　　　　　　　　　　　　（c）

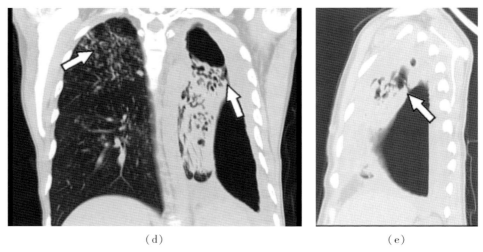

(d)　　　　　　　　　　　　　　　(e)

图 4-3-2

CT 定位像:左侧气胸,可见左肺组织压缩缘,压缩肺组织内见囊状透光区[图 4-3-2(a)]。CT 显示左侧支气管胸膜瘘口,双肺散在结核病变[图 4-3-2(b)—(e)]。

病例3　左侧支气管胸膜瘘

男,35 岁,间断咯血 20 年,咳嗽、胸痛、喘累 6 年,加重伴乏力半年。5 年前诊断双肺结核,左侧结核性胸膜炎,支气管胸膜瘘,迁延不愈。

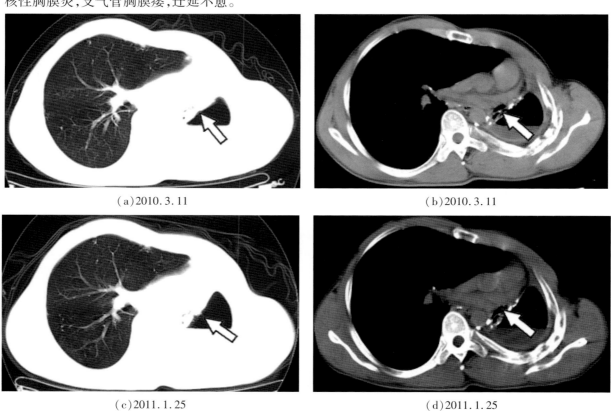

（a）2010.3.11　　　　　　　　　　（b）2010.3.11

（c）2011.1.25　　　　　　　　　　（d）2011.1.25

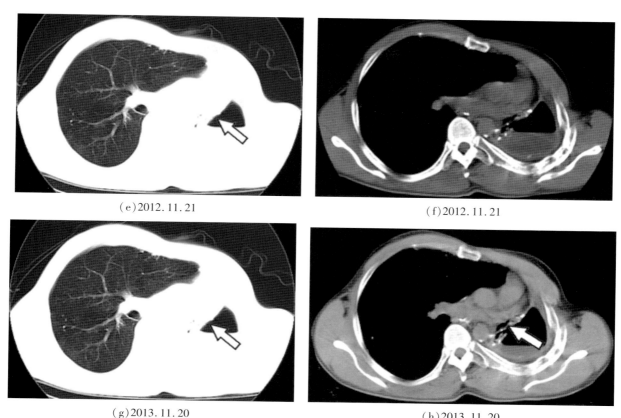

（e）2012.11.21　　　　　　　　　　（f）2012.11.21

（g）2013.11.20　　　　　　　　　　（h）2013.11.20

图4-3-3

CT平扫：左侧脓胸并发支气管胸膜瘘，缺损的脏层胸膜与支气管相通，患者在将近4年内多次复查CT，见右肺增殖灶稳定，破口未愈合，左侧胸腔积液时多时少（图4-3-3）。

鉴别诊断1　左肺下叶支气管囊肿伴感染

女，48岁，间断咳嗽4$^+$年，再发2$^+$月，咳黄色脓痰。术后病理提示：支气管囊肿。

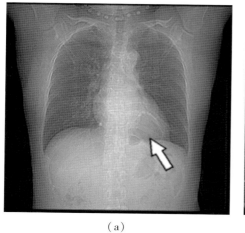

（a）

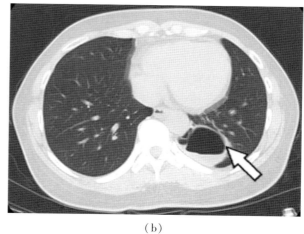

（b）

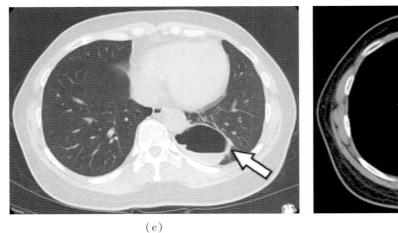
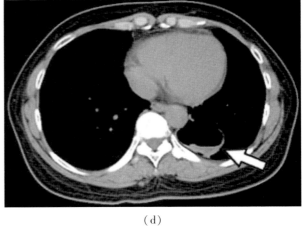

（c）　　　　　　　　　　　　　（d）

图 4-3-4

CT 定位像:左下肺心影后囊状透光区［图 4-3-4(a)］。CT 平扫:左肺下叶类圆形囊状影,其内可见气液平,囊壁不与胸膜腔相通［图 4-3-4(b)—(d)］。

鉴别诊断 2　右侧液气胸

女,46 岁,咳嗽,乏力半月,加重伴气促 10 天。

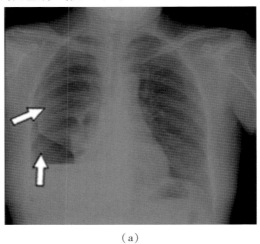

（a）

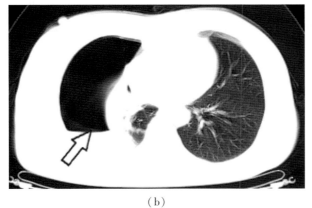
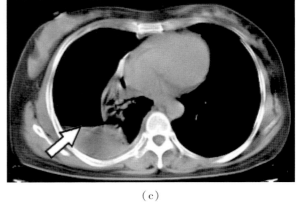

（b）　　　　　　　　　　　　　（c）

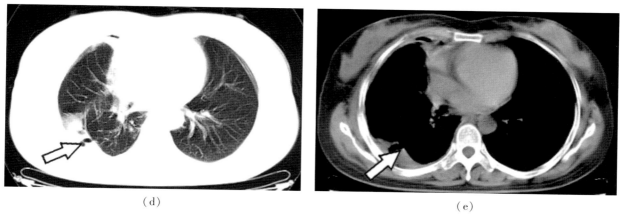

（d）　　　　　　　　　　　　　　　　（e）

图 4-3-5

右侧胸腔积气积液,肺组织压缩性改变,脏层胸膜完整[图 4-3-5(a)—(c)]。右侧胸腔引流术 4 天复查:右侧胸腔积气积液减少,肺组织部分复张[图 4-3-5(d)、(e)]。

鉴别诊断 3　术后液气胸

男,15 岁,乏力、活动后气促 1 年。肺吸虫抗体(+),结核抗体(金标法)及 T-SPOT(-)。右侧胸腔剖胸探查 + 胸腔寄生虫感染囊壁剥脱术后。

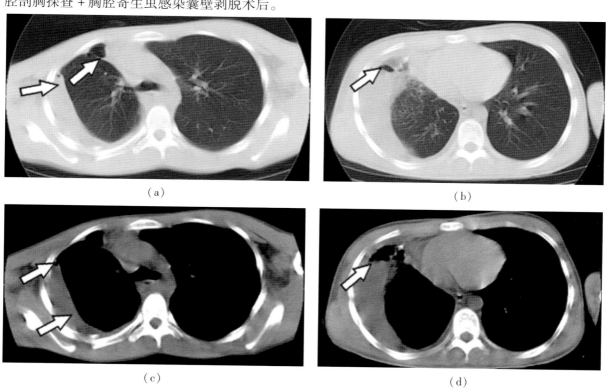

（a）　　　　　　　　　　　　　　　　（b）

（c）　　　　　　　　　　　　　　　　（d）

图 4-3-6

CT 平扫:右侧胸廓塌陷,肋骨离断,胸壁软组织增厚,右侧胸腔积气积液,脏层胸膜光滑完整,未见瘘口(图 4-3-6)。

第五章
胸部其他结核病

第一节　胸壁结核

【概述】

胸壁结核(thoracic tuberculosis)是指发生于胸壁软组织、肋骨、肋软骨和胸骨的结核病变。其感染途径主要有以下3种。①淋巴途径:结核杆菌从肺或胸膜病变处,经淋巴管侵至胸壁淋巴结,再穿破淋巴结侵入周围组织,形成结核脓肿,这是胸壁结核最常见的感染途径。②直接蔓延:靠近胸膜的肺结核和胸膜结核可直接蔓延至胸壁各层组织,胸壁病灶和肺内病灶经肋间较细窦道相通,形成典型的"哑铃状"病灶。③血行播散:结核杆菌经血液系统到达肋骨或胸骨,引起肋骨性骨髓炎,穿破骨皮质后形成脓肿或窦道。胸壁结核病理改变为结核性肉芽肿和干酪样坏死。

【临床表现与实验室检查】

胸壁肿块(以脓肿居多)为主要特点,病变局部少有红、热等急性炎症表现,脓肿较大者可触及明显的波动感,个别即将破溃者常伴局部皮肤发红及疼痛。全身结核中毒症状轻,合并肺结核或胸膜结核时,可伴有低热、乏力、盗汗、纳差、体重下降等。实验室检查可出现血沉增快。脓液检查结核分枝杆菌阳性。

【影像学表现】

X线表现　胸壁结核X线平片显示不佳,切线位可见肿块密度增高影,形态为类圆形或半圆形,有时可见肋骨病变及肺内结核病灶。

CT表现　根据受累范围可分为三型:骨结核、单纯性结核性脓肿、全胸壁结核。胸部CT平扫表现为沿胸壁生长的圆形或扁平状肿块,肿块密度相差大,结核形成初期肿块呈软组织密度,坏死期密度不均,其内可见低密度区,常见分隔,结核愈合期,肿块密度增高,有的出现钙化征象。肿块沿肋间隙向胸腔内和胸腔外同时生长,胸壁外包块常大于胸壁内包块,二者在肋间隙处形成哑铃状肿块。胸壁外肿块与胸壁肌肉间界限不清,局部胸壁向外隆起,骨质破坏呈溶骨性改变,内部可见沙粒样骨化影。

【鉴别诊断】

胸壁结核需与乳房结核、脊柱结核及脊柱旁脓肿、外穿结核性脓胸、化脓性胸壁脓肿、胸壁肿瘤、肋软骨病等疾病进行鉴别。

【病例展示】

病例1　右侧前下胸壁结核

男,49岁,右侧前下胸壁包块伴疼痛5月。穿刺活检病理提示:结核。

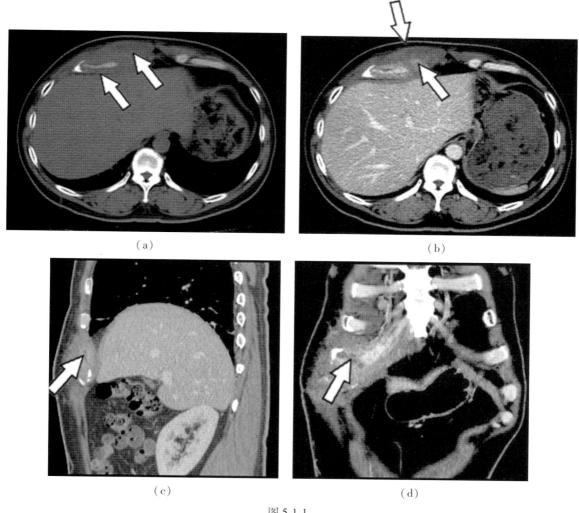

（a）　　　　　　　　　　　　　　（b）

（c）　　　　　　　　　　　　　　（d）

图5-1-1

CT平扫:纵隔窗示右侧前下胸壁软组织增厚,邻近肋软骨破坏[图5-1-1(a)]。CT增强扫描:增厚的软组织呈不均匀强化,部分呈环形强化[图5-1-1(b)—(d)]。

病例2　右侧胸壁结核伴右侧结核性脓胸

男,22岁,右侧前胸壁包块20⁺天,咳嗽1周。PPD(3+),结核抗体(金标法)(+);结核抗体(蛋白芯片):38 kDa(+),LAM(+)。穿刺抽出咖啡色脓液,脓汁液基:未查见恶性肿瘤细胞,大量淋巴细胞,中性粒细胞为主的炎细胞呈化脓性改变伴坏死。包块穿刺液培养结核分枝杆菌(+)。

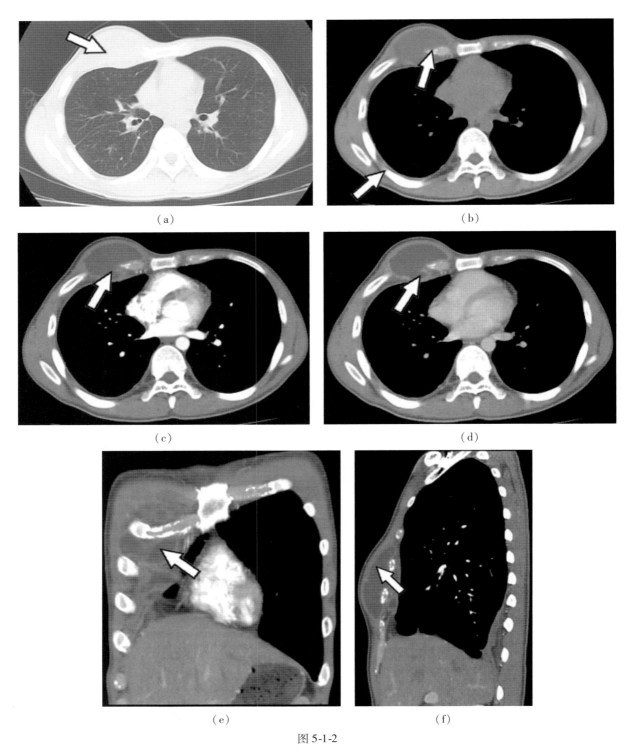

图 5-1-2

CT 平扫:右侧前胸壁肿块,其内为均匀的液性密度,部分经肋间隙向胸腔突入,右侧胸膜增厚[图 5-1-2 (a)、(b)]。CT 增强扫描:右侧前胸壁包块呈轻度边缘强化,病变中心液化[图 5-1-2(c)、(d)]。MPR 冠、矢状面显示胸壁脓肿与胸腔相通[图 5-1-2(e)、(f)]。

病例 3　右侧胸壁结核

男,24 岁,右侧胸背部包块 2 周。结核抗体(金标法)(＋),结核抗体(蛋白芯片)(＋)。行局限性脓胸＋右侧胸壁结核病灶清除术。术后病理提示:结核。

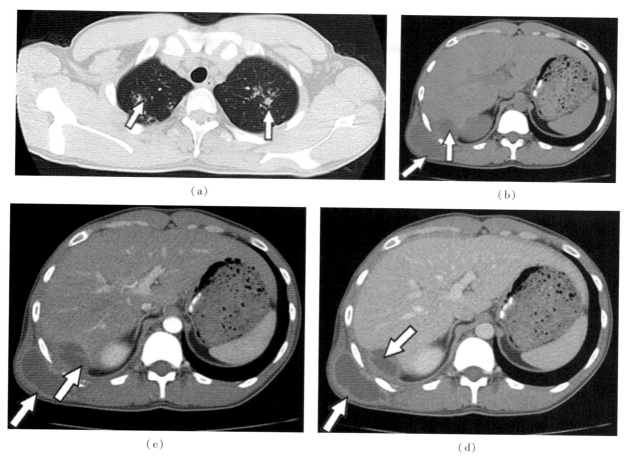

图 5-1-3

CT 平扫:肺窗示右肺上叶尖段及左肺上叶尖后段散在小斑片及腺泡结节影,可见树芽征[图 5-1-3(a)];纵隔窗示右侧侧后胸壁团块影,其内为液性密度,病变与胸腔相续[图 5-1-3(b)]。CT 增强扫描:病灶呈边缘强化,胸腔内病灶可见分隔[图 5-1-3(c)、(d)]。

病例 4　右侧前胸壁结核

男,38 岁,右胸壁包块 3 年,复发增大 1 月。行右侧胸壁结核病灶清除术。术后病理提示:结核。

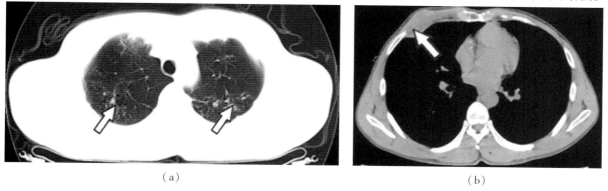

图 5-1-4

CT 平扫:肺窗示双肺上叶尖后段散在星状、腺泡结节状、树芽状密度增高影[图 5-1-4(a)];纵隔窗示右侧前胸壁软组织增厚,密度不均,内见小结节状钙化[图 5-1-4(b)]。

病例 5　左侧胸壁结核

男,16 岁,左侧胸膜炎 11 月,胸水中找到结核分枝杆菌。左侧胸壁结核术后再发 2 月。行胸壁结

核病灶清除术 + 左下肺楔形切除术治疗,术后病理提示:(左胸壁软组织、肋骨、部分肺组织)结核。

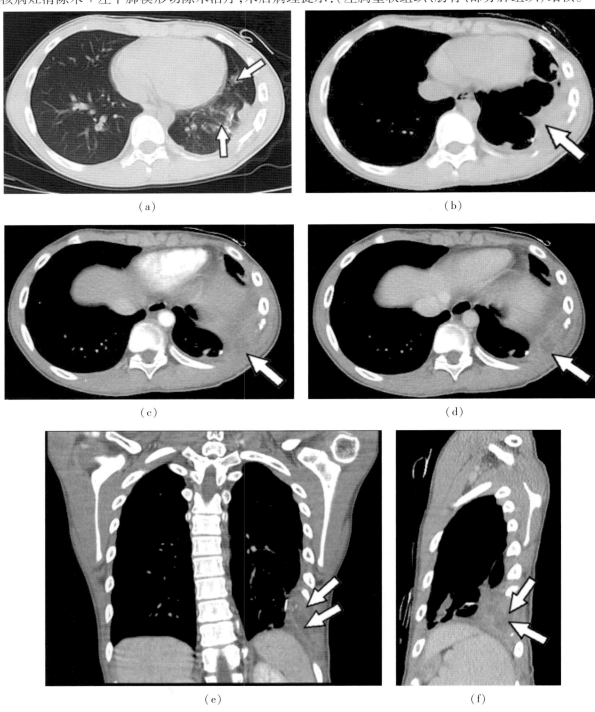

（a）

（b）

（c）

（d）

（e）

（f）

图 5-1-5

CT 平扫:肺窗示左肺舌段及下叶散在斑片状、结节状密度增高影[图 5-1-5(a)];纵隔窗示左侧胸壁软组织肿胀,脂肪间隙模糊,邻近肋骨破坏,可见死骨及胸膜增厚[图 5-1-5(b)]。CT 增强扫描:左侧胸壁病灶无/轻度强化,部分呈环形强化[图 5-1-5(c)—(f)]。

鉴别诊断 1　乳腺结核

女,27 岁,左侧乳腺多发包块 9 月,切开引流术后 6 月。包块活检病理提示:左侧乳腺结核。

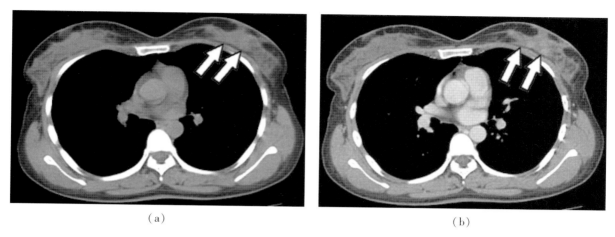

（a）　　　　　　　　　　　（b）

图 5-1-6

CT 平扫:纵隔窗示左侧乳腺局部皮肤增厚,腺体密度不均[图 5-1-6(a)]。CT 增强扫描:左侧乳腺腺体内多个中等度强化结节影,与胸大肌分界清楚[图 5-1-6(b)]。

鉴别诊断 2　胸壁肿瘤

男,72 岁,胸痛 6 月,咳嗽 2 月。行 CT 引导下体表包块穿刺活检,术后病理提示:鳞癌。

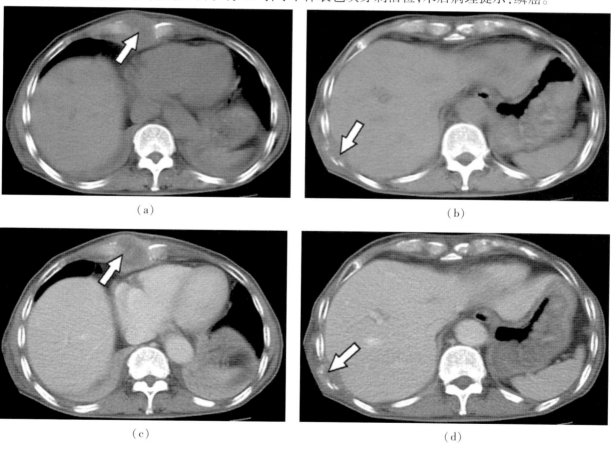

（a）　　　　　　　　　　　（b）

（c）　　　　　　　　　　　（d）

图 5-1-7

CT 平扫:纵隔窗示前胸壁剑突下软组织肿块,其内密度不均,邻近骨质破坏[图 5-1-7(a)],右侧第 9 肋骨质破坏及邻近软组织肿块[图 5-1-7(b)]。CT 增强扫描:病变呈不均匀强化,剑突下病变中心未见强化[图 5-1-7(c)、(d)]。

第二节 乳腺结核

【概述】

乳腺结核是指结核分枝杆菌或其代谢产物经乳腺导管、皮肤或经胸壁侵犯乳腺。乳腺结核少见,好发于 20～40 岁妇女。多数是由于结核杆菌血行播散引起,常继发于肺、颈部淋巴结和肋骨结核。病理改变有渗出、增殖、坏死、纤维化等。以渗出为主时,病变主要为中性粒细胞、巨噬细胞及渗出液;以增殖为主时,病变主要为类上皮细胞、朗汉斯巨细胞、淋巴细胞及少量纤维母细胞形成的结核结节为主;以坏死为主时,病变主要为脂质较多,且有干酪样坏死物或坏死液化物;以纤维化为主时,病变主要为纤维组织和钙质。

【临床表现与实验室检查】

乳腺结核可出现局部疼痛及包块,包块多出现在乳晕周围和外上象限。患者病程较长,肿块时大时小,常常反复发作,乳腺局部可表现为发红、破溃、窦道形成,出现液化坏死病变可有囊性感。乳腺结核少有全身结核中毒症状。实验室检查:结核分枝杆菌阳性。

【影像学表现】

X 线表现　乳腺结核表现为浸润型、结节型、肿块型、干酪型等。浸润型表现为局限性或片状模糊影,累及浅筋膜时,可导致邻近皮肤增厚。结节型表现为单个或多个致密结节影。肿块型表现为圆形、类圆形或分叶状肿块,边缘光整。干酪型表现为大片状浸润影,其内可见透亮区,相应皮肤增厚,可出现破溃。

CT 表现　病灶多表现为圆形或不规则形,平扫与乳腺腺体密度相近或呈略低密度,与正常乳腺不易区分,浸润型边界模糊,增强后小结节病灶可呈均匀强化,大于 1 cm 者中心容易发生干酪样坏死而出现边缘强化或环形强化。可出现临近皮肤增厚,临近肋骨破坏,腋窝淋巴结肿大。

【鉴别诊断】

乳腺结核需与乳腺炎、乳腺增生、良性腺瘤、乳腺囊肿、乳腺癌等疾病进行鉴别。

【病例展示】

病例 1　左侧乳腺结核

女,26 岁,咳嗽、咳痰、发热、盗汗 6 月,伴左乳房增大 4 月。查体:左乳波动感。血沉 54 mm/h,结核抗体(金标法)(＋),痰涂片抗酸杆菌(＋)。左侧乳腺切开引流出脓液及干酪样坏死物,脓液培养结核分枝杆菌(＋)。

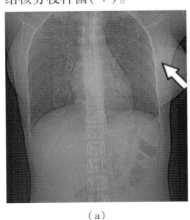
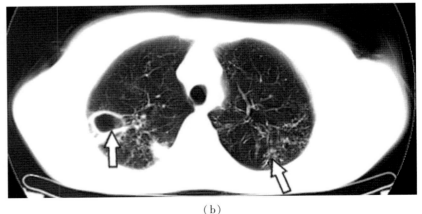

(a)　　　　　　　　　　　　　　　　　(b)

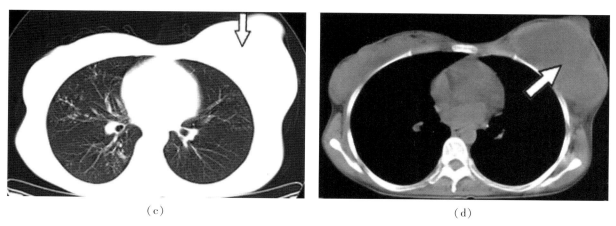

（c）　　　　　　　　　　　　　（d）

图 5-2-1

CT 定位像:左侧乳腺增大[图 5-2-1(a)]。CT 平扫:肺窗示双肺上叶斑片状及小结节影,部分呈树芽征,右肺上叶空洞形成,左侧乳腺体积增大[图 5-2-1(b)、(c)];纵隔窗示左侧乳腺囊性膨胀,密度不均,以液性低密度为主[图 5-2-1(d)]。

病例 2　左侧乳腺结核

女,21 岁,左侧胸壁包块 2 月。结核抗体(蛋白芯片):38 kDa(＋),LAM(＋)。行左侧乳腺病灶清除术。术中见脓腔,内含大量干酪样坏死物,手术病理诊断:肉芽肿性炎伴坏死,考虑结核。

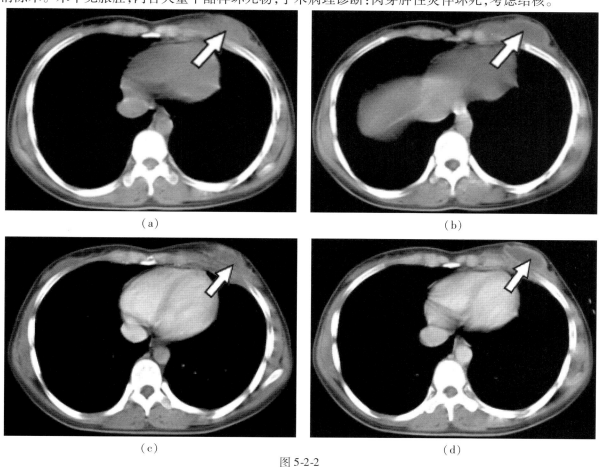

（a）　　　　　　　　　　　　　（b）

（c）　　　　　　　　　　　　　（d）

图 5-2-2

CT 平扫:纵隔窗示左侧乳腺体积增大,内见液性低密度区,外见光滑的脓肿壁[图 5-2-2(a)、(b)]。CT 增强扫描:左侧乳腺病变呈环形强化,病变中心无强化,邻近胸膜增厚[图 5-2-2(c)、(d)]。

病例 3　右侧乳腺结核

女,40 岁,双肺结核 5 年,右乳结核 3 年。抗痨治疗 18 月停药后复查。

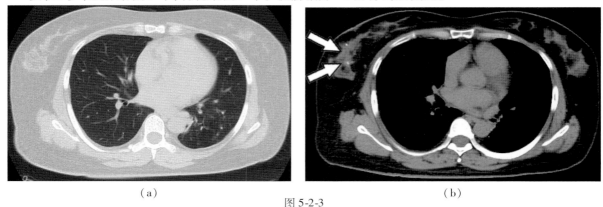

|（a）|（b）|

图 5-2-3

CT 平扫:肺窗示双肺少许斑点及条索影,边界清晰[图 5-2-3(a)];纵隔窗示右侧乳腺斑点状钙化灶,周围软组织密度均匀[图 5-2-3(b)]。

病例 4　左侧乳腺结核

女,27 岁,左侧乳腺多发包块 9 月。切开引流术后 6 月。包块活检病理提示:左侧乳腺结核。

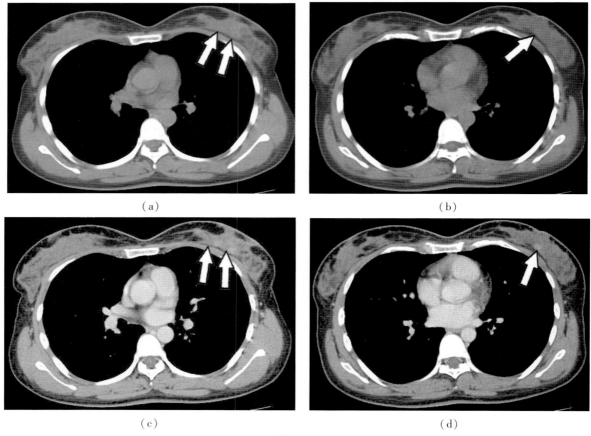

|（a）|（b）|
|（c）|（d）|

图 5-2-4

CT 平扫:纵隔窗示左侧乳腺结节状稍高密度影,边界不清[图 5-2-4(a)、(b)]。CT 增强扫描:左侧乳腺结节影均匀强化[图 5-2-4(c)、(d)]。

病例 5　左侧乳腺结核

女,43 岁,左侧乳腺包块、低热 1 月。结核抗体(金标法)(+);结核抗体(蛋白芯片):38 kDa(+),

LAM(+)。穿刺活检诊断:结核。

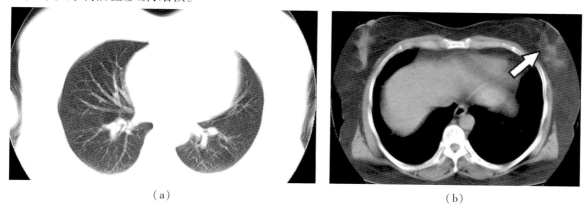

（a）

（b）

图 5-2-5

CT 平扫:肺窗示肺内未见实质性病灶[图 5-2-5(a)];纵隔窗可见左侧乳腺片絮状及结节状密度增高影,边界模糊[图5-2-5(b)]。

病例6　右副乳结核

女,38 岁,右胸部近腋窝处包块,胸痛 4 月。包块有压痛。血常规:WBC 11. 19 ×10⁹/L, NEUT 78. 50% ,结核抗体(金标法)(+)。抗炎等治疗症状无好转。并感包块增大、疼痛加重,予切开引流,活检病理提示:结核。

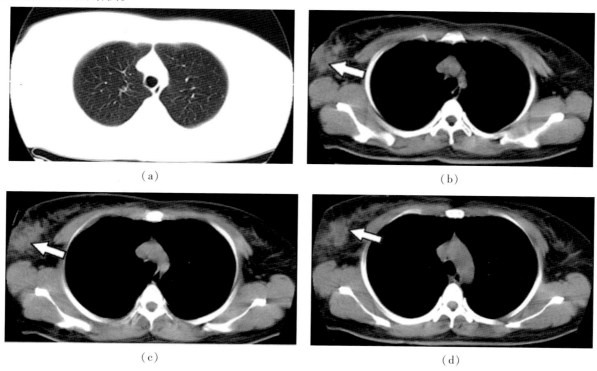

（a）

（b）

（c）

（d）

图 5-2-6

CT 平扫:肺窗示肺内未见明显病灶[图 5-2-6(a)];纵隔窗示右侧乳腺外侧见增多片状软组织密度影及乳腺腺体样密度影,边界模糊,内见少许脂肪组织[图 5-2-6(b)—(d)]。

鉴别诊断1　脓胸术后非结核分枝杆菌感染窦道成

女,43 岁,双侧假体隆乳术后,右侧乳房反复感染 2⁺年。右侧乳房反复感染伴多发脓肿,创面迁延不愈伴窦道形成。分泌物培养:非结核分枝杆菌(+),偶然分枝杆菌(+),浅黄分枝杆菌(+)。

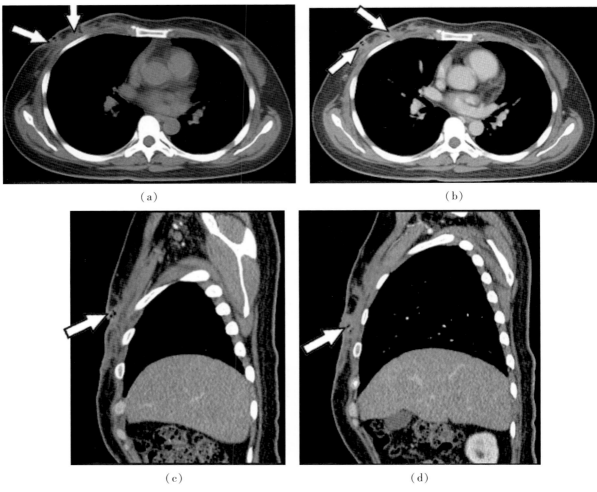

（a）　　　　　　　　　　　　　　　（b）

（c）　　　　　　　　　　　　　　　（d）

图 5-2-7

CT 平扫:纵隔窗示右侧胸壁软组织增厚,脂肪间隙模糊,乳腺局部缺损,内见气体密度影,形成"窦道"［图 5-2-7(a)］。CT 增强扫描:病变未见明显强化［图 5-2-7(b)—(d)］。

鉴别诊断 2　乳腺癌

女,47 岁,右侧乳腺包块 3 月。查体:右侧乳腺较左侧体积增大,扪及右侧乳房外上象限 9—12 点位置直径约 5 cm 包块,癌胚抗原升高,穿刺活检病理提示:右侧乳腺癌。

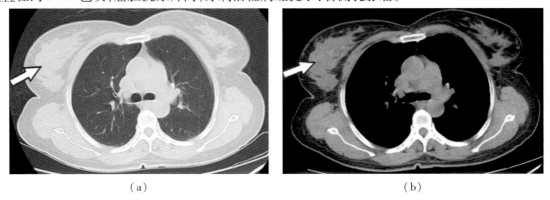

（a）　　　　　　　　　　　　　　　（b）

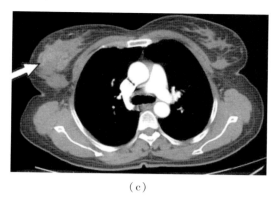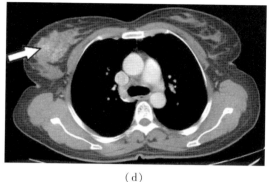

（c）　　　　　　　　　　　　　　　（d）

图 5-2-8

CT 平扫:肺窗示右侧乳腺体积增大[图 5-2-8(a)];纵隔窗示腺体内可见不规则肿块影,其内见较多钙化影,最大层面约4.0 cm×4.6 cm[图 5-2-8(b)]。CT 增强扫描:右侧乳腺腺体内病灶呈渐进性强化,CT 值增加 20~30 HU[图 5-2-8(c)、(d)]。

第三节　结核性心包炎

【概述】

结核性心包炎(Tuberculous Pericarditis,TBP)是由结核分枝杆菌侵及脏、壁层心包引起的炎症。结核性心包炎通常由气管、支气管周围及纵隔淋巴结结核直接蔓延而来,或者由原发性肺结核或胸膜结核、泌尿系结核、骨结核等血源性播散所致。结核性心包炎早期为纤维素性渗出,继以心包积液,随后心包肥厚,可转为亚急性期或慢性期,部分发展为心包缩窄。结核性心包炎的心包积液产生原因可能是对结核分枝杆菌蛋白的高敏反应。

【临床表现与实验室检查】

多为年轻人,男性多见,起病缓慢,常有发热、胸痛、心悸、咳嗽、呼吸困难、食欲减退、消瘦乏力及盗汗等。合并肺结核可有咳嗽及咯血。患者出现发热、心包积液,尤其是血性渗液应首先想到结核性心包炎,心包积液可发生在肺结核治疗过程中。在结核性心包炎发展为慢性缩窄性心包炎时,主要表现为颈静脉怒张、低血压及脉压小、腹部膨胀、腹水及水肿等。结核菌素皮肤试验:阳性(可表现为阴性)。在心包积液或心包活检标本中可找到抗酸杆菌即可确定诊断。由于活检部位的局限性,阴性心包活检不能排除结核性心包炎。

【影像学表现】

X 线表现　可分为渗出性心包炎和缩窄性心包炎两大类。结核性渗出性心包炎表现为心影增大,当积液达到300~500 mL 时,立位心影呈“烧瓶状”,仰卧位呈球形。1 000 mL 以上大量积液时,心界向两侧普遍扩大,上腔静脉增宽,双侧心缘的弧形消失。发生缩窄性心包炎时,X 线平片可见上腔静脉增宽、心缘平直、模糊或粘连、各弓境界不清或消失、左心房增大等征象。多数患者 X 线表现可见心包钙化。

CT 表现　可分为渗出性心包炎和缩窄性心包炎两大类。发生渗出性心包炎时出现心包内液体密度区及心包增厚、上腔静脉增宽、左右心房扩大及胸腔积液等异常征象,和(或)并发肺内、纵隔内的淋巴结结核病灶。发生缩窄性心包炎时表现为心包增厚,腹侧心包多见。可见增厚、钙化的脏层心包。心包钙化表现为斑点状、斑块状、片状或线状,分布于右心室腹侧面、膈面、左心缘多见。当心包缩窄程度进一步加重时,可见心室腔狭小、变形及室间隔扭曲。

【鉴别诊断】

结核性心包炎需与其他原因所致渗出性心包炎、其他原因引起的心脏扩大、非特异性心包炎等进行鉴别。

【病例展示】

病例 1　结核性心包炎

男,16 岁,反复发热、咳嗽 2 月,加重 5 天。心包穿刺液培养结核分枝杆菌(+)。

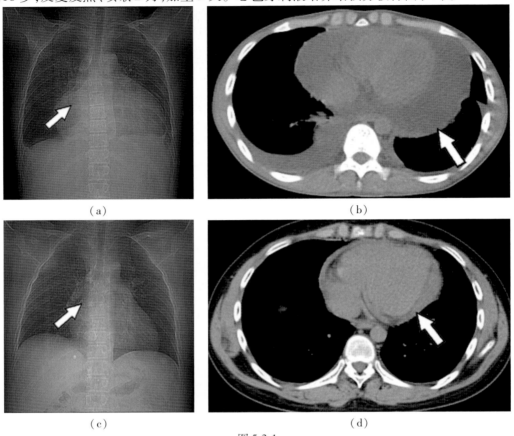

（a）　　　　（b）

（c）　　　　（d）

图 5-3-1

CT 定位像:心影增大,呈"烧瓶状",双侧肋膈角变钝[图 5-3-1(a)]。纵隔窗示心脏周围环形水样密度影,双侧胸腔积液[图 5-3-1(b)]。抗结核治疗 3 月复查:心影缩小,胸腔积液、心包积液减少[图 5-3-1(c)、(d)]。

病例 2　结核性心包炎

男,48 岁,腹痛 3 周,腰痛 2 周,双下肢瘫痪、神志恍惚 9 天。脑脊液 MTD 查见结核分枝杆菌。

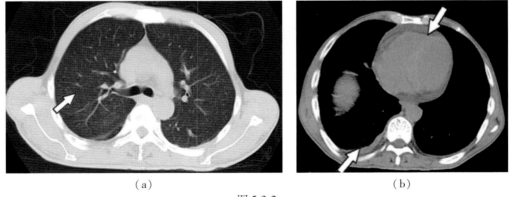

（a）　　　　（b）

图 5-3-2

CT 平扫:肺窗示双肺弥漫分布粟粒结节影[图 5-3-2(a)];纵隔窗示心包增厚,心脏周围弧形水样密度影,右侧胸腔少量积液[图5-3-2(b)]。

病例 3　结核性心包炎

男,65 岁,盗汗、乏力 5 天。痰培养结核分枝杆菌(+)。

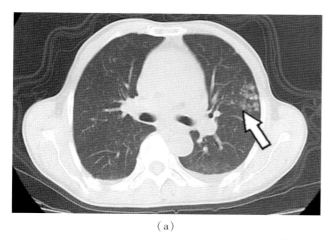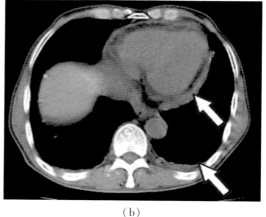

（a）　　　　　　　　　　　　（b）

图 5-3-3

CT 平扫:肺窗示右肺散在腺泡结节状密度增高影,左肺舌段可见成簇状分布结节、斑片状密度增高影,边界欠清[图 5-3-3(a)];纵隔窗示心包膜增厚,双侧胸腔少许液性密度影[图 5-3-3(b)]。

病例 4　缩窄性心包炎

女,72 岁,咳嗽,喘累、乏力 3 年。12 年前曾患结核性心包炎。

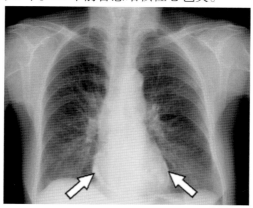

图 5-3-4

胸部 X 线平片:双肺纹理增多增粗模糊,心缘变直,主动脉结较小,心包周围可见蛋壳样钙化影(图 5-3-4)。

鉴别诊断 1　心衰所致心包积液

男,39 岁,受凉后咳嗽、心累、气促、双下肢水肿 1 月。高血压性心脏病 3 年。

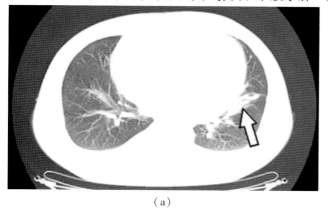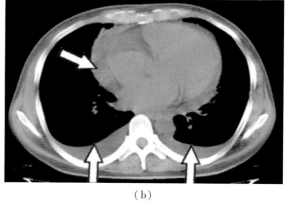

（a）　　　　　　　　　　　　（b）

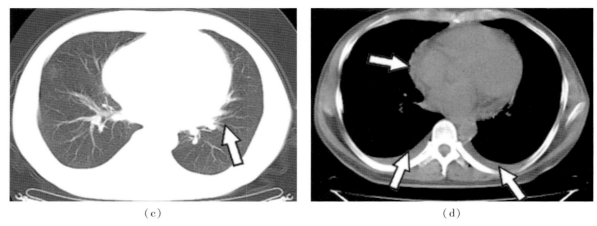

（c）　　　　　　　　　　　　　　　　　（d）

图 5-3-5

CT 平扫:肺窗示左侧斜裂、左肺下叶小叶间隔增厚[图 5-3-5(a)];纵隔窗示心包积液及双侧胸腔积液[图 5-3-5(b)]。强心利尿治疗 15 天复查:左侧斜裂、左肺下叶小叶间隔增厚减轻、心包积液吸收,双侧胸腔积液减少[图 5-3-5(c)、(d)]。

鉴别诊断 2　癌性心包炎

女,33 岁,反复咳嗽 6 年,加重伴喘累 4 天。肿瘤标志物检查:AFP 1.5 ng/mL,CEA 69.39 ng/mL,CA19-9 189.1 U/mL,CA125 1 617 U/mL,CA15-3 85.33 U/mL,CYFRA21-1 7.59 ng/mL。肺部穿刺活检病理提示:腺癌。

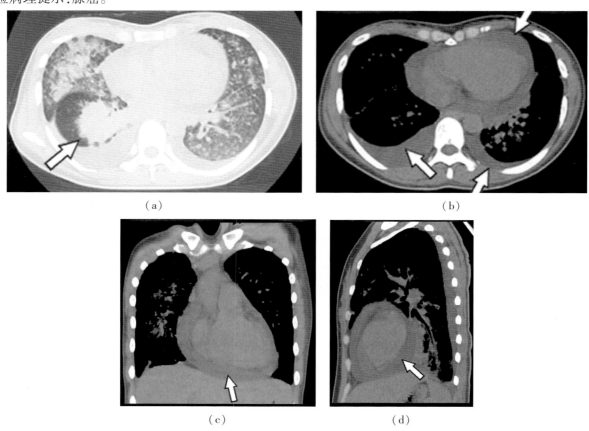

（a）　　　　　　　　　　　　　　　　　（b）

（c）　　　　　　　　　　　　　　　　　（d）

图 5-3-6

CT 平扫:肺窗示双肺支气管血管束增多增粗,右肺下叶团块影,可见分叶及毛刺,余肺内可见斑片、结节状影[图 5-3-6(a)];纵隔窗示心包及双侧胸腔积液[图 5-3-6(b)—(d)]。

鉴别诊断 3　肺吸虫病所致心包积液

男,21 岁,腹部包块 1 [+] 年,咳嗽、心慌 6 月。有生食虾蟹史。结核相关检查均阴性,肺吸虫血清抗体检测(+)。

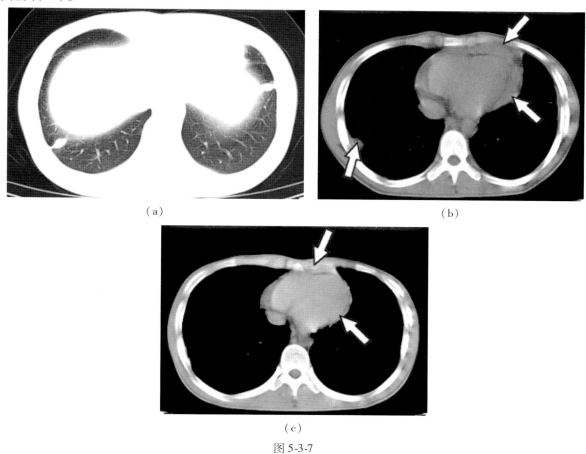

（a）　　　　　　　　　　　　　　　　（b）

（c）

图 5-3-7

CT 平扫:肺窗示双肺下叶结节影,邻近胸膜增厚、粘连[图 5-3-7(a)];纵隔窗示心包积液,右侧胸膜结节状增厚[图 5-3-7(b)]。肺吸虫治疗 3 月复查:心包积液及右侧胸膜结节吸收[图 5-3-7(c)]。

第六章
颅内结核

第一节　脑膜结核

【概述】

脑膜结核(meningeal tuberculosis)是指结核病灶累及脑膜,包括硬脑膜、软脑膜、基底池脑膜及室管膜等。病理改变包括结核性脑膜增厚(狭义的脑膜结核)、脑膜结核瘤、硬膜下(外)结核性脓肿等。脑膜结核常出现脑梗死、脑萎缩及脑积水等继发性改变。其感染途径有:①通过血液循环进入脑膜动脉种植于脑膜;②通过血行播散至脉络丛,破入脑室,累及室管膜系统;③全身粟粒型结核经血液循环直接播散至脑膜;④结核杆菌通过淋巴循环至脑膜。

【临床表现与实验室检查】

脑膜结核全身中毒表现明显,如不规则低热,伴乏力、纳差、盗汗等。多有脑膜刺激征如头痛、呕吐及颈项强直等。腰椎穿刺示脑脊液压力高,呈毛玻璃状,细胞及蛋白含量中度升高。脑脊液检查可查到结核分枝杆菌。

【影像学表现】

1. 脑膜增厚　基底池、侧裂池和软脑膜的增厚是脑膜炎性渗出和增殖导致的脑膜增厚反应,表现为基底池、脑裂和脑沟内的脑脊液信号被增厚的脑膜部分或者全部替代,表面欠光整,增强扫描后呈明显强化,均质或不均质强化,或者线样强化。软脑膜的增厚可以是薄线样,也可以是不均匀的增厚。脑膜增厚的邻近脑实质可出现炎性水肿,外侧裂脑膜的增厚常包绕大脑中动脉水平段,引起供血区域的继发性缺血以及梗死表现。基底池的病灶可造成脑脊液流动障碍,导致继发性脑积水。CT平扫表现为脑裂和脑沟的脑膜增厚;发生在基底池时表现为基底池脑膜的增厚,可以有点状钙化。增强扫描明显强化,延迟扫描强化效果最佳。对于软脑膜的增厚,延迟5 min扫描时,增厚的脑膜强化程度增加,而脑沟内的血管密度减低,从而能更好地确认软脑膜的增厚。室管膜的改变表现为室管膜的增厚,增强扫描明显强化,室管膜粘连时可见不同程度的脑室扩张及扭曲变形。

2. 脑膜结核瘤　脑膜结核瘤的分布特点:发生在基底池脑膜、室管膜和软脑膜的结核瘤可单发,但多发常见,且常成簇状分布。可表现为单纯结核瘤,但通常与增厚的脑膜在同一部位出现,且融合在一起。

　　脑膜结核瘤的CT表现为结核瘤直径较小时,表现为高于脑脊液与脑实质密度相仿的病灶,增强扫描可见明显强化的肉芽肿环和不强化的干酪样坏死中心。结核瘤直径较大时,强化前表现为呈低密度的干酪样坏死中心和等密度的肉芽肿环。结核瘤常与增厚的脑膜融合在一起,成簇分布;也可以单发。

　　3.硬膜下或硬膜外结核性脓肿　硬膜下脓肿表现为颅骨内板下新月形病灶,硬膜外脓肿则表现为颅骨内板下双凸透镜形态的病灶。CT表现为稍低密度或等密度;脓肿壁表现为等或略高密度。增强扫描时脓肿壁明显强化,脓腔则不强化。

【鉴别诊断】

脑膜结核需与隐球菌性脑膜炎、化脓性脑膜炎、病毒性脑膜炎、脑膜肿瘤等疾病进行鉴别。

【病例展示】

病例1　脑膜结核

男,18岁,发热、头痛4天。肺结核病史。脑压310 mmH$_2$O,脑脊液蛋白(+),脑脊液生化:GLU 1.8 mmol/L,CL 101.4 mmol/L。脑脊液检查提示:脑膜结核。

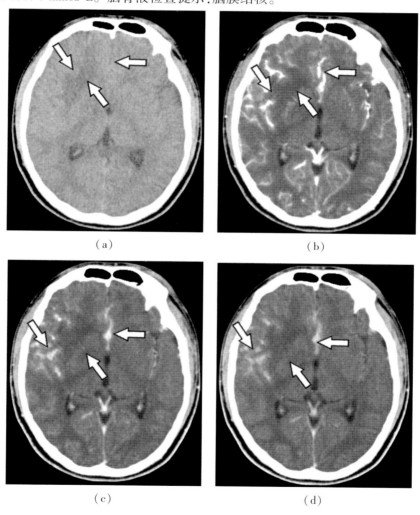

(a)　　　　　　　　　　(b)

(c)　　　　　　　　　　(d)

图6-1-1

CT平扫:右侧额颞叶及岛叶片状低密度影,邻近颞叶脑沟模糊不清[图6-1-1(a)]。CT增强扫描:右侧额颞叶及岛叶片状低密度影未见强化,相应脑沟、侧裂池及前纵裂池见结节状及条状强化[图6-1-1(b)—(d)分别为动脉期、静脉期、延迟期]。

病例 2　脑膜结核

男,44 岁,反复咳嗽、头痛 2 月,加重 10 天。肺结核病史。脑脊液蛋白(+),脑脊液生化:GLU 2.2 mmol/L,CL 112.3 mmol/L。脑脊液检查提示:脑膜结核。

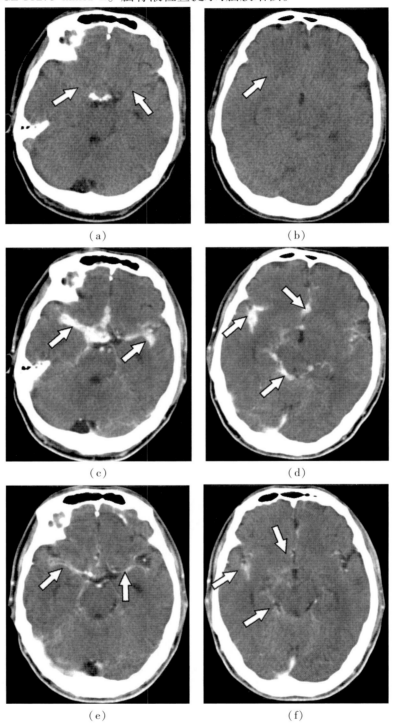

(a)　　　　　　　　　　(b)

(c)　　　　　　　　　　(d)

(e)　　　　　　　　　　(f)

图 6-1-2

CT 平扫:基底池变窄,结构模糊,密度增高[图 6-1-2(a)、(b)]。CT 增强扫描:基底池、侧裂池及部分脑沟呈均匀性铸形强化及条状强化,基底池周围血管模糊不清[图 6-1-2(c)、(d)]。抗结核治疗 1 月复查:脑膜强化明显减轻,基底池周围血管显示清晰[图 6-1-2(e)、(f)]。

病例3　脑膜结核

男,18 岁,发热、头痛 4 天。脑压 310 mmH₂O,脑脊液蛋白(+),脑脊液生化:GLU 1.8 mmol/L,CL 101.4 mmol/L。脑脊液检查提示:脑膜结核。

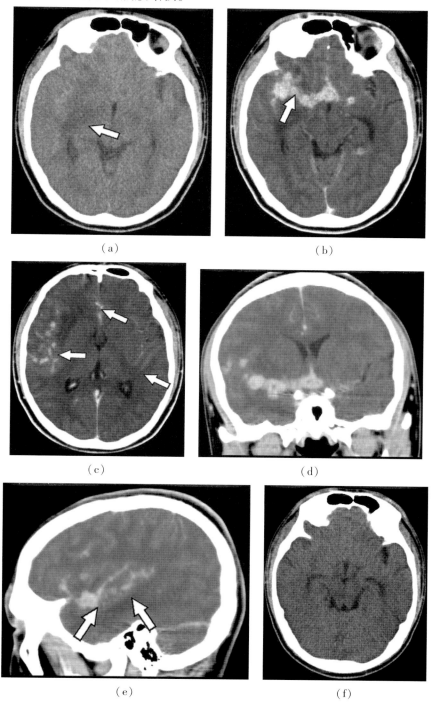

(a)　　　　　　　　　　　　　　　(b)

(c)　　　　　　　　　　　　　　　(d)

(e)　　　　　　　　　　　　　　　(f)

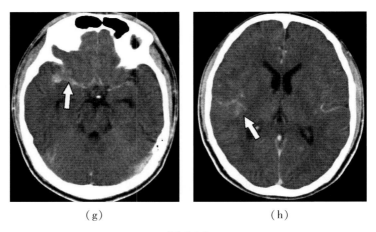

（g） （h）

图 6-1-3

CT 平扫:基底池变窄,结构模糊,脑沟变浅,右侧颞叶片状低密度影[图 6-1-3(a)]。CT 增强扫描:基底池及右侧颞叶脑沟内脑膜强化明显,部分呈结节状及环形强化[图 6-1-3(b)—(e)]。抗结核治疗 2 月复查:脑沟显示较清楚,右侧颞叶低密度水肿区范围缩小,脑膜强化减轻[图 6-1-3(f)—(h)]。

病例 4　脑膜结核

女,14 岁,发热伴头昏、头痛 3 月。脑脊液检查提示:脑膜结核。

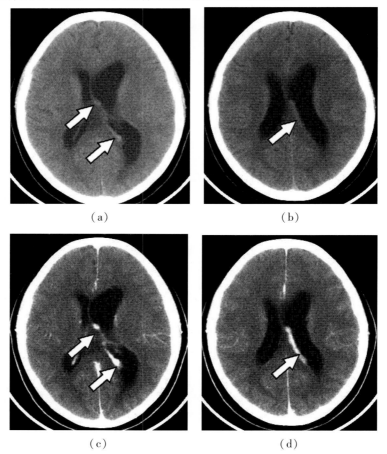

（a） （b）

（c） （d）

图 6-1-4

CT 平扫:双侧侧脑室扩张,其内可见结节状及条状密度增高影,以左侧为著;中线结构右移,双侧脑沟变浅[图 6-1-(a)、(b)]。CT 增强扫描:双侧侧脑室可见结节状及条状强化[图 6-1-4(c)、(d)]。

病例5 脑膜结核

男,35岁,肺结核2月,发热、头痛、乏力10天。脑脊液检查提示:脑膜结核。

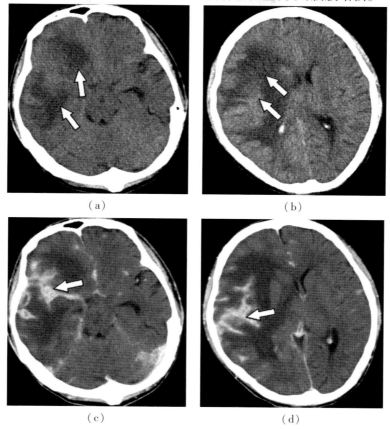

（a） （b）

（c） （d）

图 6-1-5

CT平扫:右侧额叶、顶叶、颞叶片状低密度影,邻近脑沟、脑裂消失,基底池结构不清;右侧侧脑室受压、变窄,中线结构左移[图6-1-5(a)、(b)]。CT增强扫描:基底池脑膜及右侧额叶、顶叶、颞叶脑膜明显强化,低密度区未见强化[图6-1-5(c)、(d)]。

病例6 脑膜结核

男,18岁,咳嗽、发热盗汗、伴头痛1月,意识模糊1天。痰结核分枝杆菌(+)。脑脊液蛋白定性(+),细胞计数2×10^{7}/L,脑脊液生化:GLU 1.81 mmol/L,CL 106.3 mmol/L。脑脊液检查提示:脑膜结核。

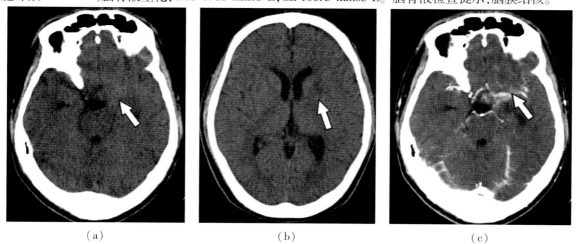

（a） （b） （c）

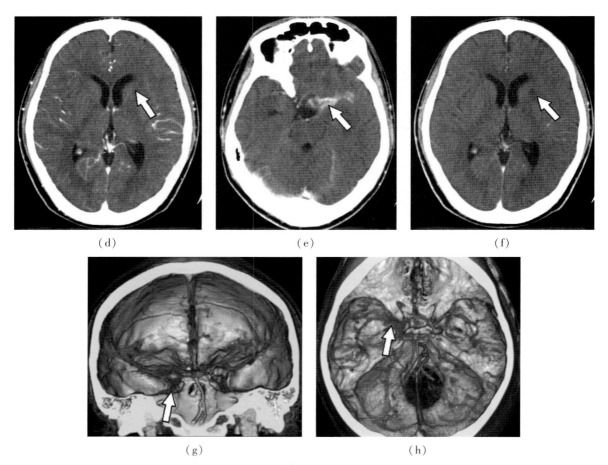

（d）　　　　　　　　　（e）　　　　　　　　　（f）

（g）　　　　　　　　　　　　　　（h）

图 6-1-6

CT 平扫:左侧外侧裂池消失,左侧基底节区斑片状低密度影,边界不清[图 6-1-6(a)、(b)]。CT 增强扫描:左侧大脑中动脉增粗模糊,左侧基底节区斑片状无强化[图 6-1-6(c)、(d)动脉期,图 6-1-6(e)、(f)静脉期]。CTA:左侧大脑中动脉模糊不清[图 6-1-6(g)、(h)]。

病例 7　脑膜结核

女,24 岁,腹痛、头痛、发热、咳嗽、盗汗、消瘦 2$^+$月。肺结核、肠结核病史。脑脊液检查提示:结核。

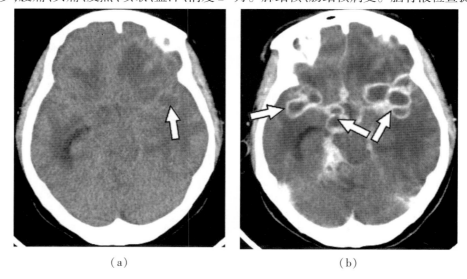

（a）　　　　　　　　　　　　　　（b）

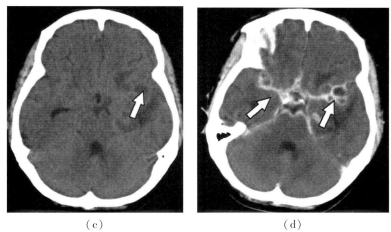

（c）　　　　　　　　　　（d）

图 6-1-7

CT 平扫：双侧额叶、颞叶片状、类圆形低密度影，基底池模糊，结构不清［图 6-1-7（a）］。CT 增强扫描：基底池脑膜增厚、模糊，呈斑片状、环状、花环状强化［图 6-1-7（b）］。抗结核 2 月复查：病灶范围明显缩小［图 6-1-7（c）、（d）］。

鉴别诊断 1　细菌性脑膜炎

男，32 岁，发热、头痛、咳嗽、嗜睡 10 天。脑脊液培养：麻疹孪生球菌生长。

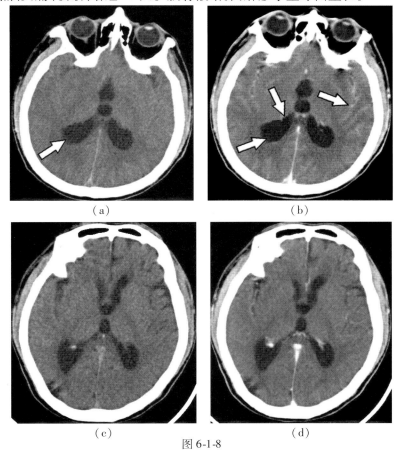

（a）　　　　　　　　　　（b）

（c）　　　　　　　　　　（d）

图 6-1-8

双侧侧脑室扩张，侧脑室及脑裂内脑膜轻度强化［图 6-1-8（a）、（b）］。抗炎治疗 15 天复查：脑积水及脑膜强化明显减轻［图 6-1-8（c）、（d）］。

鉴别诊断 2　隐球菌脑膜炎

男，42 岁，头晕、头痛 7 天。HIV（＋）。CD_4 5 个/μL，脑脊液涂片墨汁液染色（＋），检查提示：新型隐球菌感染。

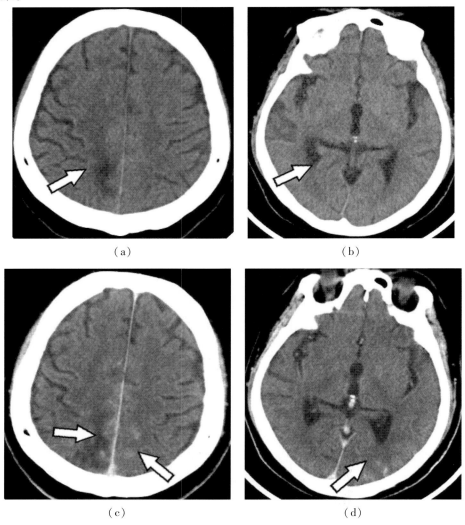

（a）　　　　　　　　　　　　（b）

（c）　　　　　　　　　　　　（d）

图 6-1-9

CT 平扫：右侧顶叶斑片状低密度影，脑室系统扩张，脑沟脑裂增宽［图 6-1-9（a）、（b）］。CT 增强扫描：双侧顶叶、枕叶及部分脑沟斑片状及点状、条状强化［图 6-1-9（c）、（d）］。

第二节　脑实质结核

脑实质结核包括结核结节与结核瘤、结核性脑炎和结核性脑脓肿等。

一、结核结节与结核瘤

【概述】

结核结节与结核瘤是结核杆菌经血行播散至脑膜后或脑实质内形成的一种慢性肉芽肿样占位性病变，可发生于颅内任何部位。脑膜上的结核瘤多由脑膜上的结核结节扩大而成。脑实质内小儿患者多见于幕下小脑半球。成人则多见于幕上额、顶叶，多位于脑表层，少数位于脑深部。多发者可同时汇集于脑膜上及脑实质内，有时可成堆局限在脑表面。

小于 5 mm 的颅内结核瘤常称为结核结节。结核结节是在细胞免疫的基础上形成的,是由类上皮细胞、朗汉斯多核巨细胞,加上外周局部集聚的淋巴细胞和少量反应性增生的成纤维细胞构成的特异性肉芽肿。典型的结核结节中央常有干酪样坏死。大于 5 mm 的结核结节称为结核瘤。颅内结核瘤由许多结核结节组成,直径多为 5~20 mm,表面呈结节状,瘤体呈灰黄色,一般有纤维组织包膜,质地较硬,与周围脑组织有明显分界,周围脑组织有水肿和星形细胞增生,血供少。瘤体中心为干酪样坏死物,周围环绕胶质组织、上皮样细胞、多核巨细胞和单核炎症细胞组成的包膜,坏死中心和整个包膜中可检测到结核杆菌。

【临床表现与实验室检查】

大多数患者发病缓慢,最初多为不规则低热,伴乏力、纳差、盗汗等全身中毒症状,部分患者可无神经系统症状,进展期可出现脑膜刺激症状,如头痛、呕吐及颈项强直等。严重损害者可伴有不同程度的意识障碍。细菌学检查可用直接涂片或薄膜法找结核分枝杆菌,或培养结核分枝杆菌生长。

【影像学表现】

X 线表现　头颅平片多无阳性发现。

CT 表现　结核结节与结核瘤虽然病理基础一样,即中心为干酪样坏死,周围为肉芽肿包绕(在病理学上,直径超过 5 mm 的结核结节称为结核瘤,结核瘤为多个结核结节的融合),但由于大小的差异,肉芽肿与干酪样坏死面积的差异在影像学上的表现不尽相同。结核瘤根据不同病期可表现为高密度、等密度、低密度病变,结节内少见钙化。典型结核瘤周边密度较高,中央密度较低。病灶边缘可清晰或模糊。脑实质结核瘤常在脑的表浅部位,在脑的深部较少,脑实质结核瘤多与脑膜增厚同时存在,而且常常成簇发生,CT 平扫可为等密度或低密度,增强时呈典型厚壁环状或结节状强化,即表现为多个环状强化结节灶融合在一起。多呈类圆形结节状影,亦有盘状或不规则团块状。周围可有不同程度的水肿,产生少量占位效应。增强扫描病灶均有不同程度的强化,肉芽肿呈等密度均匀强化,较小病灶或融合病灶呈小结节或斑片状强化,结核瘤呈厚壁样明显强化,多规整。典型病变周围呈环形强化,中央密度较低区不强化,有时伴中心结节状钙化,即形成典型的"靶样征"。部分病灶广泛分布,表现为平扫示脑实质内多发小的等密度或低密度结节影,弥漫分布于脑实质内,如果无灶周水肿,多不容易发现。增强扫描尤其是延迟数分钟后扫描,结节有强化。

【鉴别诊断】

结核结节与结核瘤(单或多发)需与脑转移瘤、胶质瘤、脑寄生虫病等疾病进行鉴别。

【病例展示】

病例 1　结核结节与结核瘤

男,20 岁,反复咳嗽 1$^+$ 年,间断抽搐 2 月。双肺继发性肺结核及胸椎结核伴冷脓肿形成 1 年。

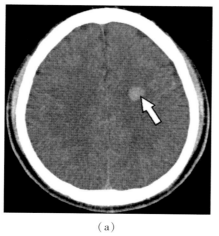 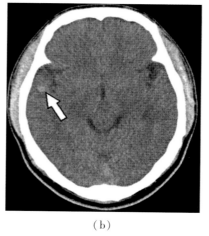

（a）　　　　　　　　　　　　　　　（b）

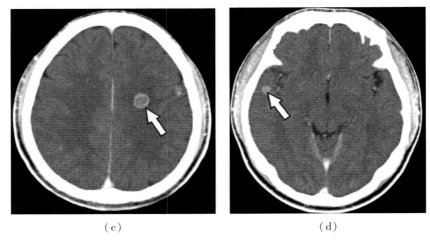

<table>
<tr><td>（c）</td><td>（d）</td></tr>
</table>

图 6-2-1

CT 平扫:左侧半卵圆中心及右侧颞叶见结节状高密度影,边界清晰[图 6-2-1(a)、(b)]。CT 增强扫描:结节影呈环形强化[图 6-2-1(c)、(d)]。

病例 2　结核结节与结核瘤

女,27 岁,头痛、发热、咳嗽 10 天。双肺粟粒型肺结核。腰穿测脑压 230 mmH$_2$O,脑脊液生化:LDH 22 U/L,ADA 1 U/L,GLU 1.72 mmol/L,TP 319 mg/L,CL 113.7 mmol/L。

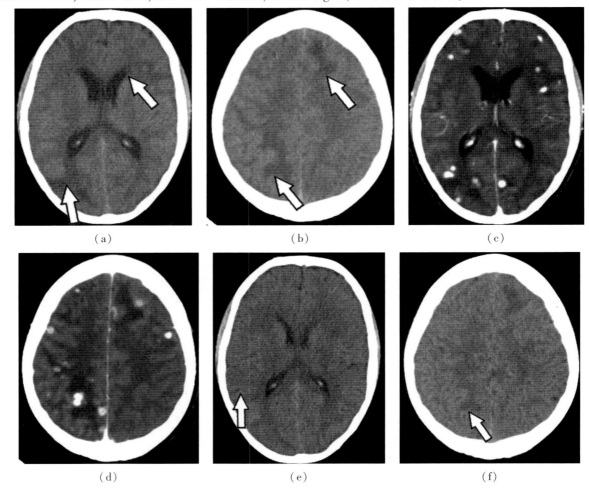

<table>
<tr><td>（a）</td><td>（b）</td><td>（c）</td></tr>
<tr><td>（d）</td><td>（e）</td><td>（f）</td></tr>
</table>

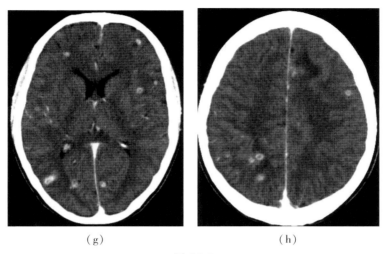

（g）　　　　　　　　　　　（h）

图 6-2-2

CT 平扫:双侧额叶、顶叶见结节状稍高密度影及片状低密度影［图 6-2-2（a）、（b）］。CT 增强扫描:可见多发均匀强化结节影,低密度片状影未见强化［图 6-2-2（c）、（d）］。抗结核治疗 1 月复查:病灶范围缩小,数量减少［图 6-2-2（e）—（h）］。

病例 3　结核结节与结核瘤

女,22 岁,咳嗽伴头痛、头昏 3 月。痰培养结核分枝杆菌（ + ）,脑脊液检查提示:结核。

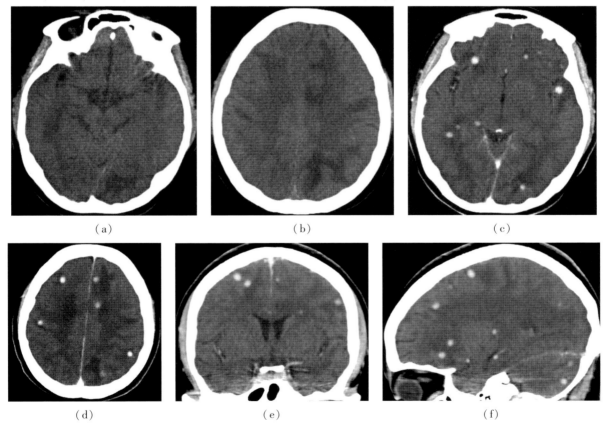

（a）　　　　　　　　　（b）　　　　　　　　　（c）

（d）　　　　　　　　　（e）　　　　　　　　　（f）

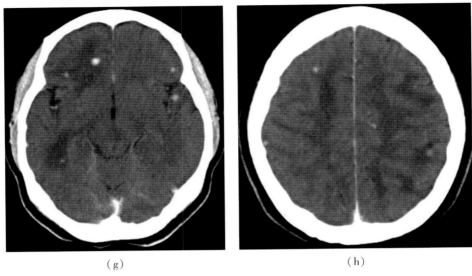

（g）　　　　　　　　　　　　　（h）

图 6-2-3

CT 平扫:双侧额叶、顶叶、颞叶见斑片状及片状低密度影[图 6-2-3(a)、(b)]。CT 增强扫描:可见多发均匀强化结节影,低密度影未见强化[图 6-2-3(c)—(f)]。抗结核治疗 2 月复查:颅内病灶明显吸收[图 6-2-3(g)、(h)]。

二、结核性脑炎

【概述】

结核性脑炎(tuberculous encephalopathy)患者以婴儿及儿童较为多见。结核分枝杆菌引起的炎症病变从脑膜蔓延到脑实质,引起脑实质充血、水肿。其病理基础是白质内的炎性反应性水肿和脱髓鞘改变。有时可出现脑实质出血,常表现为点状,少数表现为弥漫性或大片状出血。

【临床表现与实验室检查】

临床表现为抽搐、昏迷,无脑膜刺激征及局灶性体征。全身表现可为不规则低热,伴乏力、纳差、盗汗等,可有畏光、易激动、便秘、小便潴留。若合并身体其他部位结核灶可有其各自相应症状。若为急性血行播散性结核病可表现弛张热或消耗热型。细菌学检查可用直接涂片或薄膜法找细菌,或培养结核菌生长,为颅内结核的重要诊断依据。但一般不易从脑脊液中找到结核菌,阳性率不高。

【影像学表现】

X 线表现　头颅平片多无阳性发现。

CT 表现　结核性脑炎常表现为脑回肿胀,脑沟变浅,CT 平扫时病灶周围可见大片指压样水肿带,增强未见明显强化。伴脑实质内出血时可在脑实质内见斑点状或片状高密度灶。

【鉴别诊断】

结核性脑炎需与脑部肿瘤、脑梗死、其他原因所致脑炎等疾病进行鉴别。

【病例展示】

病例 1　结核性脑炎

女,19 岁,咳嗽、乏力、盗汗、发热、消瘦 1 月。脑脊液生化提示:结核。

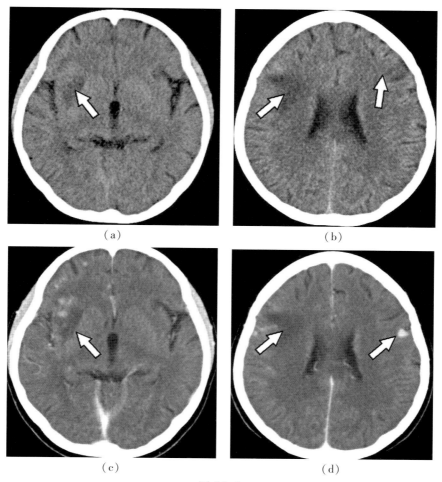

（a）　　　　　　　　　　（b）

（c）　　　　　　　　　　（d）

图 6-2-4

CT 平扫：双侧额叶、顶叶及右侧外囊区见片状低密度影［图 6-2-4（a）、（b）］。CT 增强扫描：低密度影未见强化，邻近部分小结节强化［图 6-2-4（c）、（d）］。

病例 2　结核性脑炎

男，35 岁，发热、头痛、乏力 10 天。肺结核病史 2 月。脑脊液检查提示：结核。

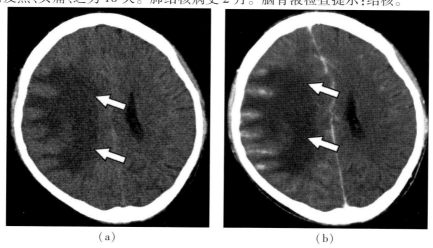

（a）　　　　　　　　　　（b）

图 6-2-5

CT 平扫：右侧额叶、顶叶及半卵圆中心见"手掌状"低密度影，相应脑沟变浅，右侧脑室显示不清，中心结构左移［图 6-2-5（a）］。CT 增强扫描：低密度影未见强化，脑膜明显强化［图 6-2-5（b）］。

三、结核性脑脓肿

【概述】

结核性脑脓肿(tuberculous brain abscess)少见,多由颅内结核瘤发展而来。当结核瘤扩大时,干酪样结核球中心液化坏死,周边围以结核性肉芽组织,形成结核性脓肿。结核性脓肿壁缺乏结核瘤的巨细胞上皮样肉芽肿反应,常为多灶性及多房性。组织病理诊断标准:镜下有化脓的证据,并有脓肿壁,分离到结核菌。与结核瘤相比,脓肿较大,进展较快,脓肿周围水肿及占位效应明显。大体病理与化脓性脓肿相仿,周边多为结核性肉芽组织。

【临床表现与实验室检查】

多数患者表现为一般结核中毒的症状,多为不规则低热,伴乏力、纳差、盗汗等,合并身体其他部位结核可表现为相应症状。进展期出现脑膜刺激症状,如头痛、呕吐及颈项强直等。结核脓肿与一般颅内占位表现相似,可有颅压增高及局灶性定位体征。幕上病变可出现头痛、癫痫、偏瘫、失语、感觉异常。幕下病变可出现颅内高压和小脑功能失调的症状。脑脊液常规检查外观呈毛玻璃样,蛋白含量增高、糖和氯化物降低,细胞数多为 $1 \times 10^7 \sim 1 \times 10^9/L$。一般不易从脑脊液中找到结核菌,脑脊液检查结核分枝杆菌阳性可确诊结核性脑脓肿。

【影像学表现】

X 线表现　头颅平片检查可见钙化,但发现率不高。

CT 表现　结核性脑脓肿 CT 表现为平扫显示单发或多发的低密度区,边缘模糊,以幕上多见。增强扫描单发者见圆形、类圆形强化环,多发者呈双环或三环相连,环壁厚薄基本均匀,厚 1 ~ 3 mm,内部密度较低、无强化,周围见不规则低密度水肿带。

【鉴别诊断】

结核性脑脓肿需与胶质瘤、转移瘤、寄生虫(主要是脑囊虫)病、化脓性脑脓肿等疾病进行鉴别。

【病例展示】

病例 1　结核性脑脓肿

女,19 岁,咳嗽、发热、乏力 2 个月,气促、头痛 2 周。痰培养结核分枝杆菌(+),腰穿脑脊液压力为 250 mmH$_2$O,脑脊液生化:GLU 1.34 mmol/L,TP 731 mg/L,CL 116 mmol/L。

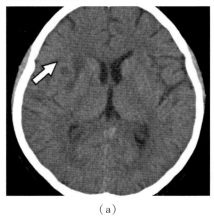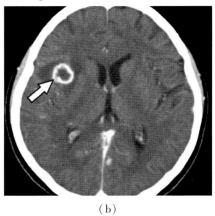

(a)　　　　　　　　　　　　　(b)

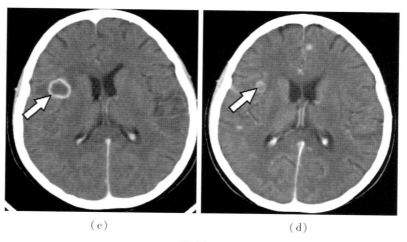

（c）　　　　　　　　　　　　（d）

图 6-2-6

CT 平扫:右侧额叶、颞叶可见环形、片状低密度影[图6-2-6(a)]。CT 增强扫描:右侧额叶、颞叶可见环形强化,余脑实质内少许斑点状强化[图6-2-6(b)]。抗结核1月、3月复查:可见右颞叶脓肿壁逐渐变薄、缩小,周围水肿减轻[图6-2-6(c)、(d)]。

病例2　结核性脑脓肿

女,15 岁,头痛、发热、咳嗽 20 天。双肺结核。痰培养结核分枝杆菌(+)。腰穿测脑压为220 mmH₂O,脑脊液生化: GLU 1.83 mmol/L,TP 334 mg/L,CL 108.3 mmol/L。

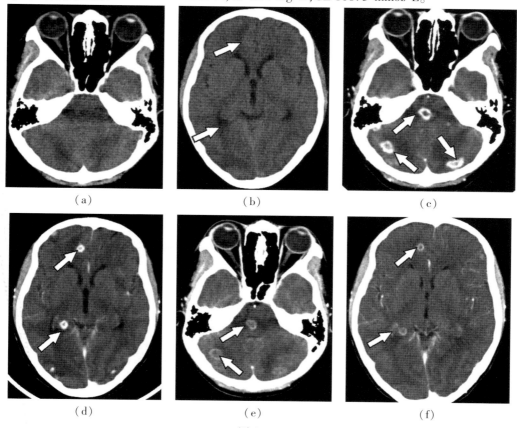

（a）　　　　　　　　　　（b）　　　　　　　　　　（c）

（d）　　　　　　　　　　（e）　　　　　　　　　　（f）

图 6-2-7

CT 平扫:右侧额叶、枕叶及脑干、小脑可见斑片状低密度影[图6-2-7(a)、(b)]。CT 增强扫描:可见脑实质内多发环形强化及结节状强化,低密度区无强化[图6-2-7(c)、(d)]。抗结核治疗2月复查:脑实质内脓肿壁变薄、结节影强化程度减轻,部分小结节完全吸收[图6-2-7(e)、(f)]。

鉴别诊断 1　转移瘤

男, 45 岁, 咳嗽、咯痰 3 月, 头昏伴恶心、呕吐 1⁺月。胸水为血性, 查见腺癌细胞。

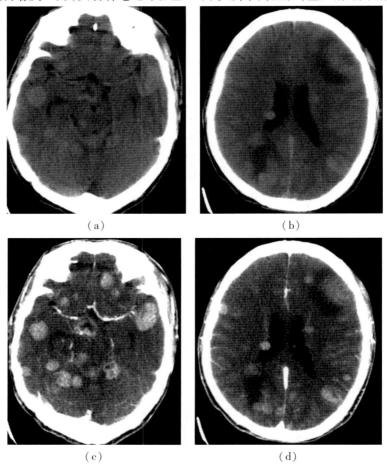

（a）　　　　　　　　　　　　　　（b）

（c）　　　　　　　　　　　　　　（d）

图 6-2-8

CT 平扫:双侧大脑半球、小脑及基底池、右侧脑室见多发结节影,大小不一,密度均匀,部分周围见低密度影[图 6-2-8(a)、(b)]。CT 增强扫描:可见结节影均匀强化,部分结节影呈不规则环形强化,低密度影未见强化[图 6-2-8(c)、(d)]。

鉴别诊断 2　转移瘤

男, 33 岁, 咳嗽、咯痰 5 月, 头昏伴恶心、呕吐 1⁺月。右肺鳞癌 2 月。

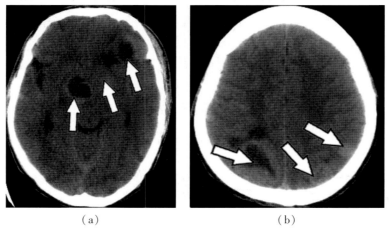

（a）　　　　　　　　　　　　　　（b）

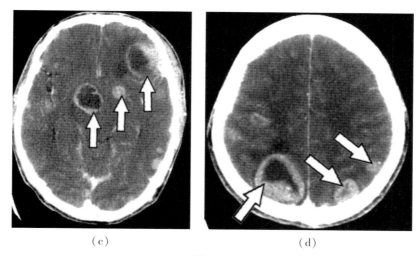

（c）　　　　　　　　　（d）

图 6-2-9

CT 平扫:脑实质散在多个不规则空洞及结节影,部分病灶周围水肿[图 6-2-9(a)、(b)]。CT 增强扫描:呈不规则边缘强化及结节状强化,部分见壁结节[图 6-2-9(c)、(d)]。

鉴别诊断 3　脑梗死

女,65 岁,左侧肢体乏力、意识障碍 3 天。

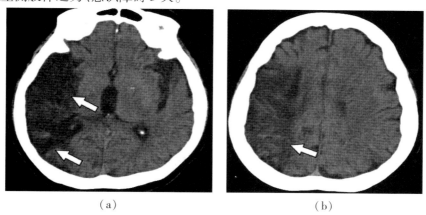

（a）　　　　　　　　　（b）

图 6-2-10

CT 平扫:右侧颞叶、顶叶可见大片状低密度区,边界不清,密度不均(图 6-2-10)。

鉴别诊断 4　弓形虫脑炎

男,26 岁,发热、头痛 15 天。HIV(＋)3 月,弓形虫抗体 IgM(＋)。

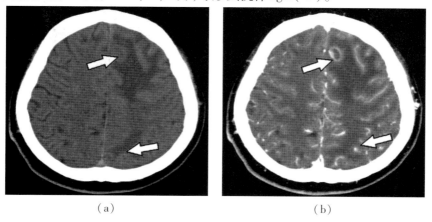

（a）　　　　　　　　　（b）

151

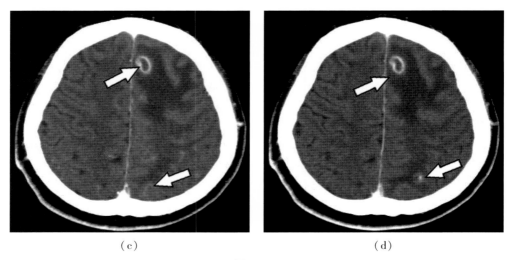

（c）　　　　　　　　　　　　　　（d）

图 6-2-11

CT 平扫:左侧额叶、顶叶见结节状稍高密度影,周围可见片状低密度区[图 6-2-11(a)]。CT 增强扫描:可见环形强化,可见环内小结节状突起,片状低密度区未见强化[图 6-2-11(b)—(d)]。

第三节　混合型颅内结核

脑膜结核和脑实质结核影像学表现在同一例患者中出现,命名为混合型颅内结核。影像表现有时可能有所侧重,或以脑膜病灶为主,或以脑实质病灶为主。

【病例展示】

病例 1　混合型颅内结核

男,35 岁,发热、头痛、乏力 10 天,肺结核 2 月。脑脊液检查提示:脑膜结核。

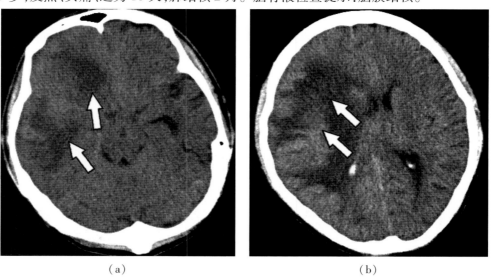

（a）　　　　　　　　　　　　　　（b）

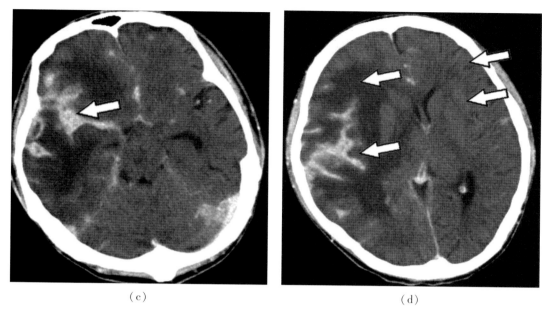

（c）　　　　　　　　　　　　（d）

图 6-3-1

CT 平扫：右侧额叶、顶叶、颞叶片状稍高密度影，周围见片状、手掌状低密度区，邻近脑沟、脑裂模糊；右侧侧脑室受压、变窄，中线向左移位［图 6-3-1（a）、（b）］。CT 增强扫描：基底池脑膜及右侧额叶、顶叶、颞叶结节状强化，相应脑膜片状及条状强化，低密度区未见强化［图 6-3-1（c）、（d）］。

病例 2　混合型颅内结核

女，22 岁，咳嗽伴头痛、头昏 3 月。痰培养结核分枝杆菌（＋），脑脊液检查提示：结核。

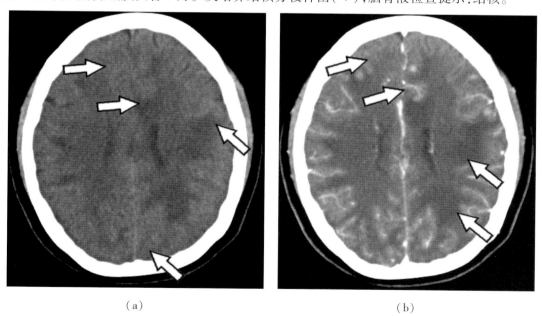

（a）　　　　　　　　　　　　（b）

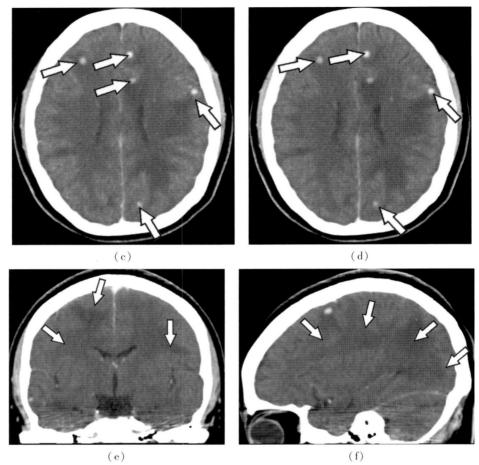

（c）　　　　　　　　　　　　　　　（d）

（e）　　　　　　　　　　　　　　　（f）

图 6-3-2

CT 平扫：双侧额叶、顶叶片状低密度影［图 6-3-2（a）］。CT 增强扫描：平扫低密度区未见强化，相应脑膜增厚，余脑实质可见散在多量结节状强化［图 6-3-2（b）—（f）］。

病例 3　混合型颅内结核

男，28 岁，反复头痛、呕吐 1⁺月，加重伴咳嗽、发热 15 天。肺结核病史。脑脊液压力 270 mmH₂O，常规为无色、透明、无凝块，潘氏试验（＋），细胞数 1.7 × 10⁸/L；脑脊液生化：GLU 1.73 mmol/L，TP 1274 mg/L，CL 101.3 mmol/L。

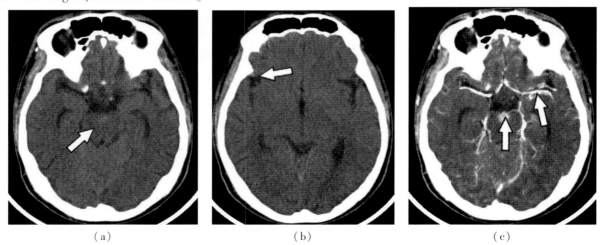

（a）　　　　　　　　　　　（b）　　　　　　　　　　　（c）

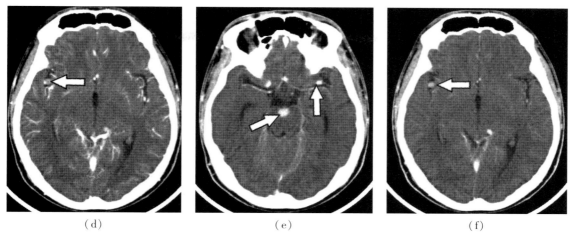

（d）　　　　　　　　　（e）　　　　　　　　　（f）

图 6-3-3

CT 平扫:中脑见小斑片状稍高密度影,邻近左侧基底池密度增高,右侧外侧裂池内见结节状稍高密度影[图 6-3-3（a）、(b)]。CT 增强扫描:小脑幕及基底池脑膜稍增厚模糊,中脑、外侧裂池结节影均匀强化[图 6-3-3(c)—(f)]。

病例 4　混合型颅内结核

男,34 岁,咳嗽、咯痰 1 年,头痛 9 月,再发 1 天。血行播散性肺结核病史。脑脊液生化:GLU 0.46 mmol/L,TP 1 187 mg/L,CL 110.8 mmol/L。

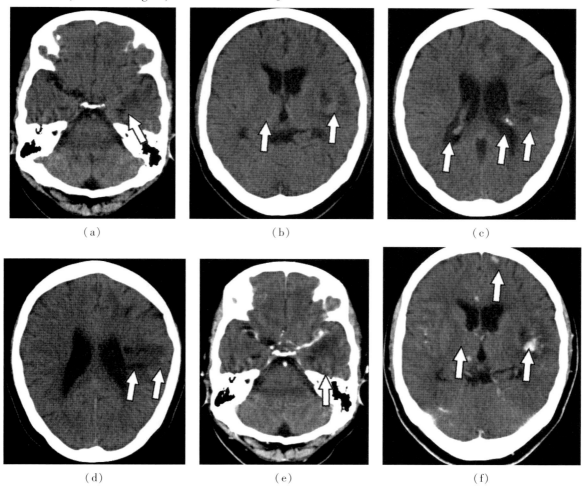

（a）　　　　　　　　　（b）　　　　　　　　　（c）

（d）　　　　　　　　　（e）　　　　　　　　　（f）

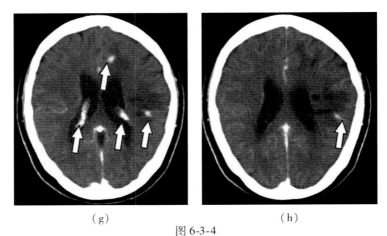

（g）　　　　　　　　　　　　　（h）

图 6-3-4

CT 平扫：左侧侧裂池密度增高，见沿大脑中动脉走行的条状高密度影，向上延伸至左颞顶叶脑沟。左额叶、颞叶、顶叶及右侧丘脑见斑片状及小结节状稍高密度影，左侧基底节区及侧脑室旁见片状低密度影，双侧侧脑室内见条状高密度影［图 6-3-4（a）—（d）］。CT 增强扫描：左顶叶及右侧丘脑、双侧侧脑室及颞顶叶脑沟内见条状及结节状强化灶，室管膜明显强化，基底节及侧脑室周围的低密度灶无强化［图 6-3-4（e）—（h）］。

鉴别诊断 1　神经梅毒

男，37 岁，反复左侧上肢体活动受限，反应迟钝，再发 2 天。HIV（＋），脑脊液梅毒 TPPA（＋），RPR（＋）。

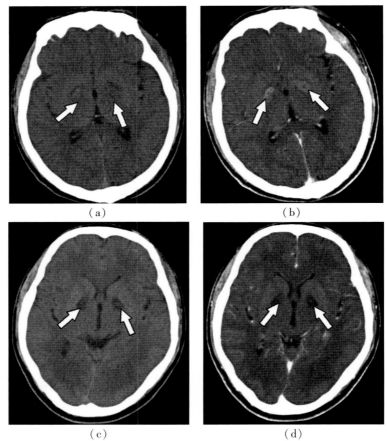

（a）　　　　　　　　　　　　　（b）

（c）　　　　　　　　　　　　　（d）

图 6-3-5

CT 平扫：双侧基底节区混杂密度影，周围少许低密度区［图 6-3-5（a）］。CT 增强扫描：双侧基底节区病灶呈不均匀及环形强化［图 6-3-5（b）］。驱梅治疗 2 月复查：双侧基底节区以软化灶为主，增强扫描未见明显强化［图 6-3-5（c）、（d）］。

鉴别诊断 2　弓形虫脑炎

男,29 岁,间断发热 1 $^+$ 月,咳嗽、喘累 10 天。HIV(+)。弓形虫抗体 IgM(+)。

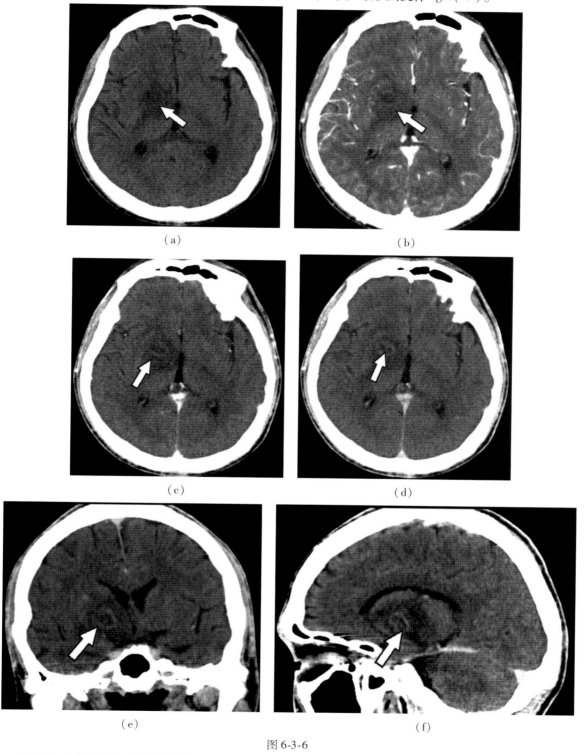

（a）　　　　　　　　　　　　（b）

（c）　　　　　　　　　　　　（d）

（e）　　　　　　　　　　　　（f）

图 6-3-6

CT 平扫:右侧基底节区见片状低密度影,边界不清［图 6-3-6(a)］。CT 增强扫描:右侧基底节区低密度大部分无强化,其内见渐进强化环形病灶,内见小结节状影［图 6-3-6(b)—(d)分别为动脉期、静脉期、延迟期］。冠矢状位:清楚显示环形强化灶内小结节影［图 6-3-6(e)、(f)］。

鉴别诊断3 肺癌脑转移

男,59 岁,头痛 10 天。发现小细胞肺癌 4 月。

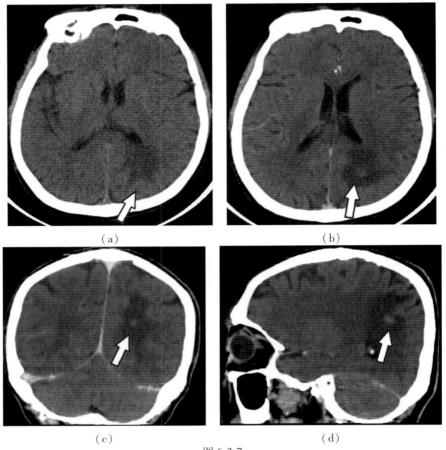

（a）　　　　　　　　　　（b）

（c）　　　　　　　　　　（d）

图 6-3-7

CT 平扫:左侧顶枕叶可见斑片状低密度影[图 6-3-7(a)]。CT 增强扫描:低密度影未见强化,其内见结节状强化[图 6-3-7(b)—(d)]。

鉴别诊断4 隐球菌脑膜炎脑炎型

女,30 岁,恶心、呕吐 10 天。HIV(+),CD_4 111 个/μL,脑脊液墨汁染色(+),培养新隐球菌(+)。脑脊液培养结核分枝杆菌(-)。

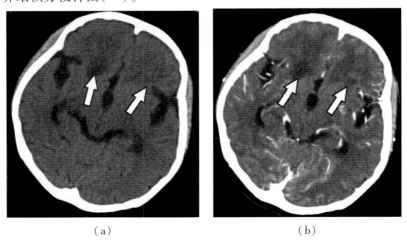

（a）　　　　　　　　　　（b）

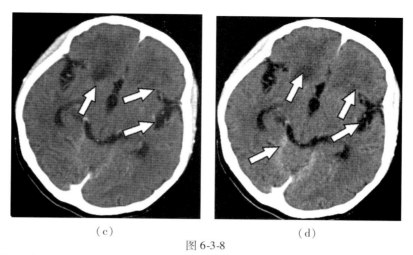

（c）　　　　　　　　　　（d）

图 6-3-8

CT 平扫:双侧额叶多发斑片状低密度影,相邻脑沟变浅,侧裂池及脑室系统扩张[图 6-3-8(a)]。CT 增强扫描:双侧额叶低密度影未见强化,基底池脑膜轻度强化[图 6-3-8(b)—(d)]。

鉴别诊断 5　隐球菌脑膜炎脑炎型

男,60 岁,发热、头痛 50 天。HIV(＋),CD$_4$ 44 个/μL,结核金标(－)、基因芯片(－)。腰穿脑脊液墨汁染色(＋),脑脊液涂片抗酸杆菌(－),培养结核分枝杆菌(－);脑脊液常规:蛋白定性(＋),有核细胞计数 5×10^7/L;脑脊液生化:GLU 3.2 mmol/L,CL 118.8 mmol/L。微量蛋白 1 068 mg/L。培养新隐球菌(＋)。

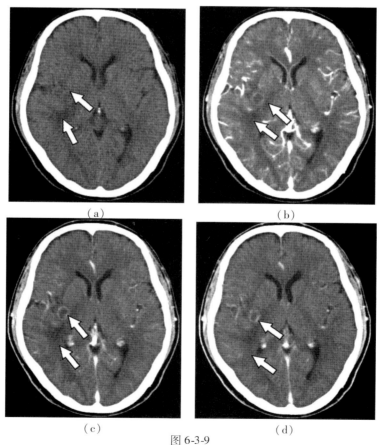

（a）　　　　　　　　　　（b）

（c）　　　　　　　　　　（d）

图 6-3-9

CT 平扫:右侧基底节区、内囊后支及颞叶见斑片状低密度影[图 6-3-9(a)]。CT 增强及延迟扫描:右侧基底节区不均匀密度灶呈环形强化,余斑片状低密度影未见强化[图 6-3-9(b)—(d)]。

第七章
颈部及五官结核

第一节　颈部淋巴结结核

【概述】

结核分枝杆菌侵入人体后常以颈部淋巴结结核形式出现,发病率日渐增多。其感染途径有 3 种:①皮肤等接种感染,形成口咽综合征,再由原发病灶直接经淋巴结播散至颈部相应的淋巴结群;②肺内病灶直接蔓延至颈部、锁骨上窝淋巴结群;③血行播散至颈部淋巴结群。

颈部淋巴结结核病理基础是炎性渗出、结节增生和干酪样坏死、纤维化、钙化。分为 4 个阶段:①淋巴组织增生、形成结节或肉芽肿;②淋巴结内部干酪样液化坏死;③淋巴结包膜破坏,互相融合,并有淋巴结周围炎;④干酪物质穿破至周围软组织,形成冷脓肿或窦道。

【临床表现与实验室检查】

颈部淋巴结结核多见于青年人。通常首先表现为无明显诱因的无痛性肿块,缓慢增大,质地较硬,表面光滑可移动,无粘连;然后渐渐增大,与周边组织结构有粘连且不能移动,其内有干酪样坏死;随着病变发展,多个淋巴结融合成团,呈结节状或与周围组织粘连,其内坏死明显,从体表可触及波动感;最后,部分病变与皮肤表面相通形成窦道。部分患者有低热、盗汗、食欲缺乏等全身中毒症状。组织病理检查、脓液涂片、培养出结核分枝杆菌可确诊。

【影像学表现】

X 线表现　常常无异常发现。

CT 表现　分为四型。

①Ⅰ型(结核结节和肉芽肿型):平扫密度均匀,增强后呈均匀等密度强化类似肌肉密度。②Ⅱ型(干酪样坏死型):平扫密度均匀,增强扫描病变呈不均匀强化,边缘呈环形或(和)花瓣状强化,周围脂肪间隙存在。③Ⅲ型(淋巴结周围炎型):平扫密度不均匀,增强扫描病变呈不均匀强化,边缘呈环形强化,周围脂肪间隙消失。④Ⅳ型(脓肿及窦道型):脓肿破溃,干酪样物质进入周围组织,CT 平扫密度不均匀,增强扫描脓肿壁边缘不规则,边缘呈环形强化,周围脂肪间隙消失,窦道形成者可达皮肤表面。

【鉴别诊断】

颈部淋巴结结核需与鳃裂囊肿、淋巴瘤、肺癌转移、甲状腺癌等疾病鉴别。

【病例展示】

病例 1 左侧颈部淋巴结结核

女,27 岁,左颈部包块 2 $^{+}$ 月,增大伴红肿 10 $^{+}$ 天。颈部包块穿刺活检提示:淋巴结结核伴感染。

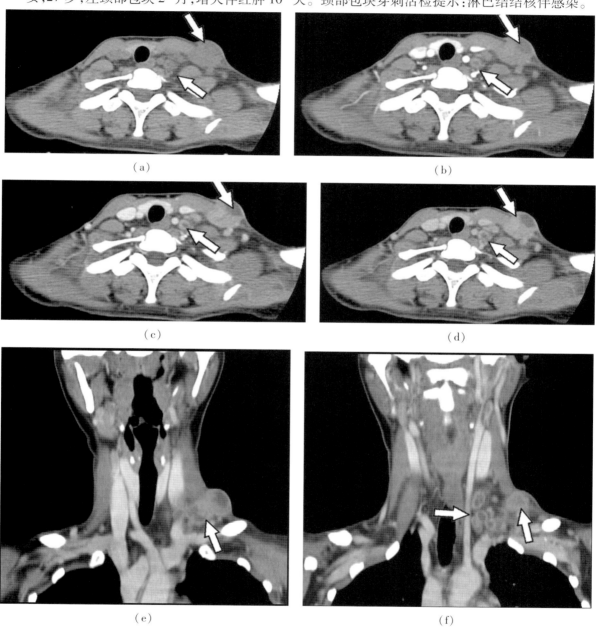

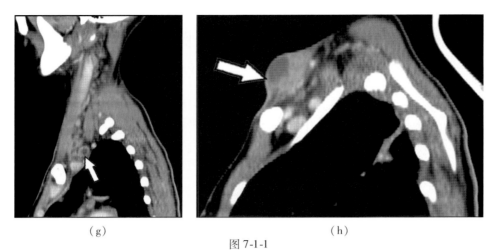

（g）　　　　　　　　　　　　　（h）

图 7-1-1

CT 平扫:左侧胸锁乳突肌后外方及颈内静脉后方见增多软组织结节影,与胸锁乳突肌分界不清,脂肪间隙消失[图 7-1-1(a)]。CT 增强扫描:结节影呈环形强化及边缘强化,延迟扫描强化明显[图 7-1-1(b)—(d)]。MPR 显示淋巴结的分布及邻近关系,可见淋巴结病变部分融合[图 7-1-1(e)—(h)]。

病例 2　双侧颈部淋巴结结核

男,22 岁,右颈部包块 3[+] 月,增大伴红肿 1 月。包块切开见干酪样坏死物,病理提示:结核。

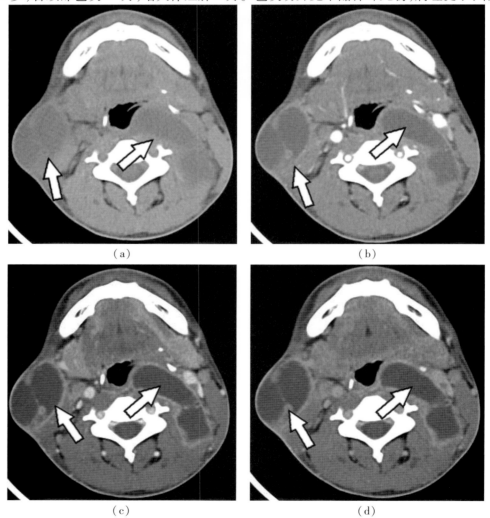

（a）　　　　　　　　　　　　　（b）

（c）　　　　　　　　　　　　　（d）

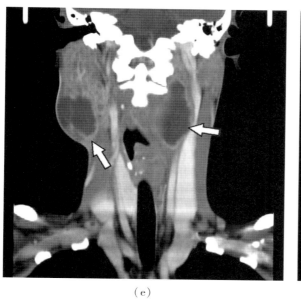
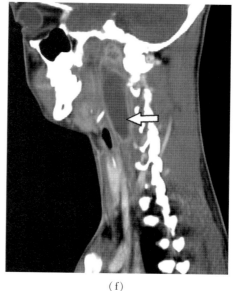

（e）　　　　　　　　　　　　　　　　　（f）

图 7-1-2

双侧颈部口咽层面多发圆形、类圆形、椭圆形低密度影,呈水样密度,沿血管鞘周围肌间隙走行分布,部分融合,与邻近肌肉及血管分界不清,压迫左侧咽腔[图 7-1-2(a)]。CT 增强扫描:多量环形强化,可见分隔,其内水样密度区无强化[图 7-1-2(b)—(d)]。MPR:左侧颈内静脉受压,咽腔受压右移[图 7-1-2(e)、(f)]。

病例 3　双侧颈部淋巴结结核

女,20 岁,左颈部包块 2$^+$月。左颈部包块活检病理提示:淋巴结结核。

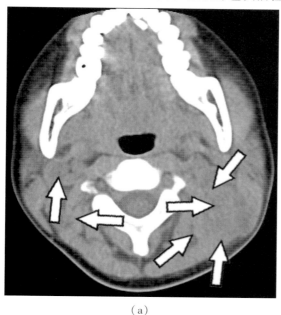
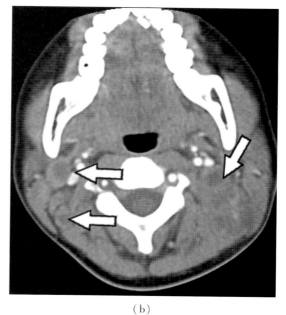

（a）　　　　　　　　　　　　　　　　　（b）

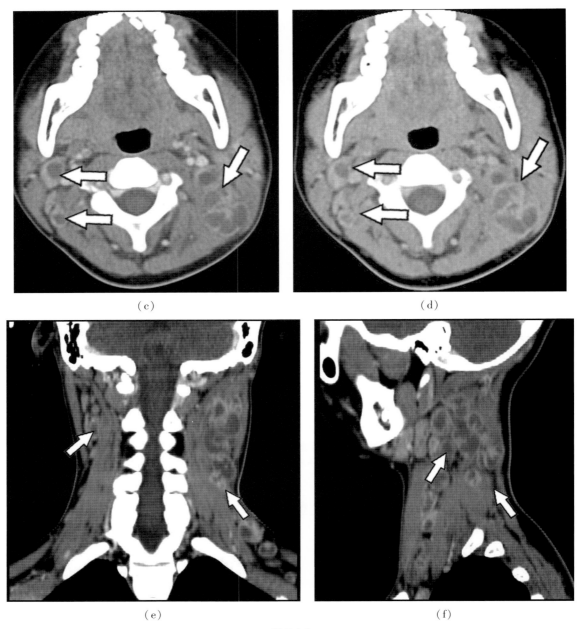

（c）　　　　　　　　　　　　　　　（d）

（e）　　　　　　　　　　　　　　　（f）

图 7-1-3

CT 平扫：双侧胸锁乳突肌内后方增多软组织结节影，与周围结构分界不清［图 7-1-3（a）］。CT 增强扫描 +
MPR：病变呈簇状，以环形、花环状强化为主，延迟强化为著，左侧胸锁乳突肌及颈内动脉移位［图 7-1-3（b）—
（f）］。

病例 4　双侧颈部淋巴结结核

男，19 岁，盗汗 3 月，咳嗽、咳痰 15 天。左侧颈部包块 2⁺ 月。全身多处结核。左颈部包块穿刺抽
出干酪样坏死物。

164

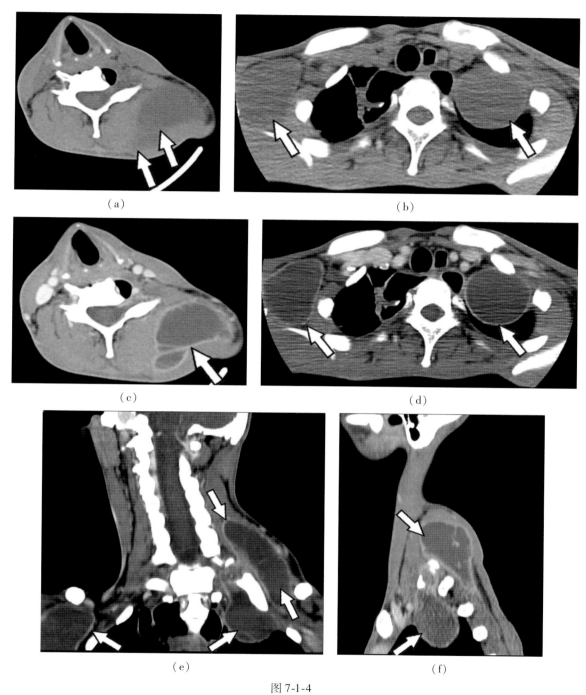

（a）　　　　　　　　　　　（b）

（c）　　　　　　　　　　　（d）

（e）　　　　　　　　　　　（f）

图 7-1-4

CT 平扫:左侧斜方肌、头夹肌内侧及肩胛提肌内后方见类圆形低密度影[图 7-1-4(a)、(b)]。CT 增强扫描:病变呈环形强化[图 7-1-4(c)、(d)]。MPR:脓肿向内下突入胸腔,颈椎骨质破坏[图 7-1-4(e)、(f)]。

病例 5　左侧颈部淋巴结结核

男,16 岁,肺结核 7[+]月,伴左颈部包块 1 月。包块切开引流见大量干酪样物质,引流物培养:结核分枝杆菌生长。

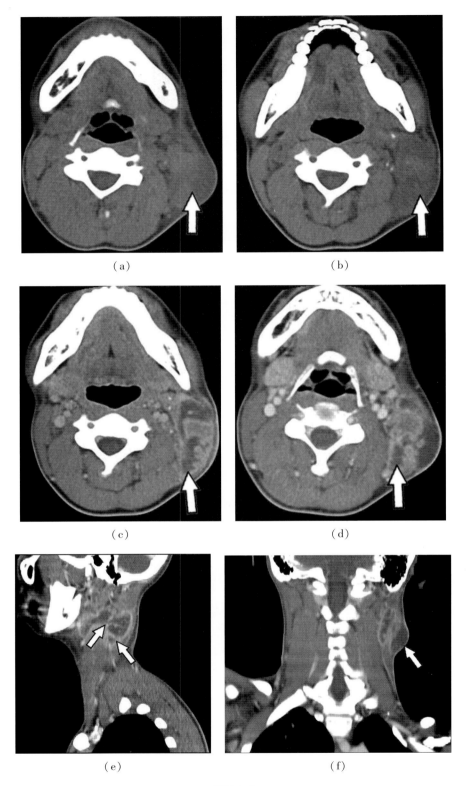

（a）　　　　　　　　　　　　（b）

（c）　　　　　　　　　　　　（d）

（e）　　　　　　　　　　　　（f）

图 7-1-5

CT 平扫：左颈部软组织肿块向皮外突起，密度欠均，可见钙化［图 7-1-5（a）、（b）］。CT 增强扫描 + MPR：病变呈不均匀强化，边缘强化为主，其内见低密度无强化区，部分融合，向邻近间隙蔓延生长，邻近皮下脂肪间隙模糊图（7-1-5（c）—（f）］。

病例 6　双侧颈部淋巴结结核

男,26 岁,颈部包块 1 年。包块穿刺病检提示:肉芽肿性炎,考虑结核。

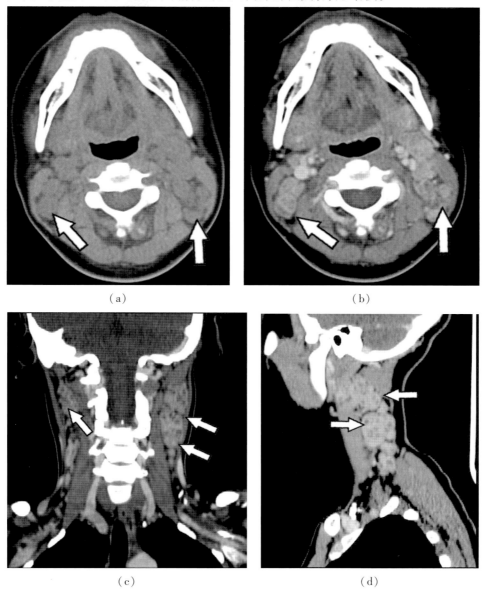

（a）　　　　　　　　　　　（b）

（c）　　　　　　　　　　　（d）

图 7-1-6

CT 平扫:双侧胸锁乳突肌内侧及颈血管鞘周围多发大小不一的结节影,边界较清,部分结节内见少许稍低
密度区[图 7-1-6(a)]。CT 增强扫描 + MPR:病变呈簇状,部分结节均匀强化,部分呈环形强化[图 7-1-6
(b)—(d)]。

鉴别诊断 1　鳃裂囊肿伴感染

女,48 岁,左下颌部窦口渗液 40 年,增大伴红肿 15 天。左颈部包块穿刺活检提示:鳃裂囊肿伴感
染,脓液涂片抗酸杆菌(−)。

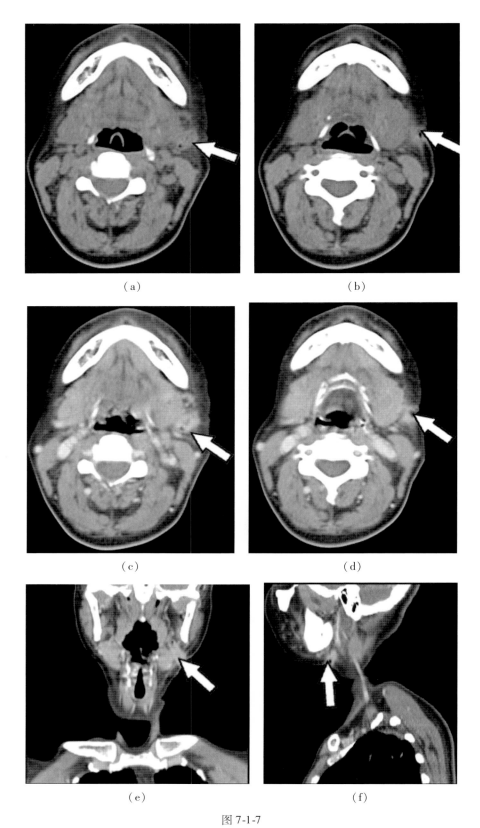

（a）

（b）

（c）

（d）

（e）

（f）

图 7-1-7

CT 平扫：左侧颌下见窦道形成，邻近结构模糊［图 7-1-7（a）、（b）］。CT 增强扫描 + MPR：窦道周围明显均匀强化［图 7-1-7（c）—（f）］。

鉴别诊断2　甲状腺癌转移

男,18岁,右颈部包块5⁺年。右颈部包块切除病理提示:乳突状腺癌,考虑甲状腺肿瘤转移。

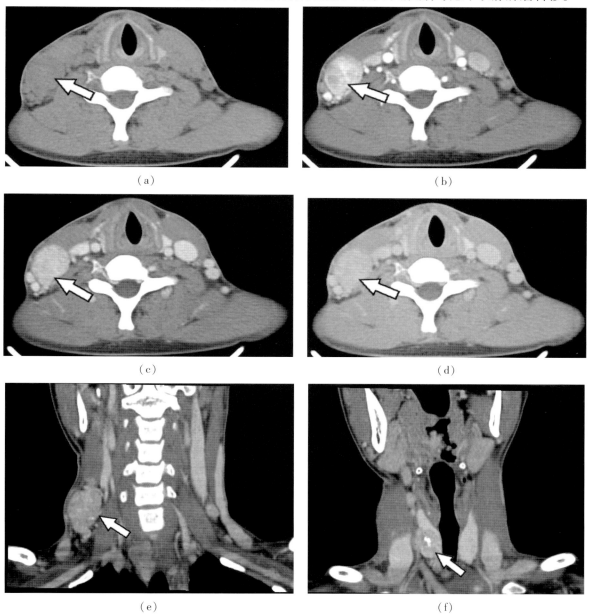

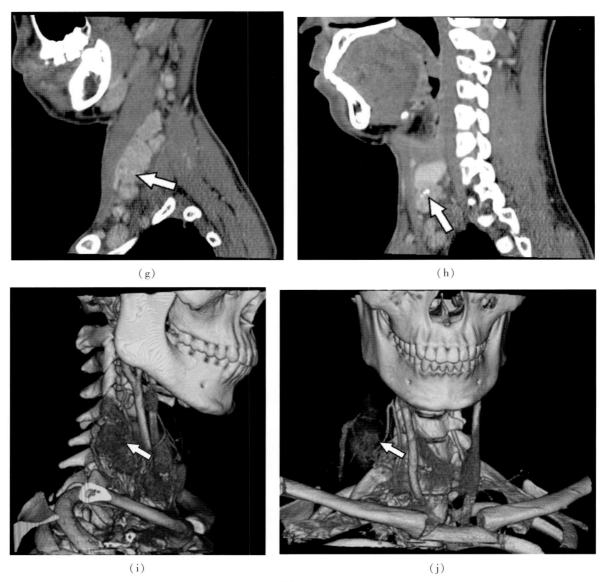

（g）　　　　　　　　　　　　　（h）

（i）　　　　　　　　　　　　　（j）

图 7-1-8

CT 平扫:右侧胸锁乳突肌内后方见类圆形软组织团块,与邻近组织分界清楚[图 7-1-8(a)]。CT 增强扫描 +
MPR + CTA:病变呈明显均匀强化,右侧甲状腺结节状突起,呈均匀强化,内见不规则钙化斑,右颈部肿块血
供丰富[图 7-1-8(b)—(j)]。

鉴别诊断 3　喉癌

男,61 岁,咳嗽、咳痰伴声嘶 6 月,加重伴吞咽困难 1^{+}月。喉镜病理提示:鳞癌。

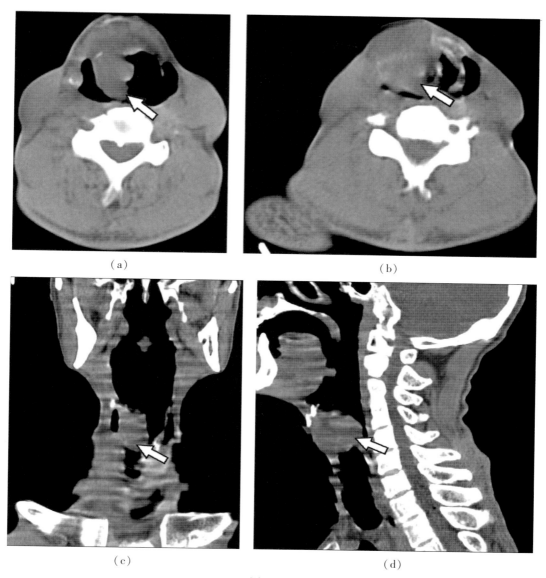

（a）　　　　　　　　　　　　　（b）

（c）　　　　　　　　　　　　　（d）

图 7-1-9

CT 平扫：舌骨水平至甲状软骨水平可见咽腔形态不规则，软组织肿块影向腔内突起，右侧梨状隐窝狭窄（图 7-1-9）。

鉴别诊断 4　非何奇金淋巴瘤

男，66 岁，右颈部无痛性包块 1⁺ 年，左颈部包块 2 年。穿刺活检提示：非何奇金淋巴瘤。

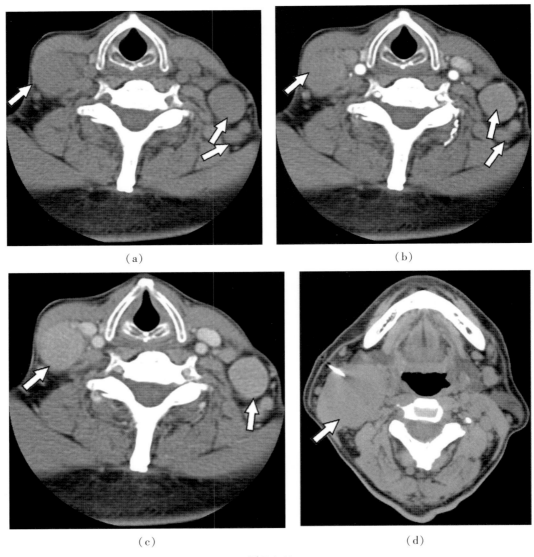

（a）

（b）

（c）

（d）

图 7-1-10

CT 平扫:双侧颈部多发软组织肿块及结节影,密度均匀,边界清楚[图 7-1-10(a)]。CT 增强扫描:病变呈均匀中等强化,右侧胸锁乳突肌受压前移[图 7-1-10(b)、(c)]。CT 引导下右颈部肿块穿刺活检[图 7-1-10(d)]。

鉴别诊断 5　肺癌转移

男,67 岁,间断咳嗽、咳痰、胸痛、双侧颈部包块半年,加重 2 周。有右肺上叶腺癌病史。

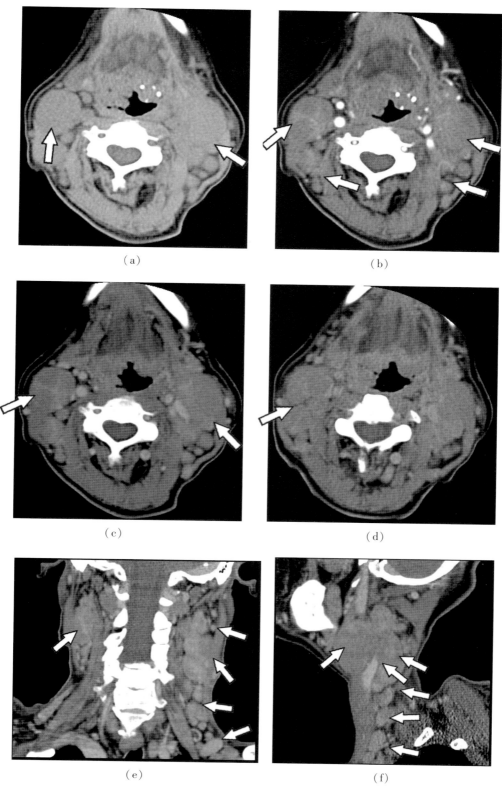

图 7-1-11

CT 平扫：双侧颈部见多发结节及肿块影，密度均匀，边界清晰［图 7-1-11（a）］。CT 增强扫描 + MPR：病变均匀强化，左侧肿块与血管分界不清，血管受压移位，右侧咽旁间隙受侵［图 7-1-11（b）—（f）］。

第二节 五官结核

【概述】

五官结核是由于结核分枝杆菌感染引起的感染性疾病,发病率较低,鼻结核少见,喉结核居多。五官结核可分为原发性五官结核与继发性五官结核,原发性五官结核主要是由空气传播、直接或间接接触所造成的;继发性五官结核多由肺结核病灶或其他部位结核引起。近年来,结核病有复燃上升的趋势,耳鼻喉结核相关报告也相应增加,病理分为浸润型、溃疡型与肿块型三型。因耳鼻喉结核早期症状不明显,无特异性,缺乏肺结核典型表现和全身中毒症状,故易被漏诊、误诊。

【临床表现与实验室检查】

早期症状轻微,可有声嘶、听力下降、病变部位瘙痒、烧灼感、少量渗液。病变发展,晚期可完全失音,常有喉痛,分泌物增多,可有涕中带血或痰中带血,出现不同程度鼻塞,鼻出血,刺激性咳嗽,嗅觉障碍,可有头昏、头痛等表现。可有眼部不适,流泪,耳鸣耳溢等。严重者可有消瘦、发烧等全身症状。实验室检查可进行结核菌素试验、鼻分泌物培养等,活检可确诊。

【影像学表现】

X 线表现:常常无异常发现。

CT 表现:CT 平扫病变多为软组织密度增高影,与邻近肌肉组织比较为等密度,早期邻近组织脂肪间隙可清晰,晚期邻近组织脂肪间隙消失,可出现邻近骨质破坏及死骨形成。CT 增强扫描可见病变无强化或轻度强化,部分呈环形强化及花瓣状强化。

【鉴别诊断】

需与梅毒、肿瘤等疾病进行鉴别。

【病例展示】

病例 1　鼻咽部结核

女,35 岁,鼻塞、流涕伴耳痛 3^{+}月。PPD(4 +),鼻窦、鼻咽部内窥镜活检提示:鼻咽部结核。

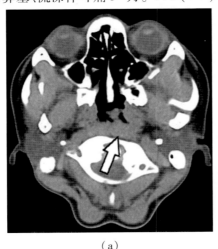 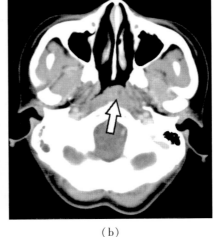

<table>
<tr><td>(a)</td><td>(b)</td></tr>
</table>

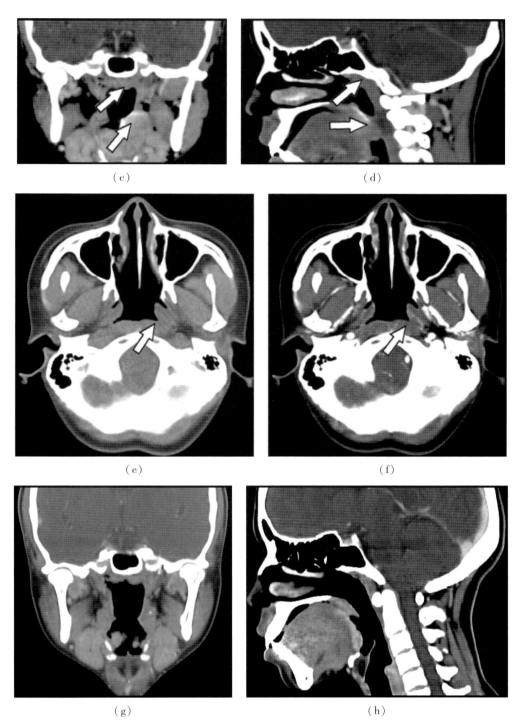

图 7-2-1

CT 平扫 + MPR:鼻咽顶后壁及左侧口咽部软组织增厚,左侧咽旁间隙、咽隐窝及口咽腔狭窄[图 7-2-1(a)、
(c)、(d)]。CT 增强扫描:病变呈混杂密度强化,可见少许无强化区[图 7-2-1(b)]。抗结核治疗 3 月复
查:鼻咽顶后壁及左侧口咽增厚软组织基本消失,咽旁间隙及咽腔狭窄恢复正常[图 7-2-1(e)—(h)]。

病例 2　鼻咽部结核

女,22 岁,双侧颈部包块伴咳嗽、盗汗 3 [+] 年,左颈部包块增大、红肿、破溃 4 天。包块切开引流,病
理提示:结核。

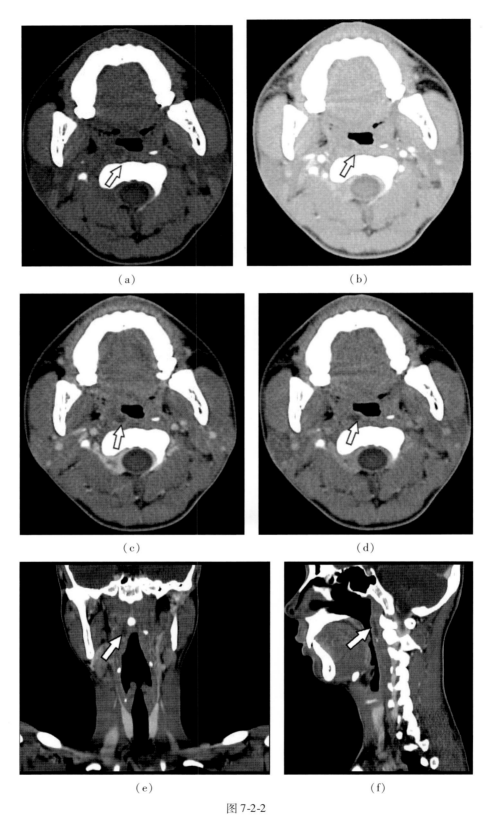

（a） （b）

（c） （d）

（e） （f）

图 7-2-2

CT 平扫:右侧咽后壁椎前间隙软组织增厚,内见条带状低密度区,右侧口咽腔变窄[图 7-2-2(a)]。CT 增强扫描 + MPR:病变轻度边缘强化,中心低密度无强化,延迟扫描病变显示更佳[图 7-2-2(b)—(f)]。

病例 3　喉结核

男,42 岁,声嘶 1 年,活动气促 2^{+}月。活检病理提示:喉结核。

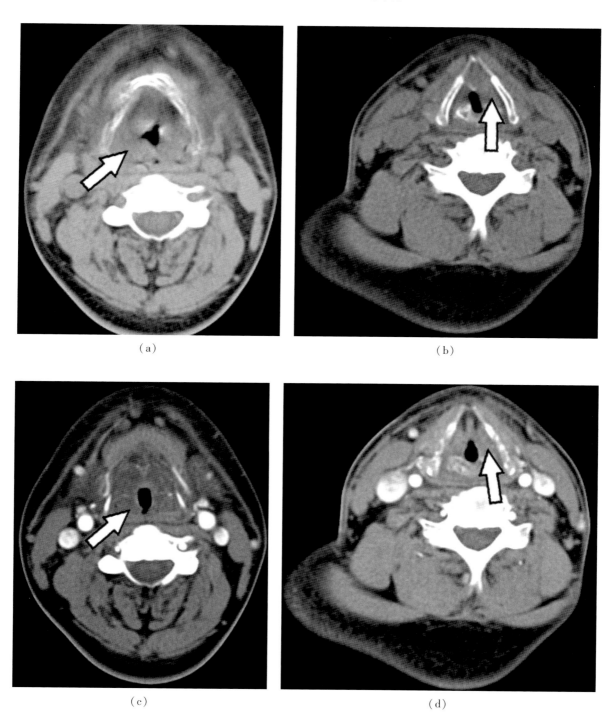

（a）

（b）

（c）

（d）

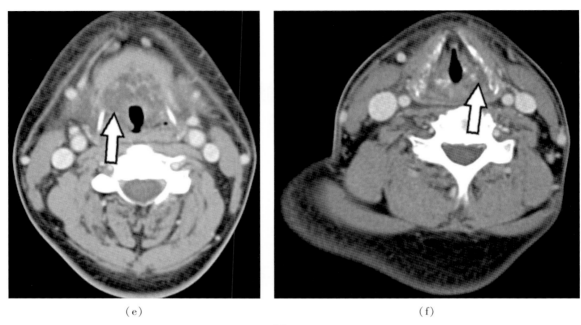

（e）　　　　　　　　　　　　　　　　　　　（f）

图 7-2-3

CT 平扫:声门及声门上区软组织增厚,以杓会厌皱襞及声带增厚为主,双侧梨状窝狭窄、消失,喉腔狭窄〔图7-2-3(a)、(b)〕。CT 增强扫描:增厚的软组织呈不均匀轻度强化,部分呈低密度无强化区〔图 7-2-3(c)—(f)〕。

病例 4　喉结核

　　男,46 岁,声嘶 1 年,咳嗽、咳痰 6 月,低热 15 天。喉镜:双侧室带及声带见隆起,脓性分泌物附着。活检病理提示:慢性肉芽肿性炎症伴干酪样坏死,考虑结核;痰培养结核分枝杆菌(+)。

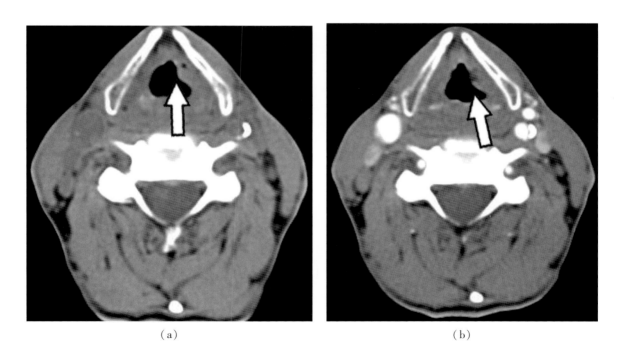

（a）　　　　　　　　　　　　　　　　　　　（b）

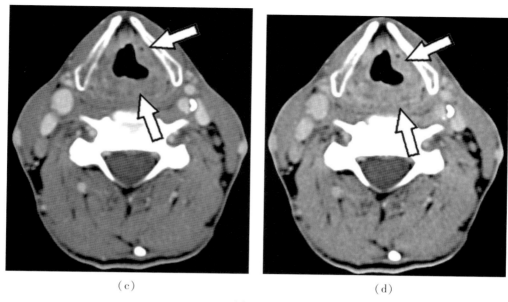

（c）　　　　　　　　　　　（d）

图 7-2-4

CT 平扫:左侧声带结节状突起,喉腔变形,喉腔后壁软组织增厚[图 7-2-4(a)]。CT 增强扫描:左侧声带结节状突起及喉腔后壁增厚软组织呈不均匀强化,以延迟扫描为主[图 7-2-4(b)—(d)]。

鉴别诊断　喉癌

男,61 岁,咳嗽、咳痰伴声嘶 6 月,加重伴吞咽困难 1⁺ 月。活检病理提示:鳞癌。

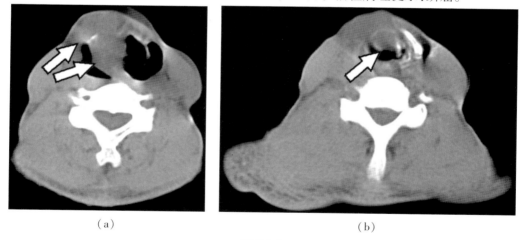

（a）　　　　　　　　　　　（b）

图 7-2-5

声门及声门上区咽腔形态不规则,会厌皱襞及咽前间隙软组织增厚,累及声带,右侧梨状隐窝狭窄(图 7-2-5)。

第八章
骨与关节结核

第一节 骨结核

一、长骨干结核

【概述】

长骨干结核发病率最低,多见于儿童和青少年,好发于较少肌肉附着的骨干,多发生在前臂、小腿骨的骨干处。多为肉芽组织型,偶可以干酪样坏死为主,可穿破皮肤形成窦道。

【临床表现及实验室检查】

本病起病较急,常有发热、消瘦、无力等全身结核中毒症状。局部肿痛,可形成冷脓肿,破溃形成窦道。实验室检查:血沉可加快,结核菌素实验可呈阳性,脓肿、窦道脓液培养或组织穿刺活检是确诊的金标准。

【影像学表现】

X线表现 病变早期为局限性骨质疏松,进展期出现骨干髓腔内单个或多个圆形或卵圆形的骨质破坏区,边缘清晰,可有硬化表现。病变发展侵及骨皮质,可呈囊状膨胀性破坏,并引起骨膜增生,骨干呈梭形增粗变形,部分病例可见死骨形成。病变进展缓慢者,囊状破坏区周围可有较明显骨质增生硬化。

CT表现 CT能清楚了解破坏区的范围、大小及形态,能及时发现病骨内的小死骨、脓肿及周围软组织、附件累及情况。

【鉴别诊断】

长骨干结核需与硬化性骨髓炎、慢性骨脓肿等疾病进行鉴别。

二、短管骨骨干结核

【概述】

短管骨骨干结核又称为结核性指(趾)骨炎或骨气臌,多见于5岁以下儿童,成人少见。病变常为双侧发病,多见于近节指(趾)骨,以第2、3掌指骨、拇指(趾)骨及第1跖骨尤为多见。病理上分为两型：Ⅰ型以肉芽组织为主，多见，病变由骨髓腔向外扩展，侵及骨皮质和骨膜，引起骨皮质增厚及骨膜增生，松质骨受到破坏，病骨呈梭形膨胀改变。Ⅱ型以干酪样坏死为主，少见，病变内可见死骨形成，穿破骨皮质及软组织形成窦道。

【临床表现及实验室检查】

病变骨局部软组织肿胀，肤色正常或稍变红，可有疼痛，活动不受限或稍感不适。可无全身症状，部分患者病变破溃形成窦道。实验室检查：血沉可加快，结核菌素实验可呈阳性，脓肿、窦道脓液的培养或组织穿刺活检是确诊的金标准。

【影像学表现】

X 线表现　常双侧发病，累及多骨，但同一骨很少发生多处病灶。病变早期仅见软组织肿胀，手指呈梭形增粗和局部骨质疏松。继而骨干出现圆形或卵圆形骨质破坏区，或呈多房性并向外膨隆，大多位于骨中央。病灶内有时可见残存骨嵴，但很少有死骨。病灶边缘大多比较清楚，可有轻度硬化，并可见有层状骨膜增生或骨皮质增厚。严重的骨破坏可延及整个骨干，但很少侵及关节。修复期软组织肿胀消退，破坏区逐渐缩小并硬化。小儿的短管骨骨干结核痊愈后可不留任何痕迹，有时仅遗留有轻微的骨结构异常，如骨小梁紊乱、粗大，骨密度增高。

CT 表现　CT 能清楚了解破坏区的范围、大小及形态，能及时发现病骨内的小死骨、脓肿及周围软组织、附件累及情况。

【鉴别诊断】

短管骨骨干结核需与多发性内生骨软骨瘤及痛风等疾病相鉴别。

三、骨骺与干骺端结核

【概述】

骨骺与干骺端结核好发于股骨上端、尺骨远端及桡骨远端，其次为胫骨上端、肱骨远端及股骨下端。多见于儿童及青少年。由于骨骺与干骺端血管丰富，终末血管血流缓慢，结核杆菌经血行进入易在此处停留繁殖形成病灶。病灶穿过骨骺板而侵及关节，形成骨型关节结核。

【临床表现与实验室检查】

发病初期，邻近关节活动受限，疼痛不适，负重、活动后加重。局部肿胀，热感常不明显。可伴发发热、消瘦、无力等全身中毒症状，可合并关节结核，少见形成窦道。实验室检查：血沉可加快，结核菌素实验可呈阳性，脓肿、窦道脓液的培养或组织穿刺活检是确诊的金标准。

【影像学表现】

X 线表现　分为中心型和边缘型。

1. 中心型　病变早期表现为局限性骨质疏松，随后出现点状骨质吸收区，逐渐扩大并互相融合成圆形、椭圆形或不规则形低密度骨质破坏区。病灶边缘多较清晰，邻近无明显骨质增生现象，骨膜反应亦较轻微。在骨质破坏区内可见沙粒状死骨，边缘模糊。横跨骺线的破坏是骨骺、干骺结核的特点。

2. 边缘型　病变多见于骺板愈合后的骺端，特别是长管骨的骨突处。早期为局部骨质糜烂，进展可形成不规则的骨质缺损，常伴有薄层硬化缘，周围软组织肿胀。

CT 表现　平扫见骨骺与干骺端骨松质内低密度骨质破坏区，边缘清楚，并见小死骨及砂砾样钙化，还可清晰显示关节或周围软组织受累情况。增强扫描病灶呈斑片状及环形强化，病变周围脂肪间隙可清楚或消失。

【鉴别诊断】

骨骺与干骺端结核需与骨囊肿、骨脓肿、骨母细胞瘤及成软骨细胞瘤等疾病进行鉴别。

【病例展示】

病例 1　左侧锁骨结核

男,67 岁,双肺结核 1 年,左侧胸壁包块伴左胸痛半年。

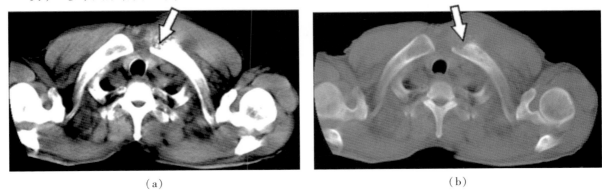

（a）　　　　　　　　　　　　　　　　　　（b）

图 8-1-1

CT 平扫:左锁骨胸骨端骨质破坏,边缘增生、硬化,周围散在斑点状死骨形成,邻近软组织轻度增厚(图 8-1-1)。

病例 2　胸骨结核

男,28 岁,胸前部及腰背部疼痛 2 月。胸骨软组织穿刺为肉芽肿性炎,考虑结核。

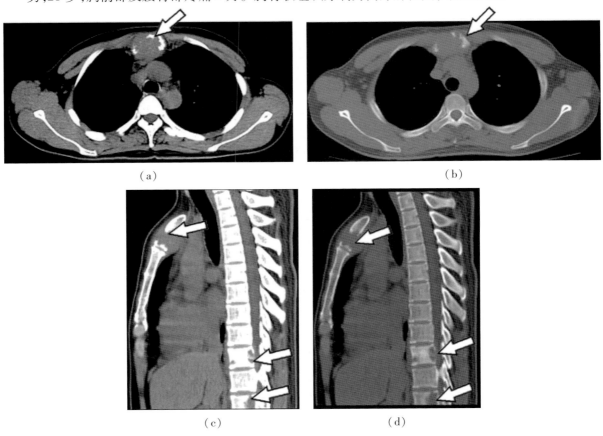

（a）　　　　　　　　　　　　　　　　　　（b）

（c）　　　　　　　　　　　　　　　　　　（d）

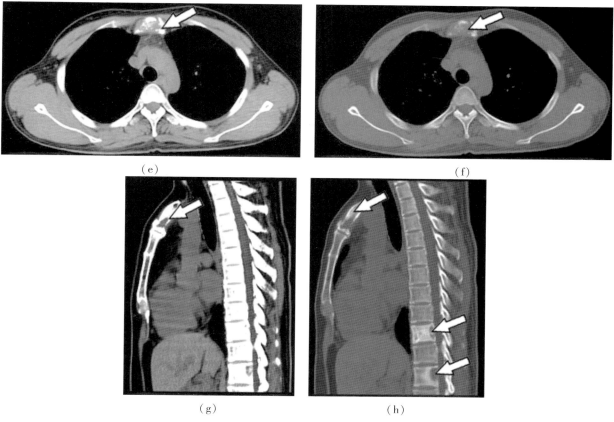

（e）　　　　　　　　　　　　　（f）

（g）　　　　　　　　　　　　（h）

图 8-1-2

CT 平扫：胸骨、胸腰段椎体溶骨性骨质破坏，可见死骨形成，邻近软组织肿胀［图 8-1-2（a）—（d）］。抗结核 2 月复查：可见胸骨破坏的骨质部分硬化，软组织肿胀吸收好转［图 8-1-2（e）—（h）］。

病例 3　胸骨及肋软骨结核

男，47 岁，右前胸壁肿胀半年，发热、盗汗 1 月。穿刺提示：肉芽肿性炎，考虑结核。

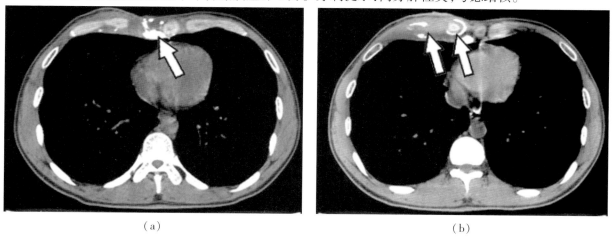

（a）　　　　　　　　　　　　　（b）

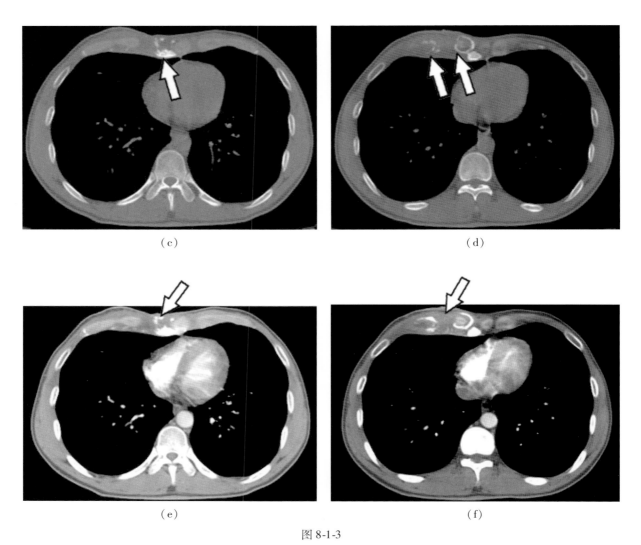

（c）　　　　　　　　　　　　　（d）

（e）　　　　　　　　　　　　　（f）

图 8-1-3

CT 平扫:胸骨剑突骨质破坏,周围见斑点状死骨形成;右侧前胸壁肋软骨破坏,可见增生、硬化,邻近软组织肿胀[图 8-1-3(a)—(d)]。CT 增强扫描:可见前胸壁增厚的软组织呈轻度强化[图 8-1-3(e)—(f)]。

病例 4　左尺骨结核

男,29 岁,反复咳嗽 2[+] 年,加重伴乏力、心悸 1[+] 月,左腕肿胀、疼痛、活动受限,左手中指肿胀,破溃 15 天。左腕抽出黄色脓性混合物,脓液培养结核分枝杆菌(＋)。

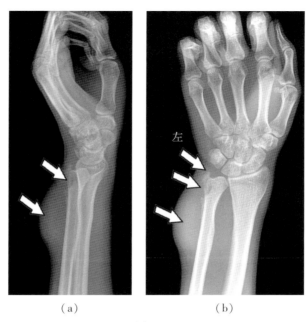

（a）　　　　　　　　　（b）

图 8-1-4

X 线平片:左尺骨远端及茎突骨质破坏,未见明显增生硬化,腕关节间隙未见明显异常。内侧可见骨膜反应(箭头),邻近软组织明显肿胀,呈丘状突起(图 8-1-4)。

病例 5　左掌骨结核

女,14 岁,左手掌背包块、疼痛 6 月,加重 3 周。穿刺后考虑结核。

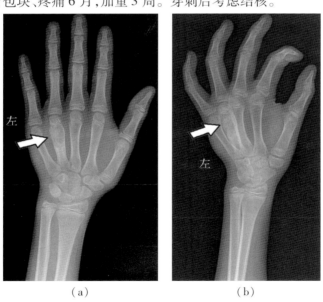

（a）　　　　　　　　　（b）

图 8-1-5

X 线平片:左侧第 4 掌骨体干骺端骨质膨胀,皮质变薄,密度降低,内见不均匀片絮状"死骨"影(图 8-1-5)。

病例 6　左坐骨结核

男,24 岁,左大腿包块 4[+]月,加重伴红肿破溃、溢脓 1 月。左大腿后方见干酪样组织及炎性肉芽组织,脓液培养结核分枝杆菌(＋)。

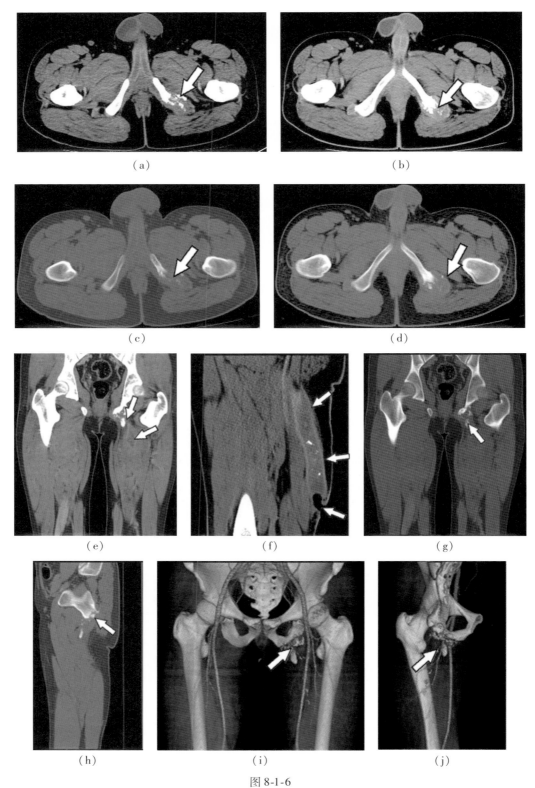

图 8-1-6

CT 平扫：左坐骨结节溶骨性骨质破坏，见斑片状死骨，残余坐骨部分骨质硬化，邻近软组织肿胀，内见稍低密度区，见脓肿样边缘［图 8-1-6(a)—(d)］，向下延续至大腿中下段后侧半腱肌，其内可见低密度影及钙化影，下端可见窦道形成［图 8-1-6(e)、(f)］。CT 增强扫描：脓肿壁均匀强化［图 8-1-6(g)、(h)］；左侧坐骨骨质破坏全貌及与股动脉关系［图 8-1-6(i)、(j)］。

病例7　左坐骨结核增生硬化为主

男,61岁,左臀部脓肿3年,加重伴双下肢麻木5天。左臀部切开取骨组织病检诊断为骨结核。

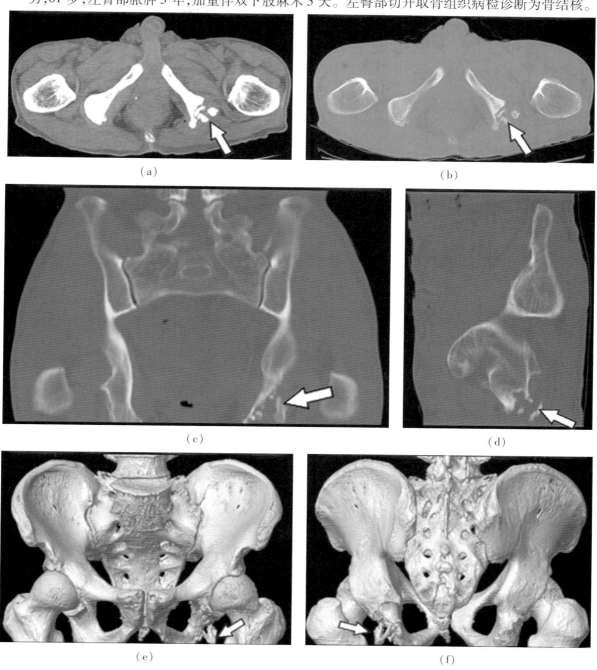

（a）　　　　　　　　　　　　　　　　（b）

（c）　　　　　　　　　　　　　　　　（d）

（e）　　　　　　　　　　　　　　　　（f）

图 8-1-7

CT 平扫:左侧坐骨骨质破坏,以增生硬化为主,周围见结节状死骨形成,周围软组织增厚(图8-1-7)。

病例8　右髂骨结核

男,34岁,右骶髂关节结核伴脓肿形成2年。右侧髋关节阵性疼痛不适1月。

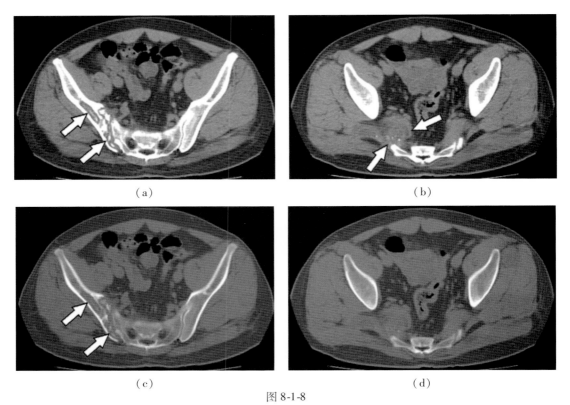

（a）   （b）

（c）   （d）

图 8-1-8

CT 平扫：右侧骶髂关节间隙变窄，可见增多软组织影，见斑片状死骨影，邻近骶骨及髂骨骨质破坏（图 8-1-8）。

病例 9　左股骨结核

男，49 岁，左股骨上端结核伴脓肿术后 1 年，左下腹包块 10$^+$ 天。

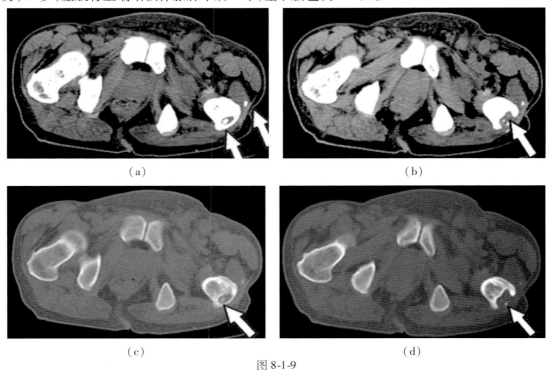

（a）   （b）

（c）   （d）

图 8-1-9

CT 平扫：左股骨大转子骨质缺损，以周围增生硬化为主，内见死骨形成，邻近肌肉萎缩（图 8-1-9）。

病例 10　左髌骨结核

男,24 岁,左膝疼痛 2 月,1 年前髌骨结核已治愈。

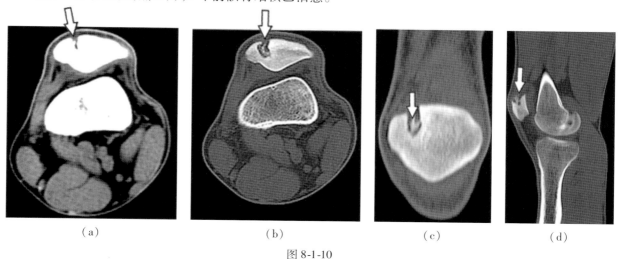

（a）　　　　　　　　　（b）　　　　　　　　　（c）　　　　　　　　　（d）

图 8-1-10

CT 平扫:左髌骨上缘骨质缺损,边界清楚,少许硬化,内见死骨形成;周围软组织增厚(图 8-1-10)。

鉴别诊断 1　腰椎附件转移

男,60 岁,发现肺癌 1 年,颅内及椎体多发转移 3 月。

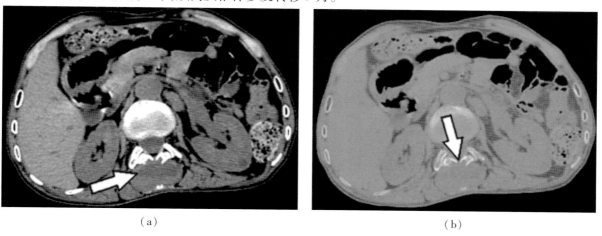

（a）　　　　　　　　　　　　　　　　　（b）

图 8-1-11

CT 平扫:腰椎椎板及棘突骨质破坏,破坏区见软组织肿块形成,边界清晰(图 8-1-11)。

鉴别诊断 2　骨纤维异常增殖症

男,59 岁,右侧结核性胸膜炎复查。

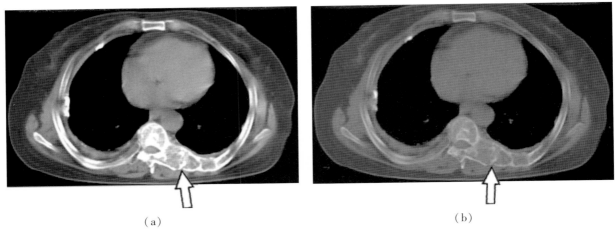

（a）　　　　　　　　　　　　　（b）

图 8-1-12

CT 平扫:左侧肋骨膨胀性生长,可见骨髓腔扩大,内见分隔,未见死骨,病变累及邻近肋横突及椎板,周围软组织未见异常(图 8-1-12)。

鉴别诊断 3　左胫胫骨骨髓炎

男,22 岁,左侧胫骨慢性化脓性骨髓炎 7 年,左小腿肿痛伴发热 1 月,流脓 10 天。脓液培养金黄色葡萄球菌生长。

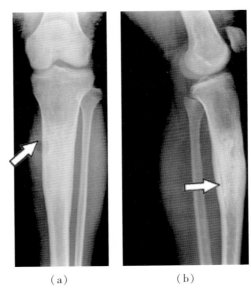

（a）　　　　（b）

图 8-1-13

X 线平片:左胫骨中段骨质膨大、硬化,骨髓腔密度增高,内见不均匀囊状透光区,软组织内见斑片状密度稍高影,边界模糊,其内见透光区(图 8-1-13)。

第二节　脊柱结核

【概述】

在骨关节结核中,脊柱结核的发病率居首位,约占骨结核的 50%,以青少年最为多见。脊柱结核以腰椎发病率最高,其次为胸椎,颈椎较为少见。

根据病灶的发生部位,可将脊柱结核分为椎体结核和附件结核,椎体结核又分为中心型、边缘型、骨膜下型和附件结核。①中心型:病变最初发生在椎体中心。病变进展较快,常很快波及整个椎体的骨化中心,穿破周围软骨壳,侵入椎间盘及邻近椎体。成人椎体较大,病变进展较慢,中心病变也可长期局限在椎体的中心部位,而不侵犯椎间盘及邻近椎体。中心型病变以骨质破坏为主,病灶内常可见死骨形成。死骨吸收后遗留空洞,其中充满结核性脓液,肉芽组织,死骨及干酪样物质等。②边缘型:病变最初发生于椎体边缘。以溶骨性破坏为主,死骨较少或无。破坏区形成脓液、肉芽或干酪样物质。靠近椎体上、下缘的病变易侵犯椎间盘,多限于两个椎体。③骨膜下型:较少见。病变发生在椎体前方骨膜下。进展期间向内破坏椎体前方骨质,向外破坏骨膜侵及前纵韧带,形成椎旁脓肿,并沿前纵韧带向下蔓延侵犯多个椎体。④附件结核:少见,病变发生于脊柱附件,如小关节、椎弓、横突等。表现为局部密质骨的结构模糊、消失及软组织肿胀。

【临床表现及实验室检查】

临床上大多数患者发病隐匿,病程缓慢,症状较轻。全身症状可有低热,食欲缺乏和乏力。局部常有脊柱活动受限,颈、背或腰痛,多为酸痛或钝痛。脊髓受压可出现双下肢感觉运动障碍或瘫痪。颈椎结核形成咽后壁脓肿,可压迫食管和气管,引起吞咽困难和呼吸不畅。下胸椎、腰椎结核形成腰大肌脓肿,可流注入髂窝,甚至可在臀部形成包块,有波动感,无压痛。

实验室检查病变活动期血沉加快,病变静止或治愈血沉趋于正常,可作为随访观察病变状态指标之一。结核菌素试验、结核抗体试验及结核菌培养、检出及鉴定法对明确诊断有一定意义。但阴性均不能除外结核病的存在。

【影像学表现】

X线表现

(1)骨质破坏:依据骨质最先破坏的部位,可分为以下几种类型。

①中心型(椎体型):多见于胸椎。表现为椎体内圆形或不规则形的骨质缺损区,边缘不清,可有小死骨。进一步破坏和由于脊柱承重的关系,椎体塌陷变扁或呈楔形。若破坏继续发展,整个椎体可被破坏至消失。

②边缘型(椎间型):腰椎结核多属此型。破坏开始于椎体的上、下缘,病变向椎体和椎间盘侵蚀蔓延,使椎体破坏扩大,椎间隙变窄。

③韧带下型(椎旁型):本型主要见于胸椎。病变常开始于前纵韧带下,涉及数个椎体,椎体前缘糜烂性或凹陷性破坏,椎间盘尚可保持完整。病变继续发展,向后扩散可同时累及多个椎体及椎间盘。

④附件型:较少见,包括棘突、横突结核及椎弓、椎板、小关节突结核,表现为骨小梁模糊,骨质密度减低,骨皮质模糊中断,累及关节突时常跨越关节。

(2)椎间隙变窄或消失:因相邻两个椎体的软骨板被破坏,髓核疝入椎体并被破坏所致。

(3)后突畸形:为脊柱结核常见征象,为病变广泛,多数椎体受累所致。可伴有侧弯,通常见于少年儿童的胸椎结核。

(4)冷性脓肿:腰椎结核形成腰大肌脓肿,表现为腰大肌轮廓不清或呈弧线突出。胸椎结核形成椎旁脓肿,表现为胸椎两旁梭形软组织肿胀影。颈椎结核形成咽后壁脓肿,表现为咽后壁软组织影增宽,并呈弧形前突。可有不规则钙化。

(5)死骨:较为少见,有时见于椎体中心型结核,表现为沙粒状死骨。

CT表现　脊柱结核的CT表现为骨质破坏,破坏周围形成骨硬化、死骨、空洞,椎体塌陷后突成角,椎旁及腰大肌脓肿、钙化,继发椎管狭窄及硬膜囊压迫,融冰样或碎玻璃样骨质破坏、破坏区内沙砾样死骨、冷脓肿形成是脊柱结核的典型CT表现。椎体前侧方软组织肿胀、椎体轻微骨质破坏不伴有死骨及钙化、中心型脊柱结核椎间隙无明显受累时,是脊柱结核的不典型CT表现。

【鉴别诊断】

脊柱结核需与化脓性椎间盘炎、转移瘤、浆细胞瘤、化脓性脊椎炎、椎体压缩性骨折、椎体巨细胞瘤、老年性骨质疏松等疾病相鉴别。

【病例展示】

病例 1　多发椎体结核伴脓肿

男,19 岁,盗汗 3 月,左颈部包块 2 $^+$ 月,咳嗽、咳痰半月。血沉 122 mm/h,左颈部包块穿刺抽出脓液,诊断为结核。

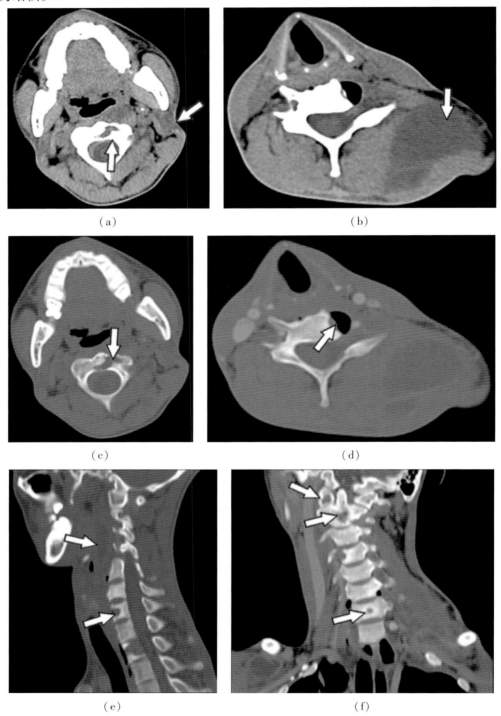

(a)　　　　　　　　　　　　(b)

(c)　　　　　　　　　　　　(d)

(e)　　　　　　　　　　　　(f)

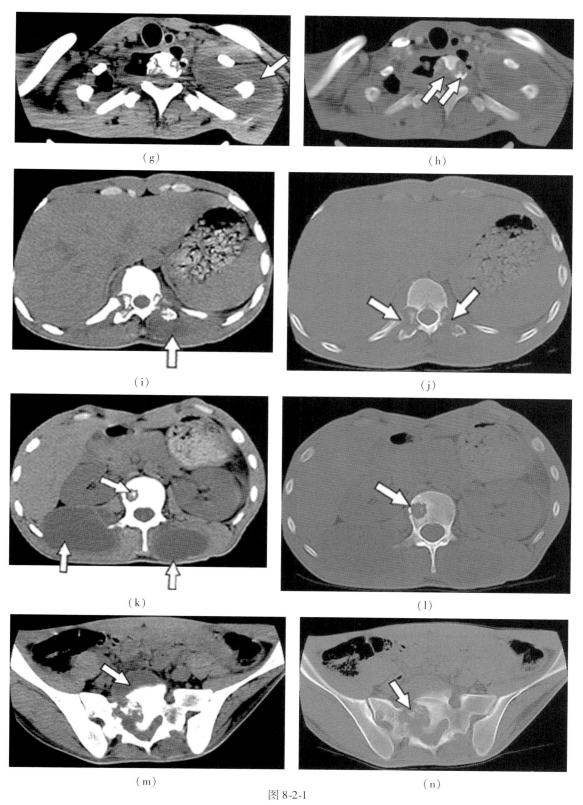

（g） （h）

（i） （j）

（k） （l）

（m） （n）

图 8-2-1

全脊柱 CT 扫描：颈椎、胸椎椎体及附件、腰椎及骶椎椎体不同程度骨质破坏，边缘硬化，可见死骨形成，左侧咽旁间隙、左侧颈后三角、左侧竖脊肌内及胸椎、骶椎椎旁多发脓肿形成，颈椎椎前软组织内散在积气；左侧颈部椎旁脓肿部分突入左侧胸腔内；破坏椎体相应椎间隙变窄，右侧骶髂关节间隙变窄（图 8-2-1）。

病例 2　胸腰椎结核

　　男,28 岁,消瘦半年,胸背部疼痛不适 2 月。CT 引导下腰椎脓肿穿刺引流提示慢性肉芽肿性炎,伴干酪样坏死,可见上皮样细胞及朗汉斯巨细胞,倾向于结核。

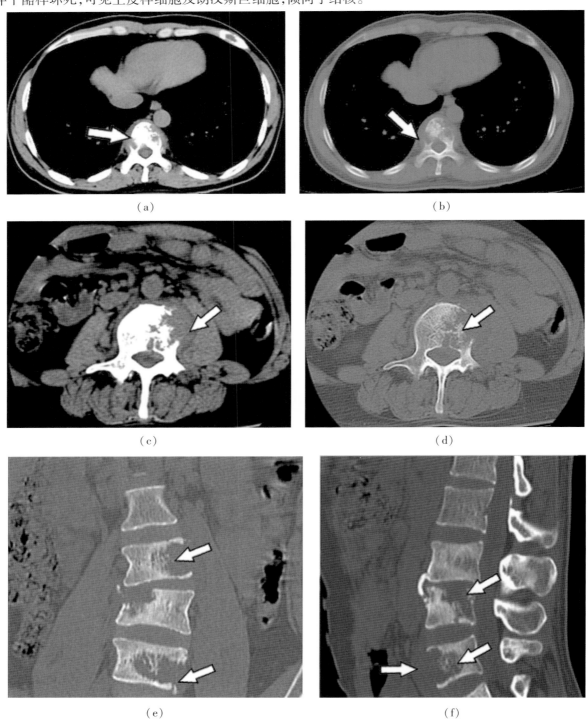

<table>
<tr><td>（a）</td><td>（b）</td></tr>
<tr><td>（c）</td><td>（d）</td></tr>
<tr><td>（e）</td><td>（f）</td></tr>
</table>

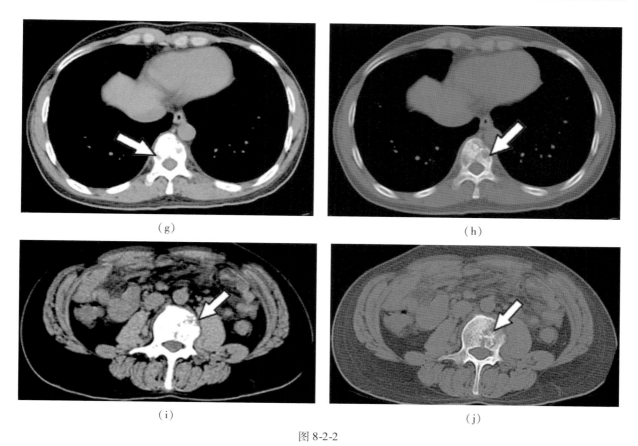

（g）　　　　　　　　　　　　　　（h）

（i）　　　　　　　　　　　　　　（j）

图 8-2-2

CT 平扫:胸椎及腰椎可见多发溶骨性骨质破坏,椎旁软组织增厚[图 8-2-2(a)—(d)];腰 3—4 椎间隙变窄及腰 5 前缘椎旁脓肿[图 8-2-2(e)、(f)]。抗结核治疗 2 月复查:胸椎及腰椎骨质破坏减轻,部分增生硬化,椎旁软组织增厚明显减轻[图 8-2-2(g)—(j)]。

病例 3　胸椎及肋骨结核

男,21 岁,双肺结核及结核性胸膜炎 1 年,胸背痛 3 月。

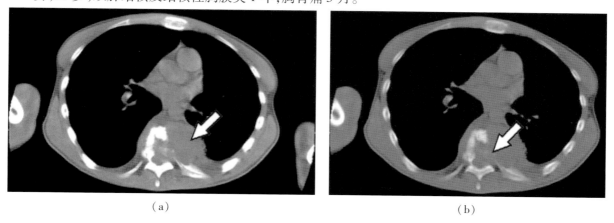

（a）　　　　　　　　　　　　　　（b）

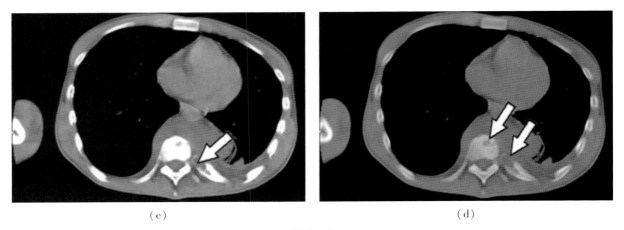

（c）   （d）

图 8-2-3

CT 平扫：胸椎溶骨性骨质破坏，内见斑点状死骨形成，残余椎体边缘毛糙，部分骨质硬化，椎旁脓肿形成；邻近肋骨头破坏，伴骨膜增生（图 8-2-3）。

病例 4　腰椎结核伴脓肿 CT 引导下置管引流

男，29 岁，肺结核半年，右腰骶及右腹股沟包块 20 天。CT 引导下行包块置管引流出大量脓液，脓液夹层杯培养结核分枝杆菌（＋）。

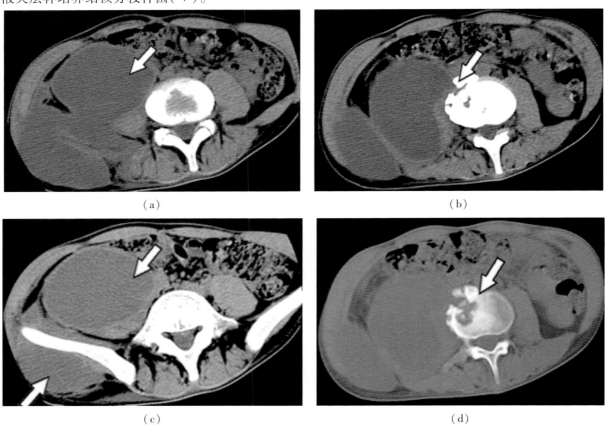

（a）   （b）

（c）   （d）

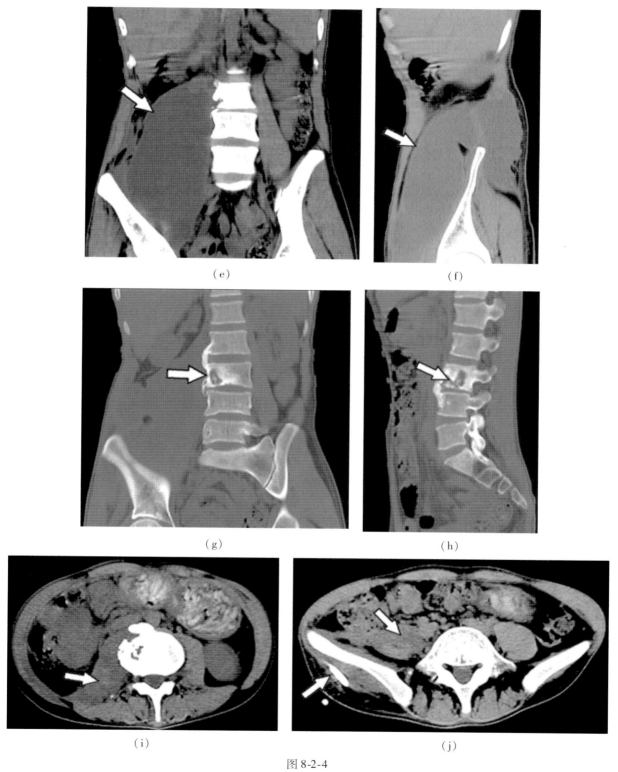

图 8-2-4

CT 平扫:腰 3 椎体骨质破坏,可见死骨形成及硬化缘,腰 2~4 椎体边缘可见骨质硬化,腰 3~4 椎间隙变窄,右侧腰大肌脓肿 [图 8-2-4(a)—(h)]。CT 引导下脓肿置管引流 15 天复查:脓肿明显缩小[图 8-2-4(i)、(j)]。

病例 5　骶骨结核

女,21 岁,咳嗽 6 月,腹胀 2 月。双肺结核,结核性腹膜炎。右骶骨结核 2 年。

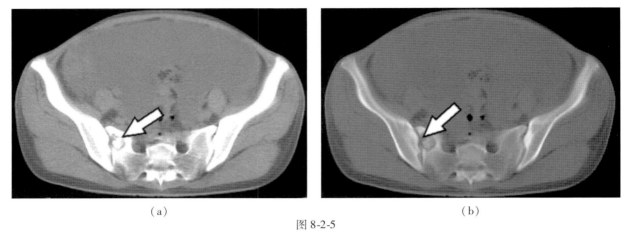

（a）　　　　　　　　　　　　　（b）

图 8-2-5

CT 平扫：右侧骶髂关节及骶骨骨质破坏，可见结节状死骨，边缘硬化，周围软组织未见异常；腹、盆腔积液（图 8-2-5）。

鉴别诊断 1　肺癌骨转移

女，32 岁，肺癌半年，喘累、胸痛 1 月。

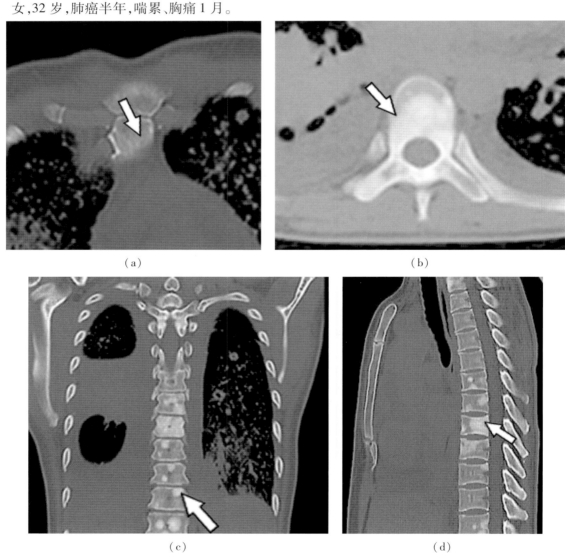

（a）　　　　　　　　　　　　　（b）

（c）　　　　　　　　　　　　　（d）

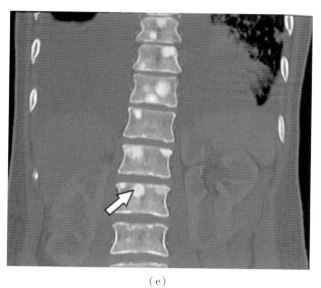
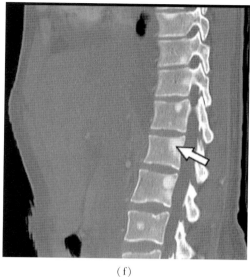

（e）   （f）

图 8-2-6

CT 平扫：胸骨、胸椎及附件见多发结节状及斑片状高密度影，边界清楚，椎间隙无变窄，椎旁软组织无增厚；同时可见右肺下叶软组织肿块及双肺多发结节影，心包及双侧胸腔积液（图 8-2-6）。

鉴别诊断 2 浆细胞瘤

男，55 岁，全身骨痛 2 月，咳嗽、咳痰、喘累 20 天。血红蛋白 83 g/L，血清钙 3.7 mmol/L，尿蛋白（2＋），本周氏蛋白（＋），骨髓穿刺浆细胞 36%。

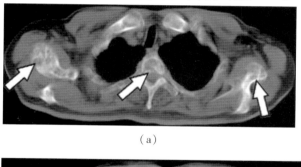
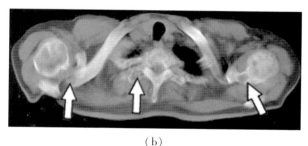

（a）   （b）

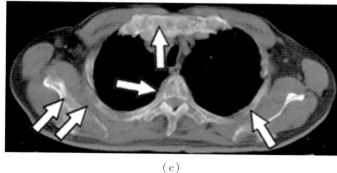
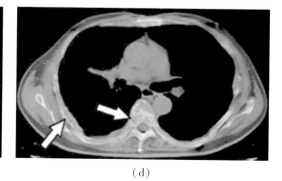

（c）   （d）

图 8-2-7

CT 平扫：胸骨、胸椎、双侧肱骨、肩胛骨及肋骨多发溶骨性骨质破坏，骨皮质变薄，其内未见死骨，边缘无明显硬化，周围软组织未见异常（图 8-2-7）。

鉴别诊断 3 椎体附件及肾上腺转移

男，56 岁，咳嗽半年，咯血 1 月。CT 发现右肺门肿块，纤维支气管镜活检病理诊断为鳞癌。

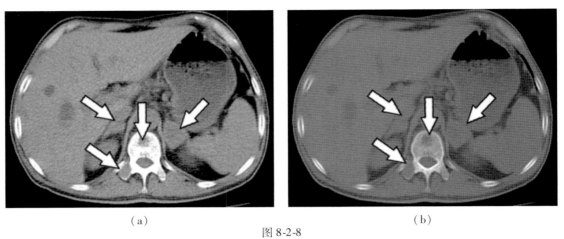

（a）　　　　　　　　　　　　　　（b）

图 8-2-8

CT 平扫：胸椎及右侧横突溶骨性骨质破坏，无增生硬化及死骨形成，邻近软组织未见肿胀，双侧肾上腺增大，左侧为主，密度均匀（图 8-2-8）。

鉴别诊断 4　椎体血管瘤

女，65 岁，腰背部疼痛不适 8 月，加重伴双下肢麻木 2 周。

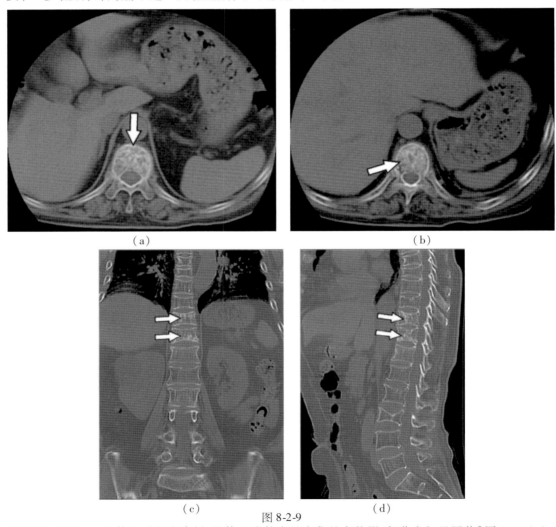

（a）　　　　　　　　　　　　　　（b）

（c）　　　　　　　　　　　　　　（d）

图 8-2-9

CT 平扫：胸 10、11 椎体骨质密度降低，椎体及附件内见密集的点状影，部分交织呈网状［图 8-2-9（a）、（b）］。MPR：可见呈栅栏状改变，边界清晰，周围软组织未见异常［图 8-2-9（c）、（d）］。

第三节　关节结核

【概述】

关节结核多见于儿童和青少年,以髋关节和膝关节最为常见,其次为肘、腕和踝关节。关节结核分为滑膜型结核及骨型关节结核。滑膜型结核早期滑膜明显充血、水肿、渗出、关节软骨表面常有纤维性渗出物或结核干酪样坏死物覆盖。晚期由于纤维组织增生而致滑膜增厚。滑膜结核首先侵及滑膜和关节软骨,病变往往持续数月后累及关节软骨及骨端。骨型结核首先经血行到达干骺端,蔓延累及关节,侵犯滑膜、关节软骨及其他邻近结构。在晚期,关节组织及骨质均有明显改变时,称为全关节结核。

【临床表现及实验室检查】

关节结核患者常常发病缓慢,症状轻微。外伤常为诱发因素。结核活动期可出现盗汗、低热、食欲缺乏、消瘦等全身中毒症状。局部症状有关节肿痛,多为酸痛或胀痛,活动受限。可伴有邻近肌肉萎缩或柔软无力,甚至关节变形,累及髋关节或膝关节常呈半屈曲姿势,轻度跛行或不能走路。关节可肿胀隆起呈球形,皮温不高,皮肤苍白,即“白肿”。实验室检查可出现血沉加快,结核菌素、结核抗体试验阳性,阴性者不能排除关节结核。

【影像学表现】

X 线表现

(1)骨型关节结核:髋、肘关节常见。关节组成诸骨可出现骨质破坏及关节间隙不对称狭窄,以及关节周围软组织肿胀等。

(2)滑膜型关节结核:膝和踝关节多见,髋、肘、腕关节亦常见。病变早期,为关节囊和关节软组织肿胀膨隆,密度增大,软组织层次模糊,关节间隙正常或稍增宽,邻近关节骨质疏松。

CT 表现　典型的骨关节结核 CT 表现具有特征性,表现为多发骨破坏,边缘环绕骨硬化缘,冷脓肿形成,部分脓肿边缘可见钙化,增强扫描见边缘环形强化,称为“边缘征”。软组织内钙化及死骨亦为特征性改变。CT 检查有助于鉴别 X 线检查难以发现的生理性骨化与可能的病理性改变,能清晰显示骨破坏的程度、范围、部位,有无死骨、冷脓肿及其流注方向、软组织病变等。

【鉴别诊断】

结核性关节炎需与化脓性关节炎、类风湿关节炎等疾病进行鉴别。

【病例展示】

病例 1　左侧肘关节结核

男,41 岁,左肘部疼痛 1[+] 年,伴活动受限 2 月,加重伴间断咳嗽 2 月。肺结核病史。

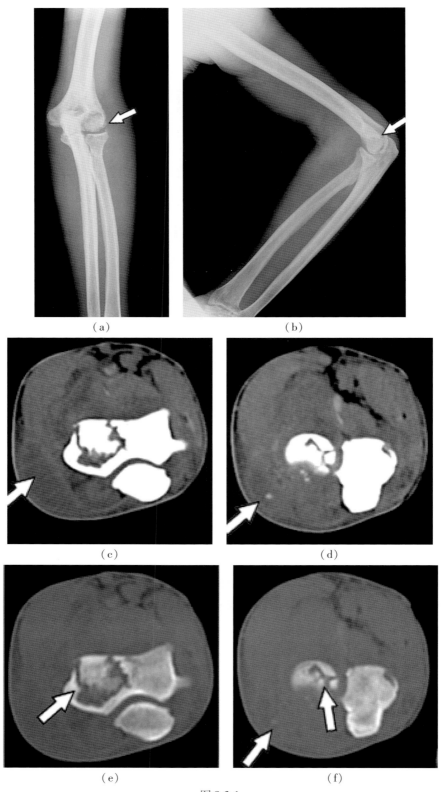

（a） （b）

（c） （d）

（e） （f）

图 8-3-1

X 线平片：左肱骨外上髁见不均匀密度减低区，内见不规则裂隙状透亮线，前壁软组织肿胀，皮下脂肪间隙消失［图 8-3-1（a）、（b）］。CT 平扫：左肱骨内上髁、桡骨头及尺骨鹰嘴骨质破坏，邻近软组织肿胀；桡侧及后方软组织内见脓肿形成，内见片状、点状死骨［图 8-3-1（c）—（f）］。

病例 2　左侧腕关节结核

男,42 岁,肺结核 3 年,左腕疼痛、肿胀、流脓 2 年。脓液培养结核分枝杆菌(+)。

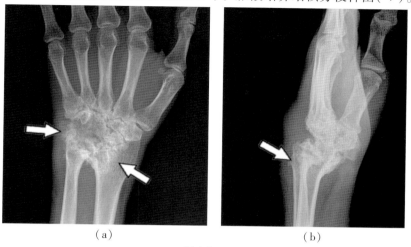

　　　　（a）　　　　　　　　　　　　　　　　　（b）

图 8-3-2

X 线平片:左腕关节间隙模糊不清,舟桡关节半脱位,左腕诸骨骨质破坏,结构不清,密度不均,部分骨质增生硬化,软组织肿胀(图 8-3-2)。

病例 3　双侧骶髂关节结核

男,27 岁,右臀部包块 7 月,切开引流脓液 6 月,脓液增多伴发热 1 月。脓液培养结核分枝杆菌(+)。

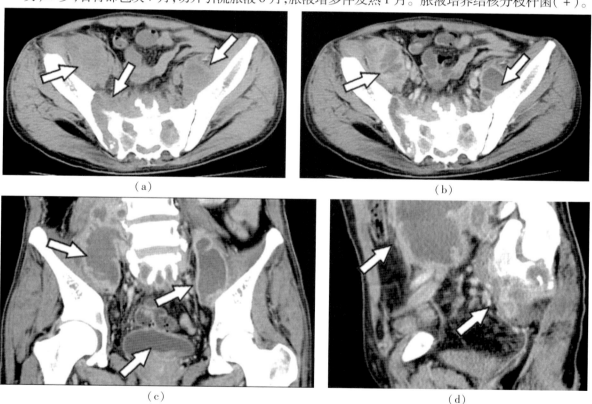

　　　　（a）　　　　　　　　　　　　　　　　　（b）

　　　　（c）　　　　　　　　　　　　　　　　　（d）

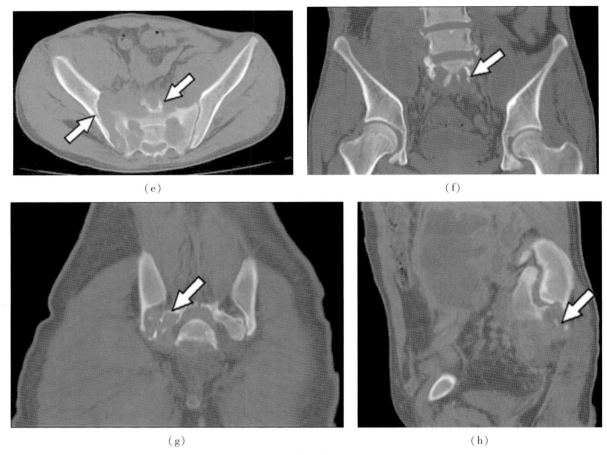

（e） （f）

（g） （h）

图 8-3-3

CT 平扫：右侧骶骨及髂骨骨质破坏，骶髂关节间隙增宽，内见斑点状死骨，双侧髂腰肌脓肿形成，可见分隔（图 8-3-3）。CT 增强扫描：脓肿壁边缘强化及花瓣状强化［图 8-3-3(b)—(d)］。

病例 4 右侧骶髂关节结核伴脓肿

男，44 岁，右髋痛 1 年，右腹股沟包块 2^+ 月。穿刺脓液培养结核分枝杆菌(+)。

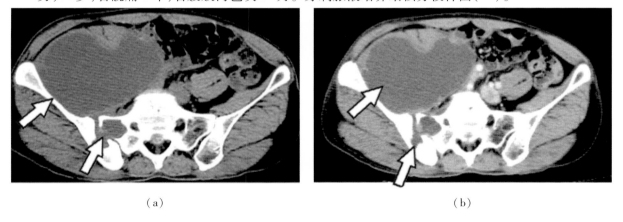

（a） （b）

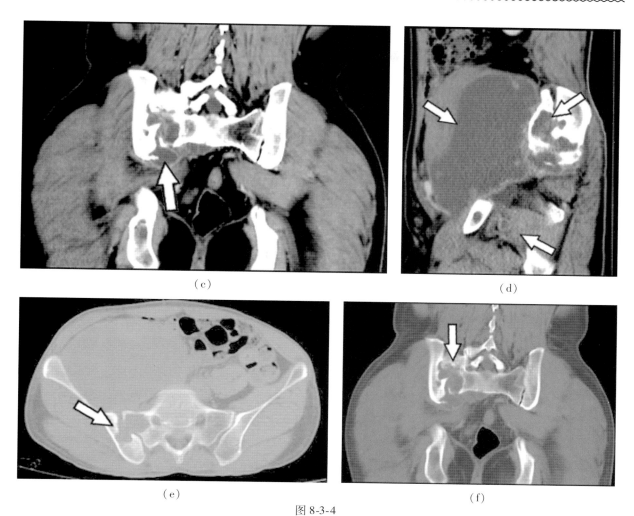

（c）　　　　　　　　　　　　　（d）

（e）　　　　　　　　　　　　　（f）

图 8-3-4

CT 示右侧骶髂关节、骶骨及髂骨破坏,见部分增生硬化及小死骨,右侧髂骨前方脓肿形成,右侧髂肌及腰
大肌向前推移,血管受压内移(图 8-3-4)。

病例5　右侧骶髂关节结核

女,16 岁,咳嗽 1 $^+$ 年,右髋部疼痛伴活动受限 4 月。痰培养结核分枝杆菌(2 +)。

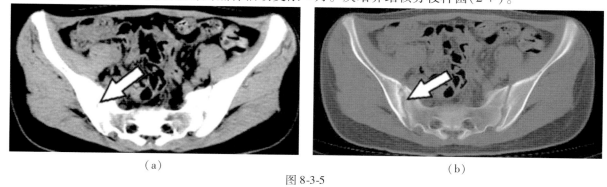

（a）　　　　　　　　　　　　　（b）

图 8-3-5

CT 平扫:右侧骶髂关节间隙变窄,关节面骨质破坏,密度不均匀,部分缺损,可见增生硬化,邻近软组织未
见异常(图 8-3-5)。

病例6　右侧髋关节结核

男,42 岁,右髋部疼痛伴功能障碍 6 月。右髋部抽吸出脓液及干酪样坏死物,脓液培养结核分枝
杆菌(+)。

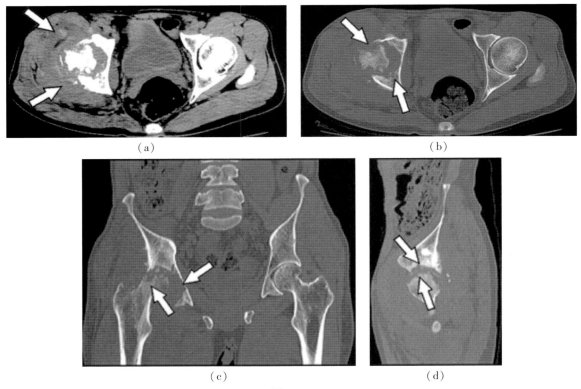

图 8-3-6

CT 示右侧髋关节间隙增宽,关节面、股骨头、髋臼骨质破坏,形态不规则,关节腔及周围散在死骨,髋关节周围脓肿形成(图 8-3-6)。

病例 7 右侧髋关节结核

男,15 岁,肺结核 1 年,右髋部疼痛、肿胀伴功能障碍 7 月。右髋部脓肿穿刺培养结核分枝杆菌(+)。

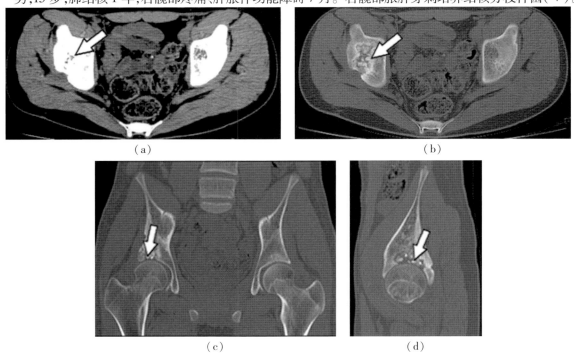

图 8-3-7

CT 平扫:右侧髂骨髋臼缘骨质破坏,可见增生硬化及多个死骨,右股骨头及邻近软组织未见明显异常(图 8-3-7)。

病例8　右侧膝关节结核

女,40岁,右侧膝关节肿胀6$^+$月。血沉76 mm/h。关节镜检查及病理提示:结核性滑膜炎。

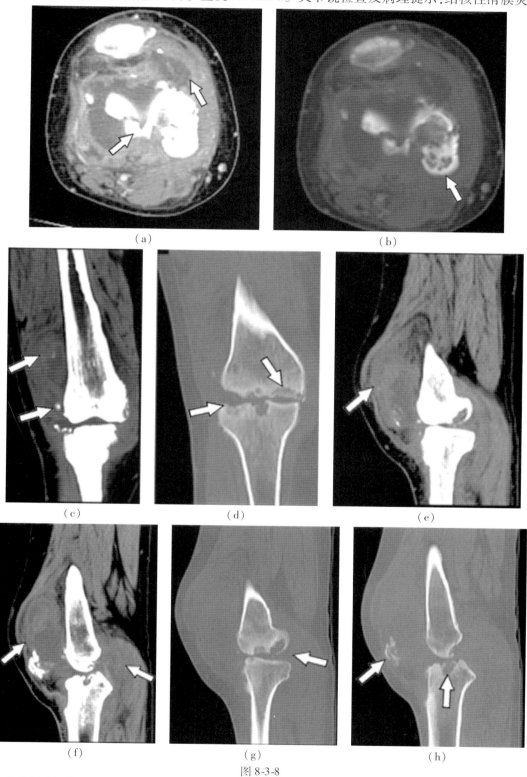

图 8-3-8

CT示右侧膝关节周围软组织肿胀,可见环形强化,关节间隙模糊,滑膜增厚,关节腔积液。关节面胫骨上端、股骨下端及髌骨骨质破坏,其内见斑点状及砂砾状死骨形成(图8-3-8)。

病例 9　右膝关节结核

男,48 岁,右侧膝关节疼痛、肿胀、功能障碍 6 年。行膝关节抽液及滑膜清除术,脓液培养结核分枝杆菌(＋)。

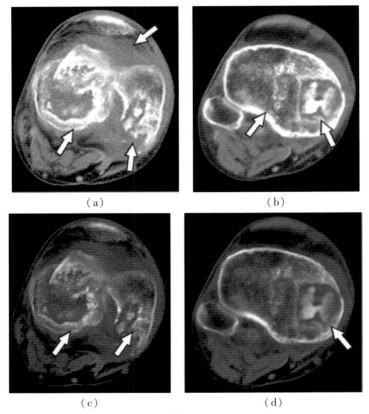

（a）　　　　　　　　　　（b）

（c）　　　　　　　　　　（d）

图 8-3-9

CT 增强扫描:右侧膝关节滑膜增厚,股骨下端及胫骨上端关节面处骨质破坏,边缘部分骨质硬化,内见碎块状死骨形成(图 8-3-9)。

病例 10　左踝关节、跗骨间关节结核及周围软组织结核

男,57 岁,左侧内踝包块 3 月,夜间盗汗明显。包块切除术后 2 月伴红肿、窦道形成,引流出干酪样物质,培养结核分枝杆菌(＋)。

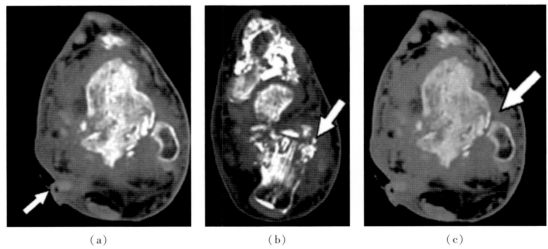

（a）　　　　　　　　（b）　　　　　　　　（c）

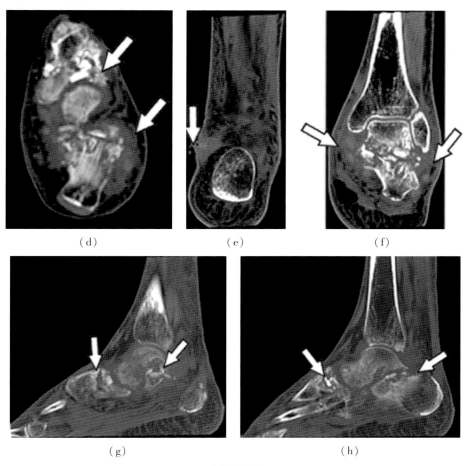

（d）　　　　　　　　　（e）　　　　　　　　　（f）

（g）　　　　　　　　　　　　　　　　（h）

图 8-3-10

CT 示左踝及足部软组织肿胀,脂肪间隙模糊,左踝内后方软组织内见窦道形成。左内踝、距骨、跟骨、舟骨、楔骨骨质破坏,内见多发死骨形成,病变累及关节面,邻近关节间隙变窄、模糊不清(图 8-3-10)。

病例 11　左踝关节、跗骨间关节结核及周围软组织结核

男,38 岁,肺结核 2 年,左足疼痛伴活动受限 1 年,流脓 2 月。

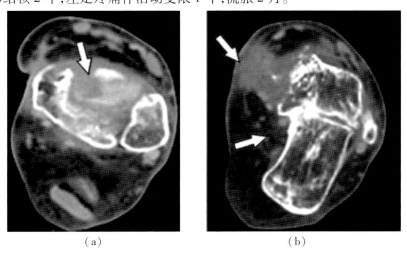

（a）　　　　　　　　　　　　　　　　（b）

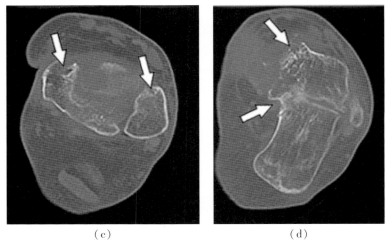

（c）　　　　　　　　（d）

图 8-3-11

CT 示左侧足踝部诸骨骨小梁稀疏、纤细,部分中断,骨皮质变薄,跟骨及距骨关节面及胫骨下端骨质破坏,跟距关节间隙变窄。内侧软组织肿胀,脂肪间隙模糊,其内见斑点状死骨影(图 8-3-11)。

鉴别诊断 1　类风湿性关节炎

女,66 岁,双侧关节腕疼痛、晨僵 1 年,右侧明显。实验室检查:类风湿因子(+),血沉 46 mm/h。

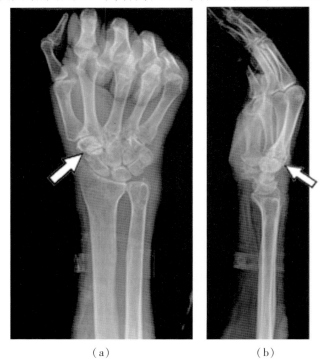

（a）　　　　　　　　（b）

图 8-3-12

X 线平片:右侧腕关节组成诸骨骨质密度降低,部分骨质见关节面小囊状透光区,关节间隙变窄(图 8-3-12)。

鉴别诊断 2　类风湿关节炎

女,46 岁,双侧腕关节疼痛、晨僵 2 年,右腕肿胀 2 月。实验室检查:类风湿因子(+)。

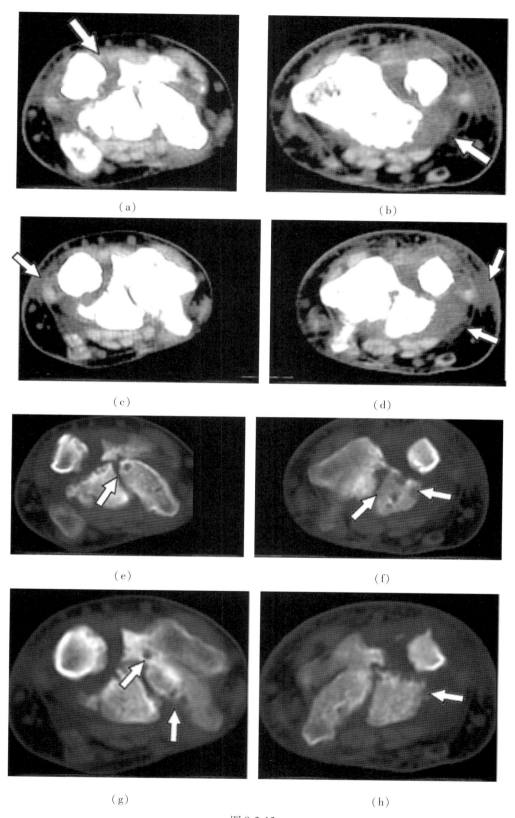

图 8-3-13

CT 示双侧腕关节周围软组织肿胀,关节腔少量积液,关节间隙变窄,关节面下多发小囊状影(图 8-3-13)。

第九章
腹腔结核

第一节　肝结核

【概述】

肝结核在临床上较为少见。结核杆菌侵入肝的途径主要有4种。①肝动脉播散:结核菌侵入肝的主要途径,继发于血行播散性结核。②门静脉播散:消化道结核如肠结核、肠系膜结核多由肝门静脉入肝致病。③脐静脉播散:先天性肝结核发病的主因。④经淋巴系统和直接播散。肝具有丰富的单核巨噬细胞系统及强大的再生修复能力,胆汁可抑制结核杆菌的生长,肝血流丰富且含有大量脂肪酸,结核杆菌一般不易积聚生长,只有当机体免疫力减低时才可能发生肝结核病。

肝结核的基本病理改变是形成肉芽肿样改变。肝结核分为4型。①粟粒型:为全身血行播散性粟粒型结核的一部分,病变呈粟粒大小、质硬,呈白色或灰白色多发小结节,病灶可融合。②结节型:可形成2~3 cm或以上,质硬、灰白色的实质性单发或多发结节,或附近病灶融合成团,酷似瘤样病变,又称结核瘤。③脓肿型:结核病灶中心坏死形成白色或黄白色干酪样脓液,可以单发或多发,脓腔多为单房,少有多房。④胆管型:病灶累及胆管或脓肿破入胆管形成胆管结核,导致胆管壁增厚、溃疡或狭窄。

【临床表现与实验室检查】

肝结核患者可无任何症状,可有发热、寒战、盗汗、纳差、无力、消瘦等全身中毒症状,可出现右上腹或肝区间断性、持续性隐痛、胀痛,肝大及黄疸等肝局部症状和体征,有的病例可合并腹水。实验室检查显示为肝功能损害,红细胞沉降率增快,血清磷酸酶(AKP)增高,结核菌素纯蛋白衍化物(PPD)试验(＋)。白细胞总数均正常,中性粒细胞及淋巴细胞均轻度增高。病理活检可确诊。

【影像学表现】

X线表现　X线胸片可见到肺结核病灶,X线腹部平片发现肝内钙化灶有助于诊断。

CT表现　CT平扫多为低密度占位性病变或含液性脓肿样病灶,有的伴高密度点状钙化病灶,增强扫描周边可有环形强化。肝结核可分为4型。①粟粒型肝结核:平扫多表现为境界清楚的弥漫低密度灶。增强扫描无强化。肝包膜发生粟粒型结核灶或包膜增厚可形成"糖衣肝"。②结节型肝结核:由粟粒型肉芽肿融合而成,直径大于2 cm,CT表现为结节状低密度灶,注入对比剂后出现明显的环形强化。其可表现为肝内结节状混杂密度灶,病灶中心密度高,密度不均,边界不清,增强扫描后轻、中度强化,可单发或多发。③脓肿型肝结核:肉芽肿出现液化坏死,表现为囊性病变,增强扫描可见环形强化。④胆管型肝结核:肝内胆管扩张,沿管壁或肝门区可见弥漫性或结节状钙化。

【鉴别诊断】

肝结核需与原发性肝细胞癌、肝转移癌、肝脏血管瘤、肝脓肿、肝脏炎性假瘤等疾病进行鉴别。

【病例展示】

病例1　肝脏右后叶结核

女,18 岁,肺结核2 年,咳嗽、双下肢水肿半月。经CT 引导下经皮肝脏穿刺置管引流。脓液脱落细胞提示:坏死组织,少量淋巴细胞,考虑结核。

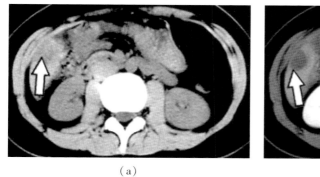
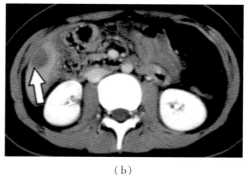

（a）　　　　　　　　　　　　　（b）

图 9-1-1

CT 平扫:肝脏右后叶类圆形不均匀低密度影,边界模糊。CT 增强扫描:未见明显强化(图 9-1-1)。

病例2　肝脏右后叶结核

女,23 岁,潮热、盗汗40 天,腹胀20 天。腹腔镜探查术。病变活检提示:肉芽肿性炎伴坏死,考虑结核。

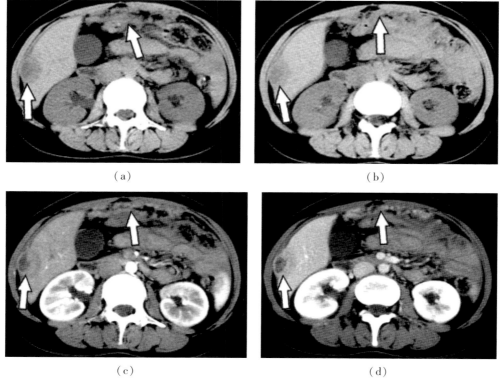

（a）　　　　　　　　　　　　　（b）

（c）　　　　　　　　　　　　　（d）

图 9-1-2

213

CT 平扫:肝脏右后叶类圆形不均匀低密度结节影,边界不清,内见更低密度区[图 9-1-2(a)、(b)]。CT 增强扫描呈持续强化,以边缘强化为主,中心低密度区未见明显强化,同时可见大网膜增厚及明显均匀强化[图 9-1-2(c)、(d)]。

病例 3　肝脏右后叶及左外叶结核

女,32 岁,肺结核 1 年。咳嗽、纳差、加重半月。

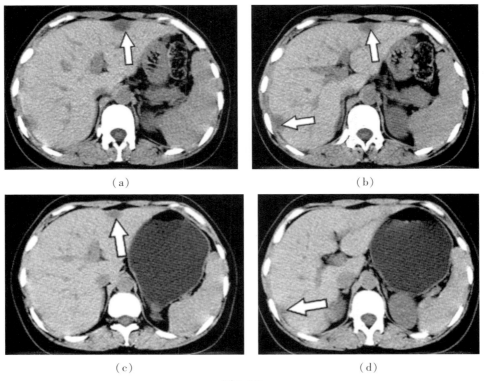

（a）　　　　　　　　　　　　　　　　（b）

（c）　　　　　　　　　　　　　　　　（d）

图 9-1-3

CT 平扫:肝脏左外叶及右后叶斑片状低密度影,边界尚清[图 9-1-3(a)、(b)]。抗结核治疗 6 月复查:左外叶及右后叶病灶明显吸收[图 9-1-3(c)、(d)]。

病例 4　肝脏右后叶结核

男,23 岁,发热、盗汗半月,腹胀 10 天。腹水金标阳性,腹水普培无细菌生长,腹水抗酸杆菌集菌（＋）。

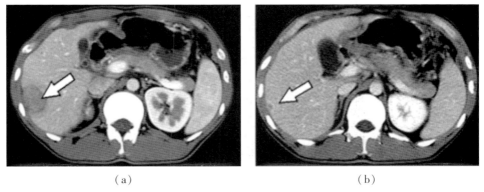

（a）　　　　　　　　　　　　　　　　（b）

图 9-1-4

CT 增强扫描:肝脏右叶见轻度强化结节影,周围见无强化水肿带[图 9-1-4(a)]。抗结核治疗 6 月复查:肝脏内病灶明显吸收[图 9-1-4(b)]。

病例 5　肝脏结核,脾脏结核

男,34 岁,反复发热 4 月,加重 2 周。HIV（＋）。CT 提示:双肺粟粒型肺结核。

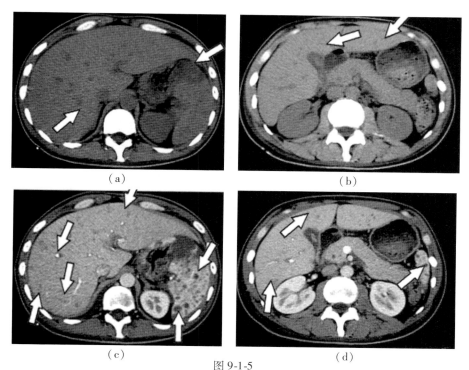

(a)　　　　　　　　　　　(b)

(c)　　　　　　　　　　　(d)

图 9-1-5

　　CT 平扫:肝脏及脾脏实质多发斑片状及小点状低密度影,边界不清,部分肝内胆管扩张[图 9-1-5(a)、
(b)]。CT 增强扫描:肝脏及脾脏实质多发粟粒结节状低密度影增多,未见强化[图 9-1-5(c)、(d)]。

病例 6　肝结核

　　男,48 岁,结核性多浆膜腔积液,肺结核 1 年。右侧胸壁包块半年,增大伴红肿 2 月。肝组织穿刺
活检病理诊断:肝脏纤维组织增生及肉芽肿性炎症,考虑结核。

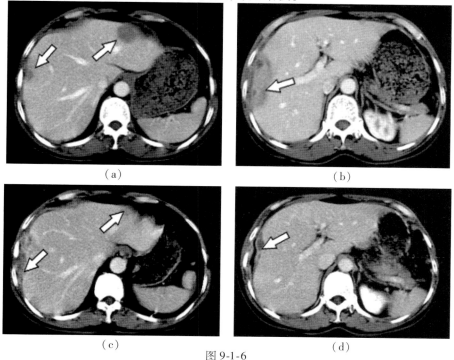

(a)　　　　　　　　　　　(b)

(c)　　　　　　　　　　　(d)

图 9-1-6

　　CT 增强扫描:肝脏左叶及右叶条片影及结节影,边界欠清,周围水肿,肝脏右叶条片状病灶轻度强化,其内
见结节状无强化区[图 9-1-6(a)、(b)]。抗结核治疗 2 月复查:肝脏左叶病灶基本吸收,肝脏右叶病变吸
收好转[图 9-1-6(c)、(d)]。

病例 7　肝结核(钙化为主)

男,58 岁,肺结核 2 年,肝结核 1 年已治愈。

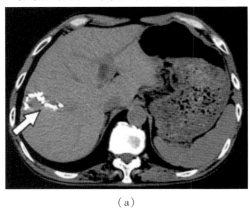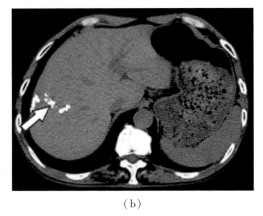

（a）　　　　　　　　　　　　　（b）

图 9-1-7

CT 平扫:肝脏右叶点条状及串珠样改变的致密影,肝内胆管未见明显扩张(图 9-1-7)。

病例 8　肝结核(钙化为主)

女,73 岁,咳嗽 2 年,动后喘累 2$^+$月,加重 1 周。2 年前患肺结核已治愈。

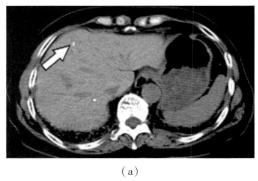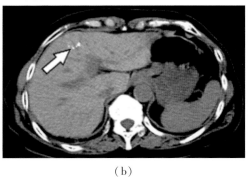

（a）　　　　　　　　　　　　　（b）

图 9-1-8

CT 平扫:肝脏左叶内侧段、肝脏右叶前段及后段见结节状和斑点状钙化灶,边界清晰(图 9-1-8)。

鉴别诊断 1　肝肺吸虫病

女,27 岁,咳嗽、咳痰、腹部包块 6 月。腹部可扪及多个包块,轻压痛,活动度欠佳。血常规:嗜酸性粒细胞比率为 69%。肺吸虫抗体(+)。

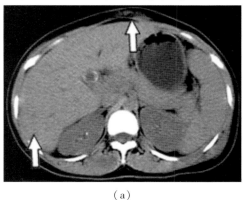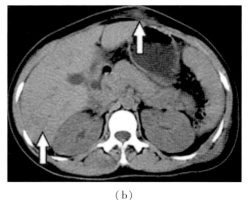

（a）　　　　　　　　　　　　　（b）

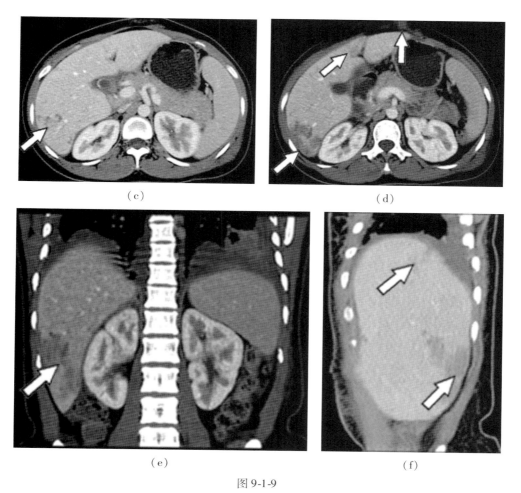

（c）　　　　　　　　　　　　　　　　（d）

（e）　　　　　　　　　　　　　　　　（f）

图 9-1-9

CT 平扫:腹壁皮下多个结节影,肝脏右后叶隐约可见少许斑片状稍低密度影[图 9-1-9(a)、(b)]。CT 增强扫描:肝脏右后叶及肝脏左叶内侧段斑片状低密度无强化,边界欠清[图 9-1-9(c)—(f)]。

鉴别诊断 2　肝血管瘤

女,53 岁,右上腹胀 2 月。

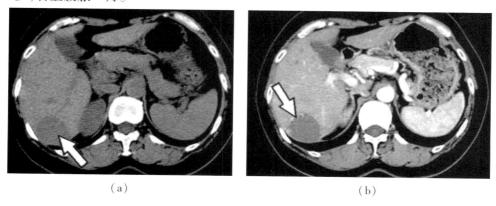

（a）　　　　　　　　　　　　　　　　（b）

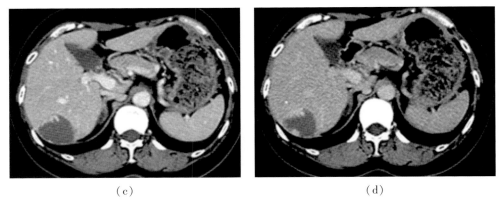

图 9-1-10

CT 平扫:肝脏右叶见类圆形低密度影,边界清晰[图 9-1-10(a)]。CT 增强扫描:呈结节状持续高强化,从周边向中心填充,低密度范围逐渐缩小[图 9-1-10(b)—(d)]。

鉴别诊断 3　小肝癌

男,53 岁,肺结核 6 月,腹痛、消瘦 1 月。

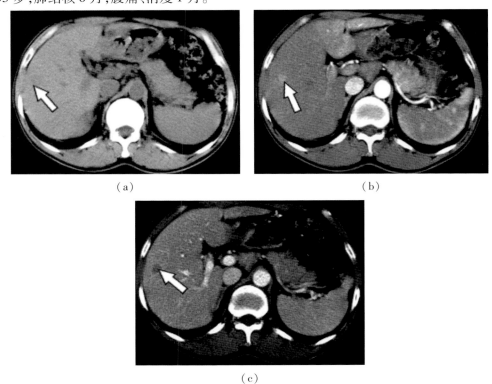

图 9-1-11

CT 平扫:肝脏右叶类圆形小结节影,边界不清[图 9-1-11(a)]。CT 增强扫描:动脉期呈结节状均匀强化[图 9-1-11(b)],静脉期呈低密度,边界较清[图 9-1-11(c)]。

鉴别诊断 4　肝脏转移癌

男,58 岁,胸痛、气短 3 月。胸部 CT 左肺门软组织肿块,左主支气管狭窄。纤维支气管镜组织病理检查提示:鳞癌。

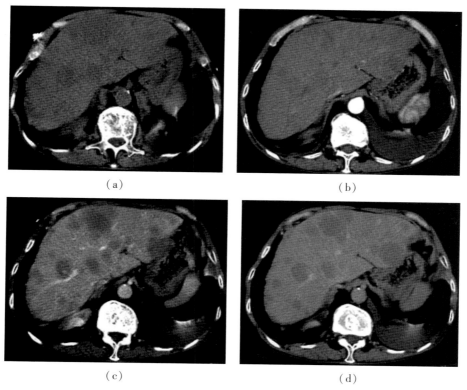

图 9-1-12

CT 平扫:肝脏多发低密度结节影[图 9-1-12(a)]。CT 增强扫描:动脉期强化不明显[图 9-1-12(b)],静脉期及延迟期可见轻度边缘强化[图 9-1-12(c)、(d)]。

第二节　脾结核

【概述】

脾结核好发于青壮年。病理分为 4 型。

1. 粟粒型　脾结核与其他脏器结核一样多通过血行播散。最初产生渗出性病变,病灶广泛即形成"粟粒型脾结核"。

2. 结节型　渗出性病灶如不吸收,可发展成结核性肉芽肿,并发生干酪样坏死,直径多为 5 ~ 20 mm。

3. 脓肿型　结节性病灶相互融合或孤立性病灶发展增大,并液化,即形成"结核性脾脓肿"。

4. 钙化　钙化灶大多在干酪样病灶的愈合过程中产生。钙化表现与脾结核的时期有关,多表现为脾内 1 ~ 5 mm 大小斑点状高密度影,可同时伴有腹腔淋巴结肿大、钙化。

【临床表现与实验室检查】

临床表现多数不典型,常伴结核中毒症状和相应实验室检查的表现。主要症状是腹痛、低热、盗汗、乏力、食欲减退、消瘦等,如合并胆胰管阻塞还可出现梗阻性黄疸,如合并有肝结核,可出现肝细胞性黄疸。主要体征:脾大、肝大、腹部压痛。实验室检查:轻中度贫血、红细胞沉降速率增高,白细胞总数正常,中性粒细胞正常或轻度增高。骨髓检查:正常或呈刺激增生性贫血骨髓象。球蛋白升高,结核菌素试验(OT)强阳性或弱阳性、阴性。累及肝者可出现肝功能的损害。

219

【影像学表现】

X 线表现　腹部 X 线平片有时可见左上腹钙化斑。

CT 表现　①粟粒型脾结核：CT 不能分辨，或仅表现为脾的轻中度肿大，密度稍低或不均。②结节型脾结核：平扫表现为脾内多发斑点状或小蜂窝状低密度病灶，边缘清楚或不清，增强扫描病灶多无强化，边界清楚，与周围脾组织比较呈明显低密度。少数周边的肉芽组织呈环形强化，内部的干酪样坏死无强化。③脓肿型脾结核：平扫可见脾内单发或多发较大圆形或椭圆形水样低密度灶，边界清楚，密度均匀，增强扫描病灶边缘强化而内部无强化。④脾结核钙化：钙化灶大多在干酪样病灶的愈合过程中。钙化表现与脾结核的时期有关，多表现为脾内 1 ~ 5 mm 大小斑点状高密度影。可同时伴有腹腔淋巴结肿大、钙化及肝和胰腺等多个器官的钙化。⑤结核性淋巴结肿大：肝门、胰周及邻近大血管周围可见多数肿大的淋巴结和（或）"正常大小"的淋巴结数量增多，肿大的淋巴结有融合趋势。增强扫描淋巴结呈环形强化，少数可出现淋巴结钙化。⑥常伴其他脏器结核。

【鉴别诊断】

脾结核需与淋巴瘤、转移瘤、脾脓肿等疾病进行鉴别。

【病例展示】

病例 1　脾脏结核

女，34 岁，间断咯血、咳嗽 5[+] 年，喘累 2[+] 年。纤维支气管镜检查：左主支气管结核，灌洗液 PCR-TB（＋）。

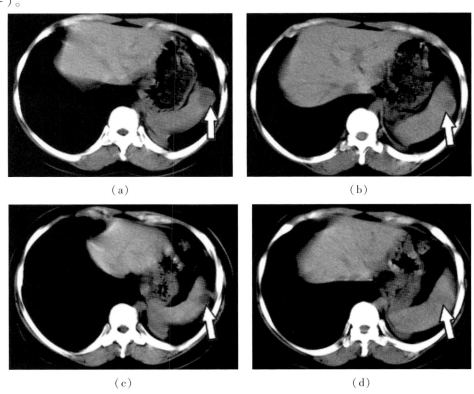

（a）　　　　　　　　　　　　　　（b）

（c）　　　　　　　　　　　　　　（d）

图 9-2-1

CT 平扫：脾脏类圆形低密度结节，略向包膜突出［图 9-2-1（a）、（b）］。抗结核治疗 8 月复查：脾脏病灶明显缩小［图 9-2-1（c）、（d）］。

病例 2　脾脏结核

男，27 岁，咳嗽、腹泻、消瘦、乏力 1 月，发热 5 天。腹壁柔韧，腹部压痛明显。肠镜提示：回盲部结核。

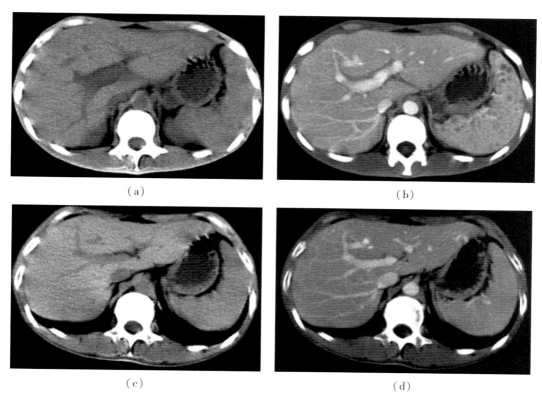

（a）　　　　　　　　　　　　　（b）

（c）　　　　　　　　　　　　　（d）

图 9-2-2

CT 平扫:脾脏增大,其内可见小结节状稍低密度区[图 9-2-2(a)]。CT 增强扫描:脾脏多发小圆形及粟粒状低密度结节影,未见明显强化[图 9-2-2(b)]。同一患者抗结核治疗 16 月复查:脾脏病灶完全吸收[图 9-2-2(c)、(d)]。

病例 3　脾脏结核

男,34 岁,反复发热 4 月,加重 2 周。CT 提示:双肺粟粒型肺结核。腹腔积液培养结核分枝杆菌(+)。

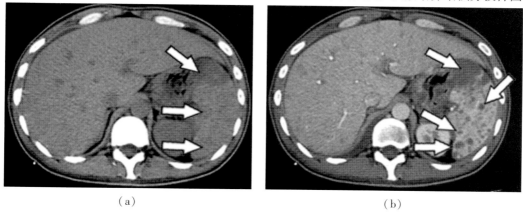

（a）　　　　　　　　　　　　　（b）

图 9-2-3

CT 平扫:肝脏、脾脏体积增大,其内见斑片状及结节状低密度影[图 9-2-3(a)]。CT 增强扫描:肝脏小斑片及结节状低密度影未见强化,脾脏部分低密度灶呈边缘强化,脾脏片状低密度(梗死)灶无强化[图 9-2-3(b)]。

病例 4　脾脏结核

男,21 岁,腹胀、腹泻 2 [+] 月,加重伴呕吐 1 [+] 月,发热、咳嗽 20 天。胸部 CT 提示:考虑亚急性血行播散性肺结核。

221

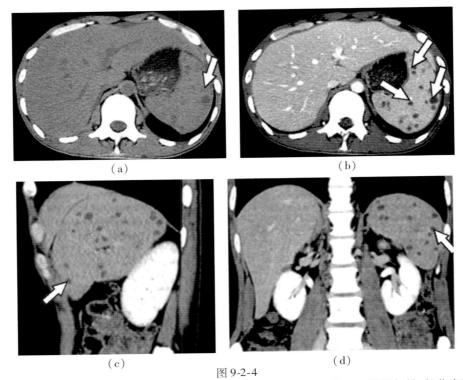

图 9-2-4

CT 平扫：脾脏体积增大，内见多发低密度结节影，边界不清[图 9-2-4(a)]。CT 增强扫描：部分病灶呈边缘强化，边界显示较清楚[图 9-2-4(b)—(d)]。

病例 5　脾脏结核

女,62 岁,咳嗽、发热、伴盗汗、纳差、消瘦 1 月。痰培养结核分枝杆菌(＋)。

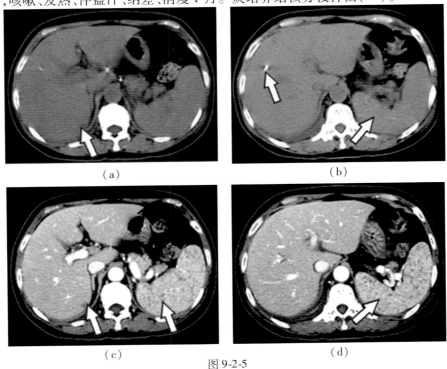

图 9-2-5

CT 平扫：肝脏、脾脏及腹膜后小点状钙化灶，伴肝脏右后叶邻近包膜，见小斑片状低密度影[图 9-2-5(a)、(b)]。CT 增强扫描：肝脏病灶未见强化，脾脏可见密集的低密度点状及粟粒样结节影，边界不清[图 9-2-5(c)、(d)]。

病例6　脾脏结核,腹腔淋巴结结核

男,55 岁,间断发热、咳嗽、乏力、腹泻 3 月。CT 提示:双肺粟粒性结节影。痰涂片抗酸杆菌(+),胸水培养结核分枝杆菌(+)。

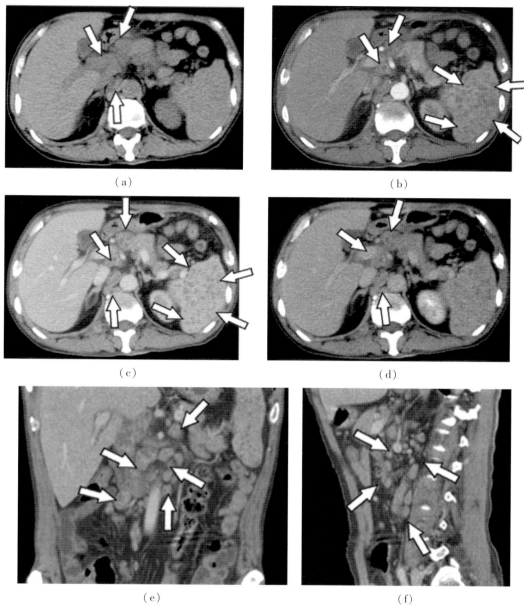

（a）　　　　　　　　　　（b）

（c）　　　　　　　　　　（d）

（e）　　　　　　　　　　（f）

图 9-2-6

CT 平扫:胰头周围、门腔间隙、腹腔干及腹主动脉周围见多发结节影,脾脏密度降低,内见点状低密度影,
边界不清[图 9-2-6(a)]。CT 增强扫描:脾脏多发粟粒结节影显示更清楚,腹腔及腹膜后肿大淋巴结部分
结节状均匀强化,部分呈边缘强化[图 9-2-6(b)—(f)]。

病例7　脾脏结核,以钙化为主

男,37 岁,反复咳嗽 1 年,加重 1 周。痰培养结核分枝杆菌(4 +)。

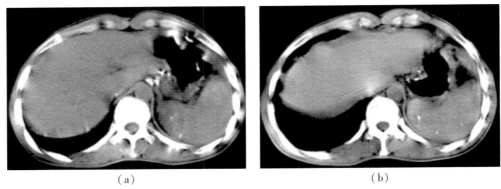

图 9-2-7

CT 平扫:脾脏多发斑点状钙化灶,密度浅淡不均,边界较清晰(图 9-2-7)。

病例 8 脾脏结核,以钙化为主

女,26 岁,反复腹胀、腹痛 2⁺ 年。双肺结核 2 年。

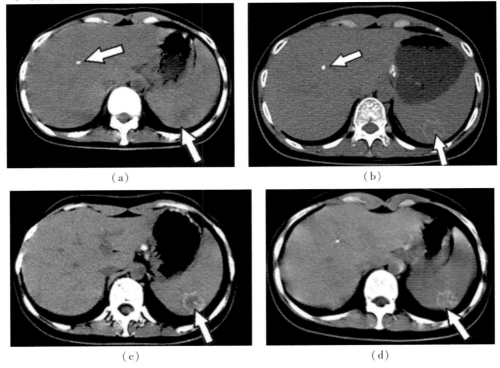

图 9-2-8

CT 平扫:脾脏增大,实质内见片状低密度影,边界模糊不清,周围隐约见少许点状高密影,肝脏见小结节状钙化灶[图 9-2-8(a)]。抗结核治疗 12 月、18 月、24 月复查:病灶随着时间推移,钙化灶从边缘向中间逐渐增多[图 9-2-8(b)—(d)]。

第三节 胰腺结核

【概述】

胰腺结核较少见。好发于胰头,体尾部亦可发生,可累及整个胰腺。胰腺结核可能的累及途径为全身播散性结核,也可从后腹膜淋巴结结核播散而来。病理上主要表现为结核性肉芽肿和干酪样坏死。

224

【临床表现与实验室检查】

临床表现不典型,可出现如腹痛、纳差、疲倦、消瘦、发热、寒战和盗汗等症状。实验室检查:红细胞沉降速率加快,胆红素增高,淀粉酶增高,OT 或 PPD 试验强阳性或阳性。穿刺活检组织病理学检查可确诊。

【影像学表现】

X 线表现　腹部 X 线平片有时可见胰腺区钙化。

CT 表现　可表现为局灶肿块、多发结节、弥漫性增大、胰外表现等。①局灶性肿块:多位于胰头颈部,大小不等。主要表现为位于胰腺的低密度肿块,部分液化时则表现为囊实性肿块,完全液化时为囊性病变,多数有分隔。增强扫描见肿块周边明显强化及分隔强化,坏死、液化区无强化,增生病灶可有轻度强化,一般低于周围胰实质及病灶周边强化。病程长者可出现钙化。②多发结节:表现为整个胰腺不规则增大,其内见多个灶性低密度区。增强扫描见结节状病灶周边强化,结节本身无强化或仅有轻度强化。③弥漫性增大:表现为胰腺密度普遍性降低,周边模糊,增强扫描胰实质为不均匀强化。常伴有胰周淋巴结增大、融合,增强扫描呈花环状强化。④胰外表现为以下两种。淋巴结增大:可发生在胰周、肠系膜、肝门部、脾门等部位,大小不等,部分融合成团。CT 平扫表现为低密度结节灶,增强扫描为均匀的环形强化,伴有中央轻度强化或无强化为其特征。肿大淋巴结可表现为轻度强化,部分可出现钙化。腹腔实质脏器受累:脾、肾等腹部实质器官结核常与胰腺结核伴行。

【鉴别诊断】

胰腺结核需与胰腺癌、胰腺假性囊肿、慢性胰腺炎、胰周淋巴结转移瘤、胰周淋巴瘤、胰腺囊性肿瘤、内分泌异常的内分泌肿瘤等疾病进行鉴别。

【病例展示】

病例 1　胰腺结核

女,18 岁,咳嗽伴盗汗 1 年,腹痛 6 月。痰培养结核分枝杆菌(3 +)。结核抗体(金标法)(+)。结核抗体(蛋白芯片):38 kDa 抗体(+),LAM(+)。

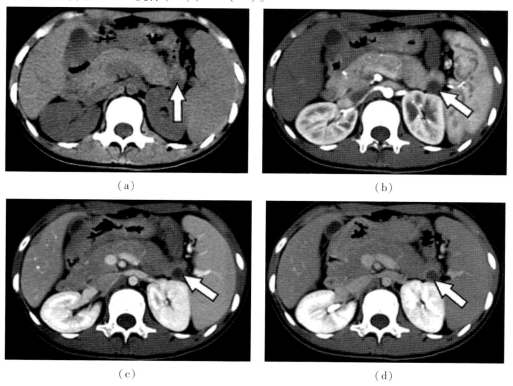

(a)　　　　　　　　　　　　　　(b)

(c)　　　　　　　　　　　　　　(d)

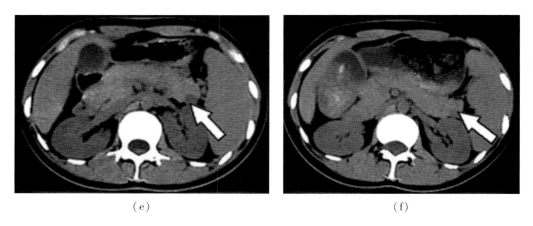

（e） （f）

图 9-3-1

CT 平扫:胰尾见一类圆形低密度结节影[图 9-3-1(a)]。CT 增强扫描:病灶边缘呈延迟环形强化,中心低密度影无强化[图 9-3-1(b)—(d)]。抗结核治疗 12 月、18 月复查:可见病灶逐渐缩小[图 9-3-1(e)、(f)]。

病例 2　胰腺结核

男,41 岁,反复发热 2 月,再发 4 天。肺结核病史。HIV(+),血沉 48 mm/h。

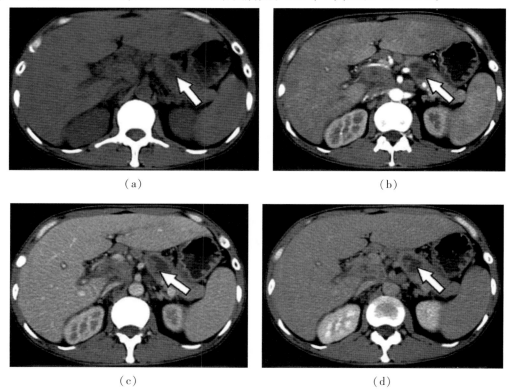

（a） （b）

（c） （d）

图 9-3-2

CT 平扫:胰体部见不规则片状低密度影,其内密度欠均匀,边界不清。肝门部见多个增大的淋巴结,部分中心呈稍低密度[图 9-3-2(a)]。CT 增强扫描:病灶边缘轻度强化,实质期病灶范围稍有缩小。肝门区及胰后淋巴结不均匀强化,部分结节状均匀强化[图 9-3-2(b)—(d)]。

病例 3　胰腺结核

男,23 岁,咳嗽、盗汗 9[+] 月,腹痛 1 月,加重 2 天。肺结核病史。纤维支气管镜刷检结核直接检测(荧光 PCR)阳性。

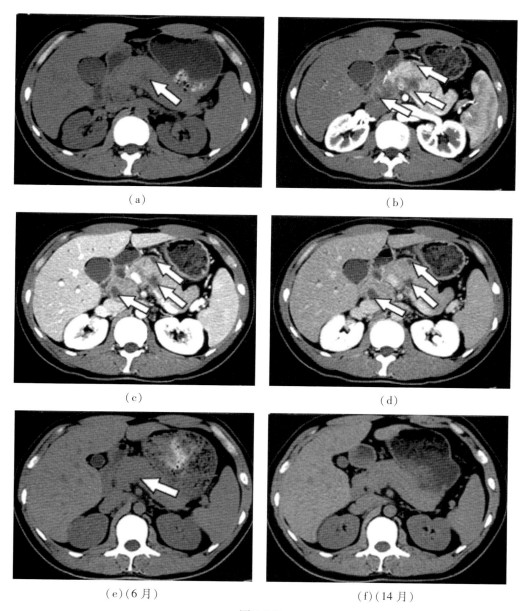

（a）　　　　　　　　　　（b）

（c）　　　　　　　　　　（d）

（e）（6 月）　　　　　　　　（f）（14 月）

图 9-3-3

CT 平扫:胰腺体积增大,胰体部见斑片状稍低密度影,边界模糊不清。门腔间隙淋巴结肿大呈稍低密度
影,与周围组织分界不清[图 9-3-3(a)]。CT 增强扫描:胰腺体部低密度病灶无明显强化。门腔间隙肿大
的淋巴结部分均匀强化,部分呈低密度无强化区。肝内胆管扩张[图 9-3-3(b)—(d)]。抗结核治疗 6 月、
14 月复查:胰腺体积恢复正常,胰腺低密度病灶明显吸收、消失。门腔间隙清晰,未见肿大淋巴结,扩张肝
内胆管恢复正常[图 9-3-3(e)、(f)]。

第四节　肠结核

【概述】

　　肠结核好发于中青年,是结核分枝杆菌引起的肠道慢性特异性炎症,绝大多数继发于肺结核。病
变部位好发于回盲部,其次为升结肠、空肠、横结肠、降结肠、阑尾、十二指肠及乙状结肠等处,偶有位

于直肠者。肠结核主要经口感染。结核分枝杆菌进入肠道后,多在回盲部引起结核病变。肠结核也可由血行播散或由腹腔、盆腔内结核病灶直接蔓延以及淋巴管逆行播散引起。病理分型为溃疡型、增生型、混合型。

【临床表现与实验室检查】

肠结核临床表现为以下 4 种。①全身中毒症状:低热、盗汗、乏力、食欲减退、体重减轻等;②腹痛、腹泻:腹痛多发生在右下腹,腹泻常不伴里急后重,腹泻与便秘交替出现;③腹部肿块:多见于增生型肠结核;④常伴有肺结核、腹膜结核、腰椎结核、女性生殖系统结核等肠外结核的临床表现。纤维结肠镜检查可直接观察全结肠、盲肠及回盲部的病变,并可行活检或取样作细菌培养。

【影像学表现】

X 线表现　常用钡餐或钡灌肠检查。病变多为移行性,病变与正常之间缺乏清楚的境界。溃疡型可见盲肠和升结肠等肠腔狭窄、多发溃疡、充盈缺损、黏膜破坏及跳跃征。增生型显示盲肠和升结肠变形缩短、回盲瓣增厚,回肠末端狭窄、黏膜破坏。混合型兼有溃疡型及增生型肠结核两种类型的 X 线征象,根据病变和病理发展情况,病变表现为以溃疡型为主或以增生型为主。

CT 表现　平扫多为肠壁环形增厚,少数可见盲肠内侧偏心性增厚,回盲瓣增厚,可呈肠道跳跃性改变,增强扫描均匀强化,可见分层现象。如并发腹腔淋巴结结核者,还可见肿大淋巴结呈环形强化。

【鉴别诊断】

肠结核需与克罗恩病、结肠癌、溃疡、淋巴瘤、肠管周围炎症等疾病进行鉴别。

【病例展示】

病例 1　回肠末端及回盲部结核

女,15 岁,咳嗽、发热、胸痛、活动后气促 8 月。纤维支气管镜灌洗液培养结核分枝杆菌(3 +)。

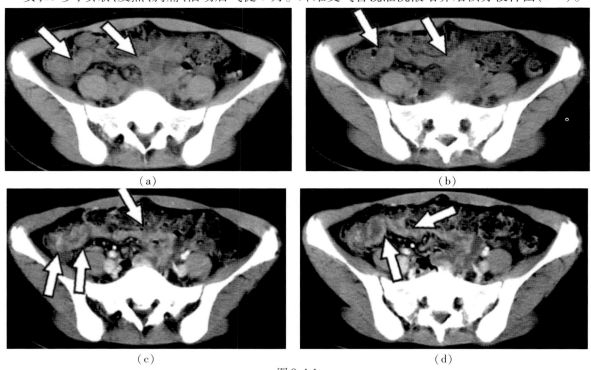

（a）　　　　　　　　　　　　　　　（b）

（c）　　　　　　　　　　　　　　　（d）

图 9-4-1

CT 平扫:回肠末端及回盲部肠壁增厚,肠腔狭窄,周围间隙模糊[图 9-4-1(a)、(b)]。CT 增强扫描:增厚的肠壁呈较均匀强化[图 9-4-1(c)、(d)]。

病例 2　回盲部肠结核

男,28 岁,右下腹隐痛 6 月,恶心呕吐 3 天。肺结核病史 6 月。右下腹扪及一条索状包块。纤维结肠镜检查提示:肉芽肿性炎症,考虑结核。

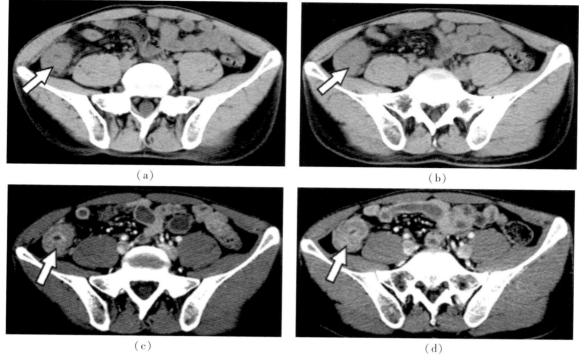

图 9-4-2

CT 平扫:回盲部肠管均匀增厚,管腔变窄,周围脂肪间隙清楚[图 9-4-2(a)、(b)]。CT 增强扫描:肠壁呈均匀强化,可见分层[图 9-4-2(c)、(d)]。

病例 3　回盲部肠结核

男,18 岁,咳嗽、午后低热 2 月,腹痛、腹泻 1 周。CT 提示:双肺亚急性血行播散性肺结核。

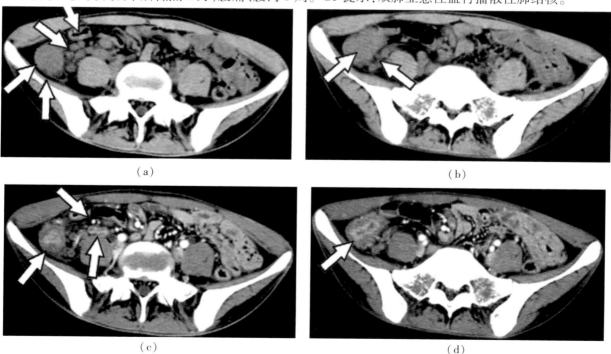

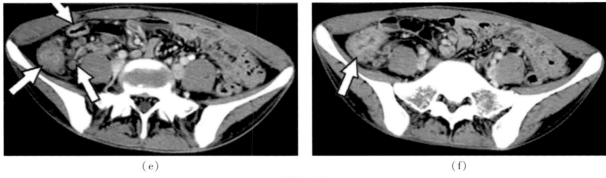

（e）　　　　　　　　　　　　　　（f）

图 9-4-3

CT 平扫：回盲部肠管增厚，呈较均匀软组织密度，管腔变窄，周围脂肪间隙见多个小结节影，其内部分见稍
低密度区［图 9-4-3（a）、（b）］。CT 增强扫描：肠壁呈较均匀持续强化，可见分层，脂肪间隙小结节呈环形强
化［图 9-4-3（c）—（f）］。

病例 4　回肠末端、回盲瓣及回盲部结核

男，63 岁，咳嗽、腹痛 1 年，加重伴潮热、盗汗 5 天。肺结核病史。纤维结肠镜检查提示：回盲部炎
症伴溃疡。取活检病理诊断：慢性炎症伴坏死，考虑结核。

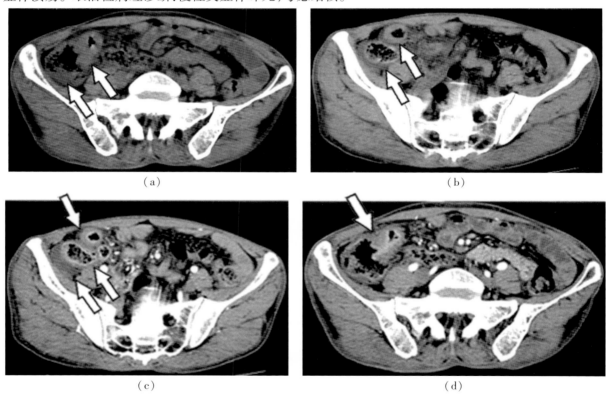

（a）　　　　　　　　　　　　　　（b）

（c）　　　　　　　　　　　　　　（d）

图 9-4-4

CT 平扫：回肠末端、回盲瓣及回盲部肠壁增厚、肿胀，邻近脂肪间隙模糊，结肠旁沟少量积液［图 9-4-4（a）、
（b）］。CT 增强扫描：回盲瓣及回肠末端肠壁呈较均匀持续强化，部分分层样强化［图 9-4-4（c）、（d）］。

鉴别诊断　结肠癌

男，80 岁，腹痛、便秘、右下腹包块半年，加重 5 天。大便隐血（＋），纤维结肠镜活检病理提示：回盲
部腺癌。

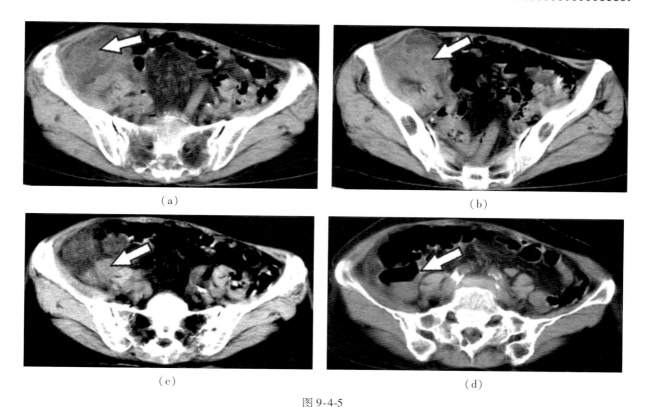

图 9-4-5

CT 平扫:右下腹回盲部密度均匀软组织肿块,与髂肌及外侧脂肪间隙分界不清,肠管管腔狭窄、升结肠扩张[图 9-4-5(a)、(b)]。CT 增强扫描:病变呈均匀强化[图 9-4-5(c)、(d)]。

第五节　腹部淋巴结结核

【概述】

腹部淋巴结结核多见于中青年,主要感染途径为消化道感染和血行播散,前者常见。结核分枝杆菌主要通过被污染的食物进入消化道,被肠黏膜吸收,通过淋巴管引流到肠系膜根部,然后至腹腔动脉周围淋巴结,最终入乳糜池。以累及肠系膜、小网膜、胰周区域以及第三腰椎平面以上腹主动脉周围淋巴结较多。

【临床表现】

多数患者无明显症状,常因腹部其他脏器结核相关症状检查发现;也可出现低热、盗汗、纳差、消瘦等临床表现。

【影像学表现】

X 线表现　除了腹部淋巴结钙化外常无阳性发现。

CT 表现　平扫:腹部淋巴结结核多为等密度结节或结节中心稍低密度,与邻近组织可分界不清。增强扫描:多呈周边强化或环形强化,而中心干酪样坏死物质则缺乏血供常不强化。周边强化的淋巴结可增大、破溃融合成"多房样"征象。结核性淋巴结的最大直径常小于 4 cm。中心低密度的环形强化是其最常见的强化方式,也是淋巴结结核较为特征性的表现,增强扫描也有部分淋巴结结核均匀强化,直径常小于 1.5 cm,1 cm 以下的最常见,这类淋巴结结核病理上多为结核性肉芽肿,干酪样坏死物质形成较少。

【鉴别诊断】

腹部淋巴结结核需与结节病、淋巴瘤、转移性病变等进行鉴别。

【病例展示】

病例1　腹部淋巴结结核

女,27 岁,肺结核 3 月,发热、腹痛 10 +天。

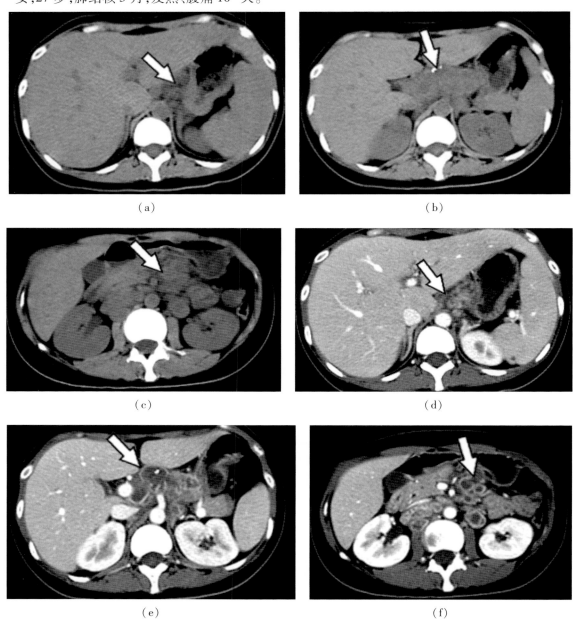

（a）　　　　　　　　　　　　（b）

（c）　　　　　　　　　　　　（d）

（e）　　　　　　　　　　　　（f）

图 9-5-1

CT 平扫:肝胃韧带、肝门部、腹腔干周围及腹主动脉周围、脊柱旁多个大小不一的软组织结节影,部分融合,内见斑点状钙化及低密度区[图9-5-1(a)—(c)]。CT 增强扫描:病变以环形强化为主,可见融合[图9-5-1(d)—(f)]。

病例2　腹部淋巴结结核,以钙化为主

男,35 岁,右肾、右输尿管结核 1 年。3 年前患结核性腹膜炎。

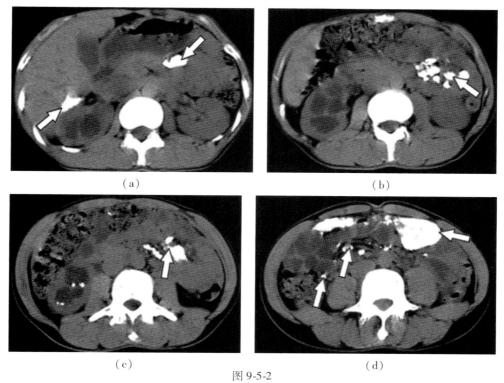

（a）　　　　　　　　　　（b）

（c）　　　　　　　　　　（d）

图 9-5-2

CT 平扫：腹腔淋巴结多发结节状及块状钙化影，以肾周、胰周、大网膜及肠系膜分布为主（图 9-5-2）。

病例 3　腹部淋巴结结核，以钙化为主

女，26 岁，反复腹胀、腹痛 2$^+$ 年。肺结核病史。

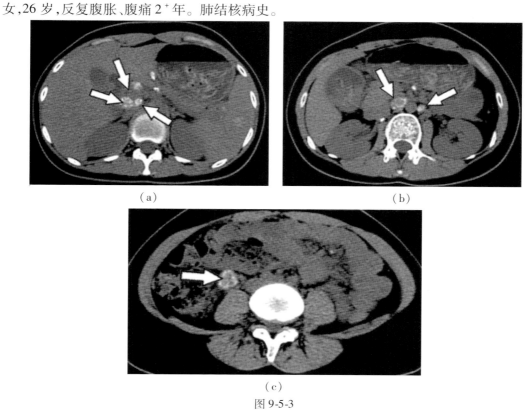

（a）　　　　　　　　　　（b）

（c）

图 9-5-3

CT 平扫：肝门、门腔间隙、腹主动脉周围及肠系膜见多发钙化的淋巴结，以环形钙化为主（图 9-5-3）。

233

病例4 腹部淋巴结结核

男,55岁,间断发热、咳嗽、乏力、腹泻3月。CT提示:双肺粟粒性结核。痰涂片抗酸杆菌(+),胸水培养结核分枝杆菌(+)。

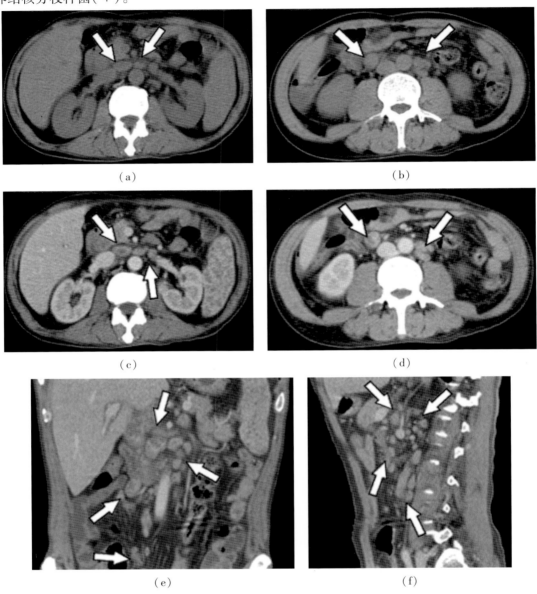

图 9-5-4

CT平扫:腹腔、腹膜后及肠系膜见多发软组织结节影[图9-5-4(a)、(b)]。CT增强扫描+MPR:轻度均匀强化及部分呈环形强化[图9-5-4(c)—(f)]。

鉴别诊断 淋巴瘤

男,36岁,颈部无痛性包块1年,腹胀5月。左颈部包块穿刺活检提示:弥漫性大B细胞淋巴瘤。

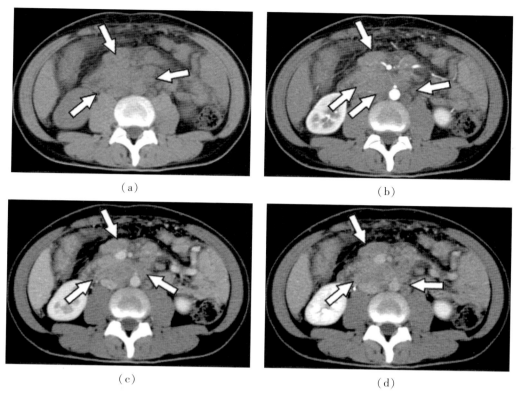

（a）　　　　　　　　　　　　（b）

（c）　　　　　　　　　　　　（d）

图 9-5-5

CT 平扫:腹主动脉、下腔静脉、腹腔干及肠系膜上静脉周围见多发肿块及结节影,部分融合、分界不清［图 9-5-5(a)］。CT 增强扫描:病变呈均匀强化,相应血管包埋其中［图 9-5-5(b)—(d)］。

第六节　结核性腹膜炎

【概述】

结核性腹膜炎是常见的肺外结核病之一。大多数结核性腹膜炎多继发于身体其他部位结核的感染,如肺结核、淋巴结核等。根据病理改变分为渗出、粘连、干酪三型,以前两型多见。在疾病的发展过程中,可由一个类型转变为另一个类型,或二、三种类型同时存在。

【临床表现】

临床表现为低热、盗汗、纳差、消瘦等全身症状;腹部症状有腹痛、腹胀、呕吐、大便形状改变;腹部体征为腹部压痛。体格检查移动性浊音阳性,腹部有"揉面感"等。

【影像学表现】

X 线表现　　腹部平片可见透光度下降,有时可见钙化。

CT 表现　　平扫:腹腔积液,腹膜增厚。增强扫描:腹膜强化明显,可见均匀强化,部分呈环形、花环状强化。

【鉴别诊断】

结核性腹膜炎需与心脏病、肝病或肾病引起的腹水进行鉴别;此外,还应与卵巢肿瘤、腹膜肿瘤等引起的腹水相鉴别。

【病例展示】

病例 1　结核性腹膜炎

男,32 岁,发热、右颈部包块 2$^+$月,腹痛 11 天。颈部包块抽出黄色干酪样分泌物,培养结核分枝杆菌(+)。

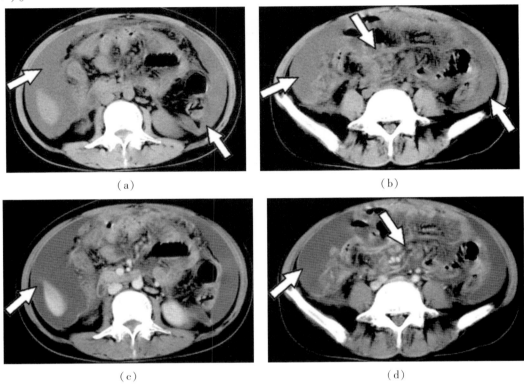

　　　　　　（a）　　　　　　　　　　　　　　　　　（b）

　　　　　　（c）　　　　　　　　　　　　　　　　　（d）

图 9-6-1

CT 平扫:腹腔积液,肠管内聚,肠系膜血管增粗,其间见小结节影[图 9-6-1(a)、(b)]。CT 增强扫描:腹膜增厚不明显,呈线样强化,肠系膜淋巴结均匀强化[图 9-6-1(c)、(d)]。

病例 2　结核性腹膜炎

男,50 岁,咳嗽 1$^+$月,胸痛、气促、腹胀、盗汗 20 天。肺结核病史。

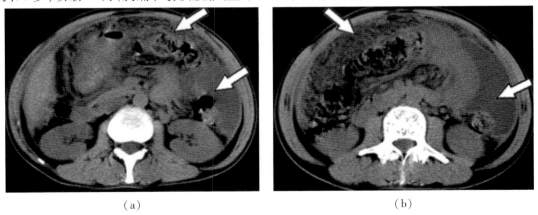

　　　　　　（a）　　　　　　　　　　　　　　　　　（b）

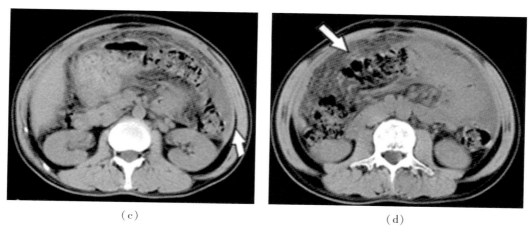

（c）　　　　　　　　　　　　　（d）

图 9-6-2

CT 平扫:腹腔积液,腹膜增厚,大网膜增厚,内见粟粒样小结节影,肠系膜淋巴结增大[图 9-6-2(a)、(b)]。

抗结核治疗 2 月复查:大网膜增厚减轻,腹腔积液减少[图 9-6-2(c)、(d)]。

病例 3　结核性腹膜炎

男,23 岁,发热、腹胀 4 天。肺结核病史。彩超提示:腹腔积液。腹水常规生化提示:黄色、浑浊,培养结核分枝杆菌(+)。

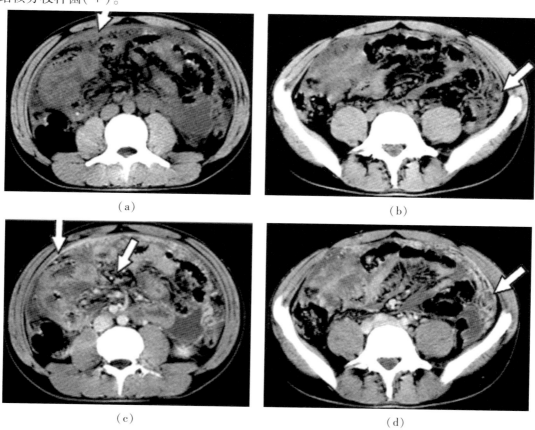

（a）　　　　　　　　　　　　　（b）

（c）　　　　　　　　　　　　　（d）

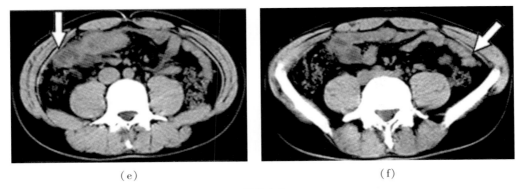

（e）　　　　　　　　　　（f）

图 9-6-3

CT 平扫:腹腔少量积液,腹膜及大网膜增厚,大网膜污征改变,肠系膜增粗,内见小淋巴结[图 9-6-3(a)、(b)]。CT 增强扫描:腹膜及大网膜明显强化[图 9-6-3(c)、(d)]。抗结核治疗 5 月复查:腹膜及大网膜增厚改变基本消失,腹腔积液已吸收。肠系膜脂肪间隙清晰[图 9-6-3(e)、(f)]。

病例 4　结核性腹膜炎

女,22 岁,发热、咳嗽、咳痰、腹胀 4 月,喘累、气促 2 月。痰培养结核分枝杆菌(+)。腹水常规生化提示:黄色浑浊,渗出液,细胞数 5.4×10^8/L,单核 58% ;LDH 1 000 U/L,GLU 0.61 mmol/L。

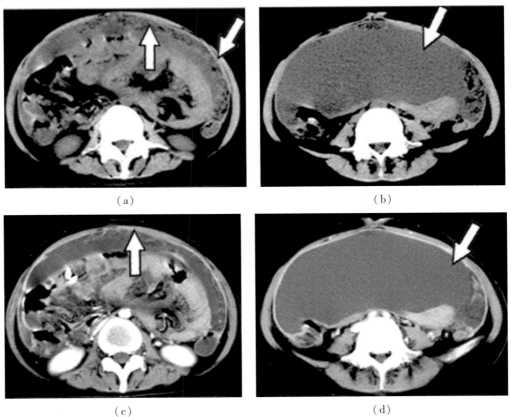

（a）　　　　　　　　　　（b）

（c）　　　　　　　　　　（d）

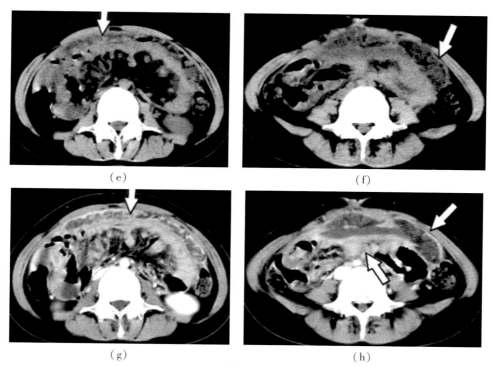

（e）　　　　　　　　　　　（f）

（g）　　　　　　　　　　　（h）

图 9-6-4

CT 平扫:腹膜及大网膜增厚,腹腔大量积液,肠道聚集[图 9-6-4(a)、(b)]。CT 增强扫描:大网膜见小结节及条状强化[图 9-6-4(c)、(d)]。抗结核治疗 2 月复查:腹腔积液明显减少,部分包裹,腹膜、大网膜增厚及强化较前明显[图 9-6-4(e)—(h)]。

病例 5　结核性腹膜炎

女,23 岁,间断午后发热、咳嗽、胸痛、气促 5 + 月,伴腹胀、腹痛 1 + 月。血沉 48 mm/h。痰培养结核分枝杆菌(+)。

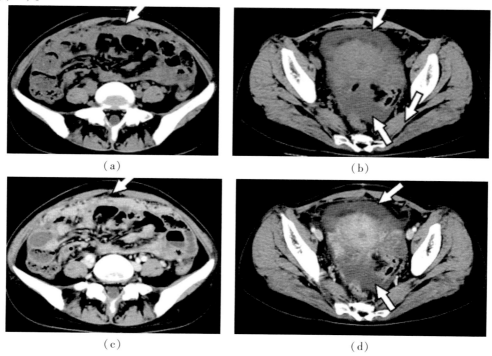

（a）　　　　　　　　　　　（b）

（c）　　　　　　　　　　　（d）

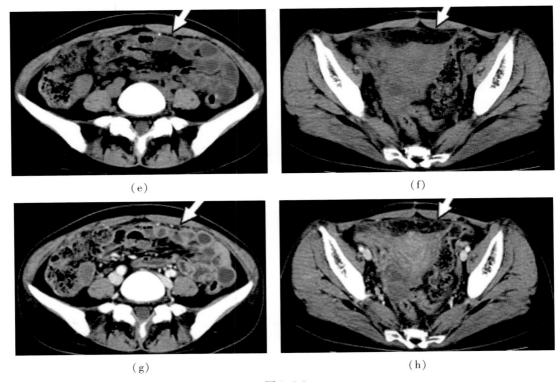

（e） （f）

（g） （h）

图 9-6-5

CT 平扫:大网膜饼状增厚[图 9-6-5(a)、(b)]。CT 增强扫描:大网膜呈较均匀强化,盆腔积液[图 9-6-5(c)、(d)]。抗结核治疗 4 月复查:大网膜增厚及盆腔积液基本吸收[图 9-6-5(e)—(h)]。

病例 6　结核性腹膜炎

男,18 岁,腹胀、腹痛、发热 3 月,加重 1 天。肺结核病史。PPD(3 +);腹腔穿刺抽液,抽出黄色液体;腹水常规:李凡他蛋白定性(2 +),细胞计数 6.29×10^8/L,淋巴细胞 93% 。

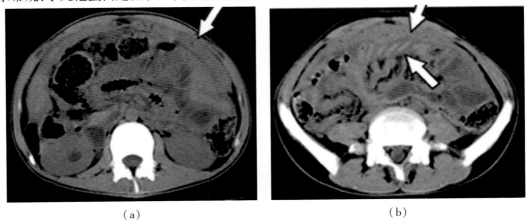

（a） （b）

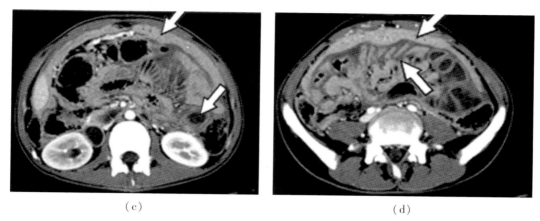

（c）　　　　　　　　　　　　（d）

图 9-6-6

CT 平扫：腹膜饼状增厚，肠系膜增粗、模糊，肠间隙模糊不清，肠管扩张，部分肠壁增厚、水肿［图 9-6-6（a）、
（b）］。CT 增强扫描：大网膜呈均匀中度强化，增厚的肠管分层样强化［图 9-6-6（c）、（d）］。

病例 7　结核性腹膜炎

男，24 岁，气促 1 年，腹胀、腹痛 3 月，伴盗汗、乏力，便秘与腹泻交替，腹胀、腹痛加重 1 天。结核
抗体（金标法）（＋）；结核抗体（蛋白芯片）：38 kDa（＋），LAM（＋）。血沉 63 mm/h。纤维结肠镜检查
提示：回盲部结核。

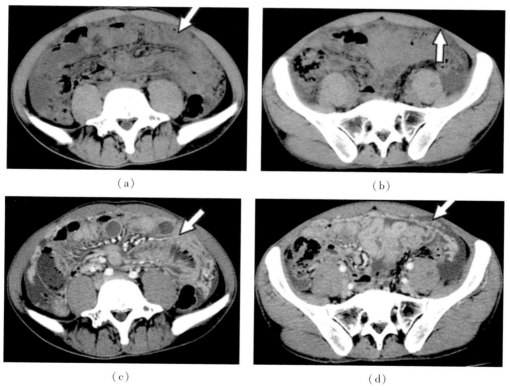

（a）　　　　　　　　　　　　（b）

（c）　　　　　　　　　　　　（d）

图 9-6-7

CT 平扫：腹腔少量积液，腹膜及大网膜增厚，大网膜污征改变，肠系膜增粗，内见小淋巴结［图 9-6-7（a）、
（b）］。CT 增强扫描：腹膜及大网膜明显强化［图 9-6-7（c）、（d）］。

241

病例 8　结核性腹膜炎

男,18 岁,咳嗽、潮热、盗汗伴腹胀 2 月。肺结核病史。血沉 52 mm/h。

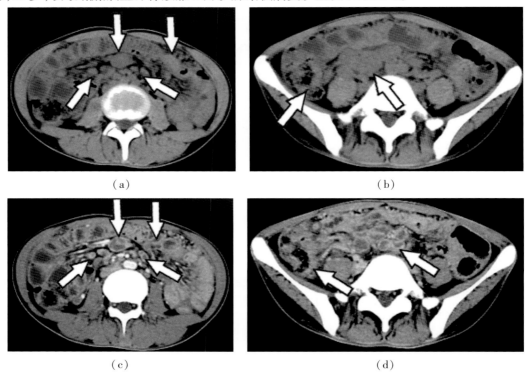

（a）　　　　　　　　　　　　　　　（b）

（c）　　　　　　　　　　　　　　　（d）

图 9-6-8

CT 平扫:大网膜见小结节影,腹主动脉周围及肠系膜间多个软组织结节影,回盲部肠壁增厚,周围脂肪间隙稍模糊,空肠肠管扩张[图 9-6-8(a)、(b)]。CT 增强扫描:胸膜及腹主动脉周围结节影呈环形强化,回盲部肠壁均匀强化[图 9-6-8(c)、(d)]。

病例 9　结核性腹膜炎钙化

男,18 岁,腹胀、腹痛 2 年,加重伴咳嗽 1 月。肺结核病史。腹水常规:黄色,蛋白(+);结核抗体(金标法)(+);结核抗体(蛋白芯片):38 kDa(+),LAM(+);结核 T-SPOT(+)。

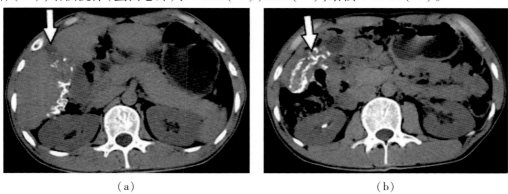

（a）　　　　　　　　　　　　　　　（b）

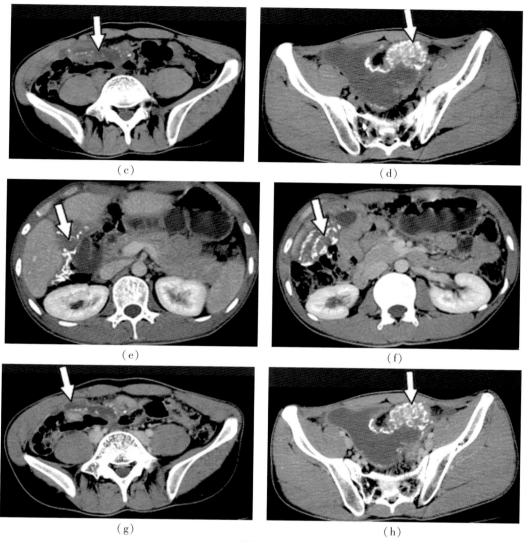

（c）　　　　　　　　　　　　（d）

（e）　　　　　　　　　　　　（f）

（g）　　　　　　　　　　　　（h）

图 9-6-9

CT 平扫:沿肝右间隙向下走行至盆腔包裹性积液,部分机化,脓肿壁及其内见点条状钙化灶[图 9-6-9（a）—（d）]。CT 增强扫描:脓肿壁均匀轻度强化[图 9-6-9（e）—（h）]。

鉴别诊断 1　肝硬化腹水

男,42 岁,咳嗽、乏力、纳差、腹胀、茶色尿 10 天,全身皮肤、巩膜中度黄染,饮酒 20 年,平均每日饮白酒 250 mL。

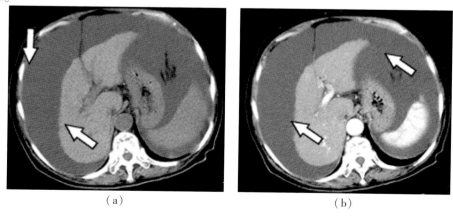

（a）　　　　　　　　　　　　（b）

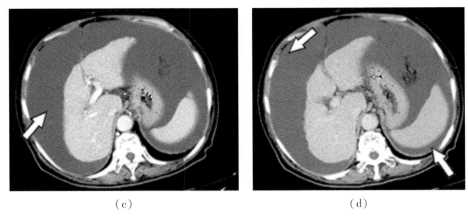

（c）　　　　　　　　　　　　　　　　（d）

图 9-6-10

CT 平扫:肝脏体积缩小,边缘小锯齿状凹凸不平,肝叶比例失调,腹腔大量积液[图 9-6-10(a)]。CT 增强扫描:腹膜及大网膜未见增厚[图 9-6-10(b)—(d)]。

鉴别诊断 2　卵巢癌腹膜转移

女,26 岁,卵巢囊腺癌术后半年,腹痛 3 月,再发伴腹胀 1 周。

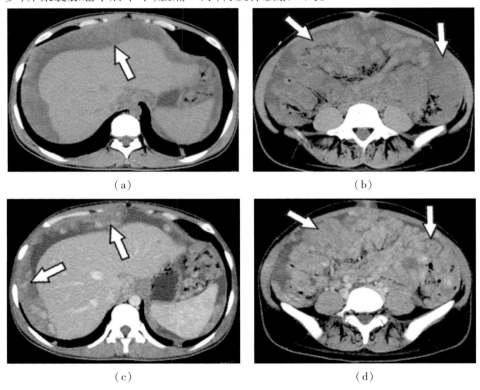

（a）　　　　　　　　　　　　　　　　（b）

（c）　　　　　　　　　　　　　　　　（d）

图 9-6-11

CT 平扫:腹膜大网膜及肠系膜广泛增厚,密度不均,其间见多发结节影,与肠管间隙模糊不清,腹腔积液[图 9-6-11(a)、(b)]。CT 增强扫描:增厚的腹膜、大网膜及肠系膜上结节影呈均匀中度强化,部分呈高强化[图 9-6-11(c)、(d)]。

第十章
泌尿生殖系结核

第一节　肾上腺结核

【概述】

原发性肾上腺皮质功能低下,又称为 Addison 病。Addison 病中,肾上腺结核所致者占 10% ~ 30%。结核杆菌侵犯肾上腺,破坏皮质和髓质,形成结核性肉芽肿或以干酪样坏死为主病变,其后淋巴细胞和巨噬细胞浸润,晚期肾上腺可完全由钙化组织和(或)纤维增生组织取代,有时腺体可萎缩。

【临床表现及实验室检查】

多数肾上腺结核患者病程长,可达数年甚至更长,主要表现为乏力、消瘦、皮肤色素沉着、恶心、呕吐、腹痛、低热、血压降低和精神症状等,严重者出现肾上腺皮质危象。皮肤、黏膜色素沉着是肾上腺结核特征性临床表现。双侧肾上腺结核病变多见,单侧肾上腺结核往往无症状或症状轻微,双侧受累者肾上腺腺体破坏 50% ~90% 才会出现 Addison 病。

实验室检查:血 ACTH 升高、血皮质醇下降、ACTH 刺激试验阳性、尿游离皮质醇下降以及电解质紊乱、贫血等。

【影像学表现】

X 线表现　腹部平片无明显特异性,偶可发现钙化。50% 的患者 X 线胸片可有异常表现,仅有不足 10% 的患者有活动性肺结核。

CT 表现　平扫表现为程度不等的肾上腺体积增大,形成肿块,呈卵圆形、三角形,其长轴与肾上腺方向一致,边缘清楚或呈多切迹状,密度常不均匀,内有单发或多发边界不清的低密度区,少数肿块密度均匀。增强扫描常呈单环或分隔状强化,其中平扫显示为低密度区部分无强化,代表干酪坏死灶。少数肿块无明确低密度区,显示轻度强化。肾上腺结核钙化多见,表现为双侧肾上腺有不同类型和范围的钙化灶,是肾上腺结核慢性迁延的结果。

【鉴别诊断】

肾上腺结核需与转移瘤、淋巴瘤、肾上腺增生、嗜铬细胞瘤、腺瘤、肾上腺出血等疾病进行鉴别。

【病例展示】

病例 1　双侧肾上腺结核

女,45 岁,患肺结核 3 年,全身皮肤色素沉着,消瘦半年,加重伴纳差、呕吐 3 月。血压 80/60 mmHg。PDD(3 +),TSH 26. 239 uIU/mL↑,TG 209. 9 IU/mL↑。皮质醇 0. 59 μg/dL↓,ACTH 1 546 pg/mL↑。

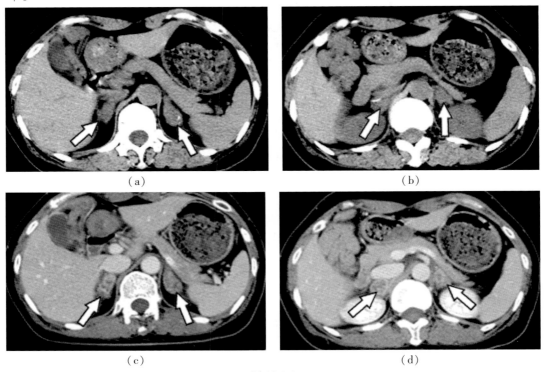

图 10-1-1

CT 平扫:双侧肾上腺增大,内见条状钙化灶[图 10-1-1(a)、(b)]。CT 增强扫描:双侧肾上腺不均匀强化,以边缘强化及小结节状强化为主,内见无强化的低密度区[图 10-1-1(c)、(d)]。

病例 2　双侧肾上腺结核

男,51 岁,间断咳嗽、腰痛 9 月,盗汗 1 月。2 年前患肺结核,抗结核治疗 1 年。结核抗体(蛋白芯片):38 kDa(+),LAM(+)。

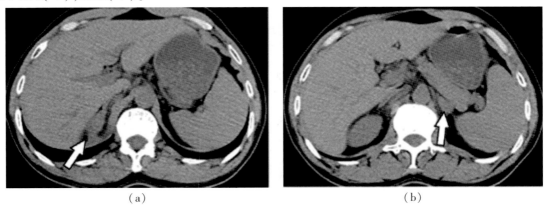

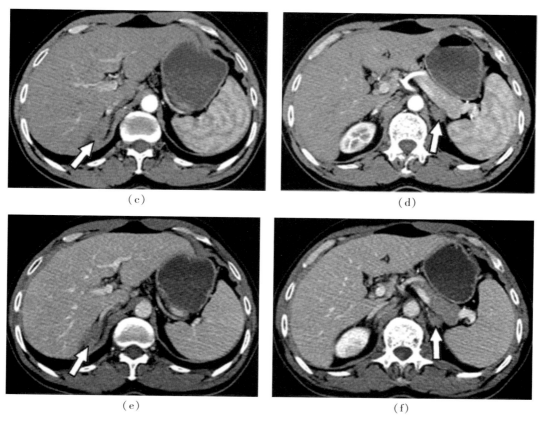

图 10-1-2

CT 平扫：双侧肾上腺增大，右侧呈椭圆形，左侧呈结节状，密度均匀［图 10-1-2(a)、(b)］。CT 增强扫描：双侧肾上腺呈轻度均匀延迟强化［图 10-1-2(c)—(f)］。

病例 3　右侧肾上腺结核

男，63 岁，乏力、消瘦、皮肤色素沉着、低热半年，伴盗汗 1 月。2 年前患肺结核已治愈。PDD（3 +），TSH 27.342 uIU/mL↑，TG 214.6 IU/mL↑。皮质醇 0.52 μg/dL↓，ACTH 1 368 pg/mL↑。

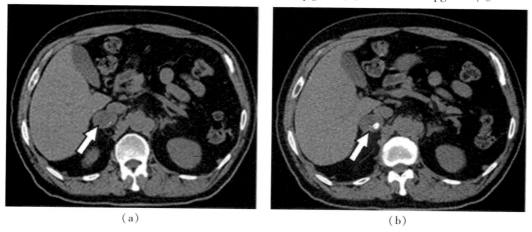

图 10-1-3

CT 平扫：右侧肾上腺结节状增大，其见密度减低区，边缘见一结节状钙化灶，边缘清晰光滑，与周围脂肪间隙分界清楚(图 10-1-3)。

病例 4　右侧肾上腺结核

男，24 岁，肺结核 4 年，发现右侧肾上腺结核 3 年复查。

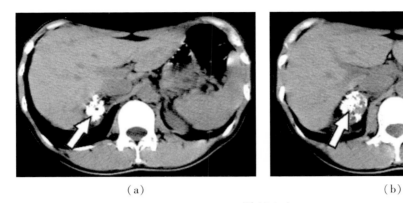

（a）　　　　　　　　　　　（b）

图 10-1-4

CT 平扫:右侧肾上腺体积增大,内见多发斑片状及结节状钙化灶(图 10-1-4)。

鉴别诊断　肾上腺转移瘤

男,56 岁,咳嗽伴痰血 3 月,再发伴腰部疼痛 1 周。CT 发现右肺门肿块,纤维支气管镜管镜组织病理提示:右肺上叶鳞癌。

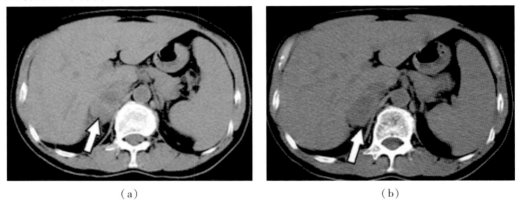

（a）　　　　　　　　　　　（b）

图 10-1-5

CT 平扫:右侧肾上腺体积增大,密度不均匀,其内见稍低密度区(图 10-1-5)。

第二节　肾结核

【概述】

肾结核是常见的肺外结核之一。结核杆菌经血液侵入肾脏,在毛细血管丛中形成粟粒结节,此时尚不出现临床症状,称为病理性肾结核。如机体抵抗力低下,病变向髓质发展,在肾小管襻处停留,该处血流缓慢而血循环差,易形成结核病灶。继而病变经肾小管、淋巴管或直接蔓延到肾乳头或肾髓质锥体的深部,在结核结节或结核性肉芽肿的中心发生干酪样坏死。随后病变扩展与肾盏相通,坏死物经肾盏排出,形成空洞,病变自一个肾盏发展至一组肾盏,成为肾盏结核。

【临床表现与实验室检查】

肾结核患者多数表现为膀胱刺激症状和血尿。尿频为最早出现的症状,血尿、脓尿是常见的症状,晚期可有发热、盗汗、食欲缺乏、贫血、消瘦等全身中毒症状。导致肾积水时可以表现为恶心、水肿、贫血、呕吐、少尿等症状,甚至发生无尿。

【实验室检查】

1.尿常规　阳性者尿液一般呈酸性,并可见红细胞、白细胞,严重者可见大量脓细胞。

2.尿沉渣涂片 尿沉渣涂片做抗酸染色,其阳性率为 50% ~70% ,但因肾结核的结核杆菌常间歇性排出,故尿结核菌检查应连续 3 次,并于检查前一周停用所有抗生素,可提高阳性率。

3.尿培养 尿结核菌培养是诊断肾结核的"金标准"之一。

4.血清学诊断和 PCR-TB-DNA 检测 血清学实验技术在肾结核病的诊断与鉴别诊断方面是新的应用。

【影像学表现】

X 线表现 腹部平片(KUB)可无异常发现;可以显示肾脏形态、大小及密度,但诊断价值有限。晚期肾结核可发生钙化,甚至全肾钙化,形成"肾自截"。50% 的患者 X 线胸片可有异常表现,不足 10% 的患者有活动性肺结核。

CT 表现 随病理变化而变化。围绕肾盂呈"花瓣样"聚集的多发囊样低密度灶及增强后延迟扫描空洞内充满对比剂与肾盏相通;肾盏、输尿管壁增厚及肾盂扩张与输尿管扩张不成比例;肾萎缩、自截肾是肾结核的晚期表现。肾体积及外形改变、肾积水或积脓、肾功能不全为继发改变。可合并腹膜后、腹腔淋巴结钙化或肾上腺区钙化。

【鉴别诊断】

肾结核需与肾结石并积水、肾囊肿、多囊肾、肾脏肿瘤等疾病进行鉴别。

【病例展示】

病例 1 双侧肾脏结核

男,31 岁,右腰部胀痛 1 年,加重 10 天。肺结核病史。超声发现右肾结石、右肾积水。尿沉渣涂片抗酸杆菌(+)。

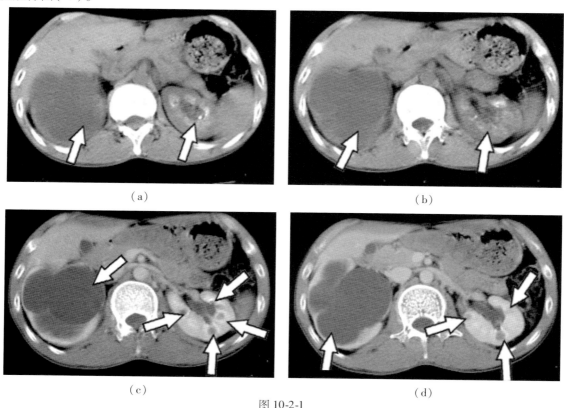

（a）　　　　　　　　　　　（b）

（c）　　　　　　　　　　　（d）

图 10-2-1

CT 平扫:右肾体积增大,右肾多发囊状液性低密度影,左肾盏及实质内见小结节状及斑片状高密度影,内见少许稍低密度区[图 10-2-1(a)、(b)]。CT 增强扫描:右肾囊性低密度影无明显强化,左肾实质见多个圆形边缘强化结节影,左肾盂壁可见强化[图 10-2-1(c)、(d)]。

病例 2　左侧肾脏结核

女,31 岁,左肾内置"J"管引流术后,反复尿频、尿急,伴左腰不适 3 年。肺结核病史。尿常规提示:隐血阳性,尿沉渣涂片抗酸杆菌(+)。

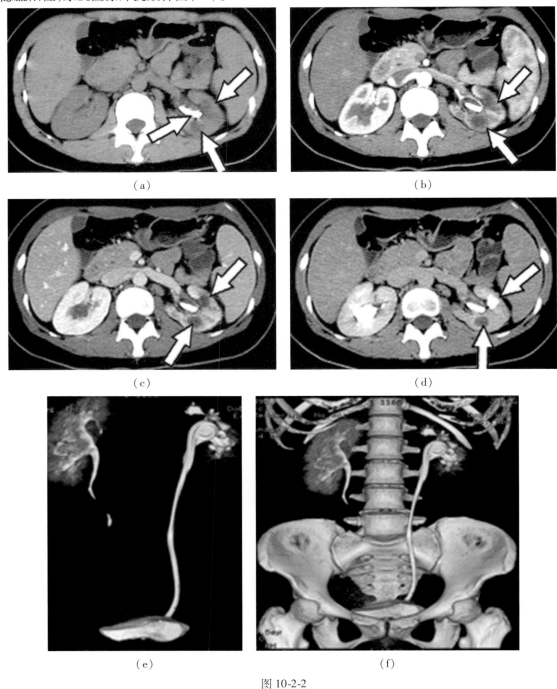

（a）　　　　　　　　　　　　　　（b）

（c）　　　　　　　　　　　　　　（d）

（e）　　　　　　　　　　　　　　（f）

图 10-2-2

CT 平扫:左肾体积缩小,左肾盂内见条状致密影,肾实质内见斑片状低密度影,边界模糊[图 10-2-2(a)]。

CT 增强扫描:实质内低密度影部分边缘强化,部分与肾盏相通,可见对比剂充填[图 10-2-2(b)—(d)]。

VR 图像:左输尿管走行的"J"形引流管[图 10-2-2(e)、(f)]。

病例 3　左侧肾脏结核

女,29 岁,尿频、尿急、尿痛、血尿伴潮热、盗汗 4[+] 月。肺结核病史。结核抗体(金标法)(+);结核抗体(蛋白芯片):16 kDa(+),38 kDa(+),LAM(+)。尿沉渣涂片抗酸杆菌(+)。

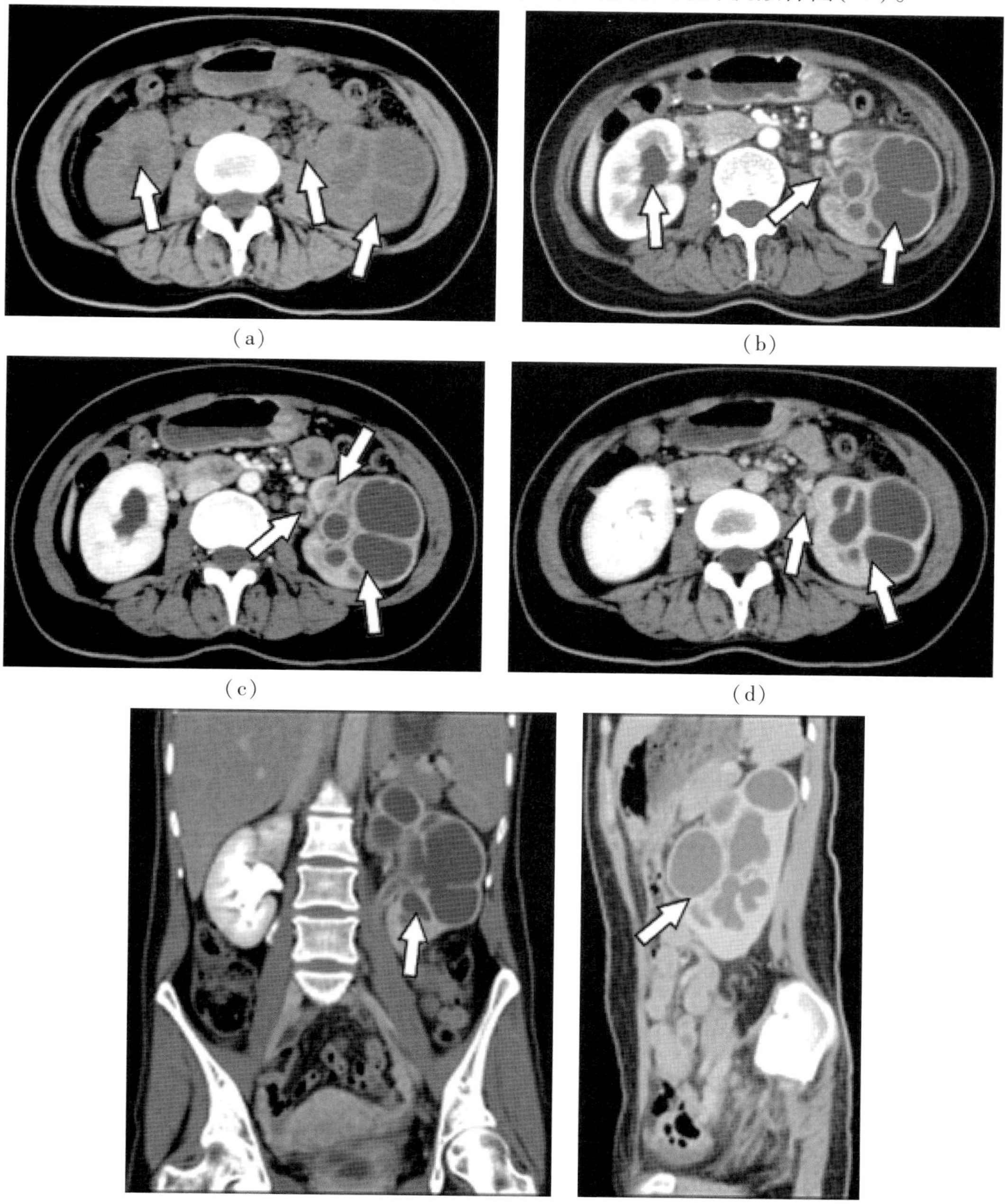

（a）

（b）

（c）

（d）

（e）

（f）

图 10-2-3

CT 平扫:左肾体积增大,肾实质变薄,可见多个囊状液性密度影,左输尿管增粗,密度增高[图 10-2-3(a)]。

CT 增强扫描:左输尿管壁增厚,均匀强化,左肾囊状低密度影部分呈环形边缘强化,其内液性低密度影无强化。右肾积水改变,右输尿管未见明显扩张及管壁异常[图 10-2-3(b)—(f)]。

病例4　右侧肾脏结核,肾自截

女,50 岁,腹部胀痛、间断腹泻、伴右腰部疼痛 20 天。5 年前右肾结核,肾自截。

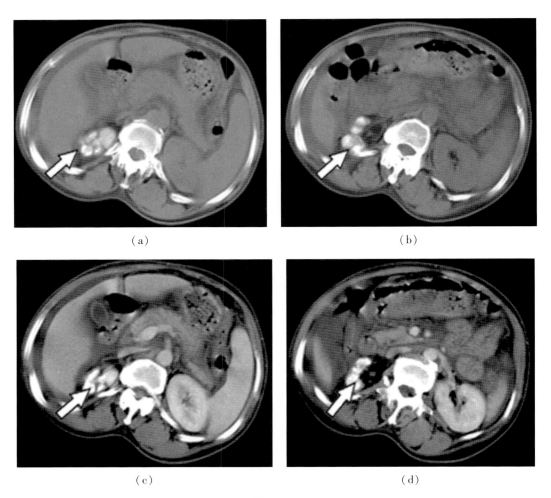

图 10-2-4

CT 平扫:右肾体积缩小,实质萎缩,几乎为钙化灶所取代[图 10-2-4(a)、(b)]。CT 增强扫描:未见强化,输尿管内未见对比剂排泄[图 10-2-4(c)、(d)]。

病例 5 双侧肾脏结核,右侧肾自截

女,47 岁,左腰部胀痛伴乏力 3 月。肺结核,右肾结核 6 年。尿沉渣涂片抗酸杆菌(+)。

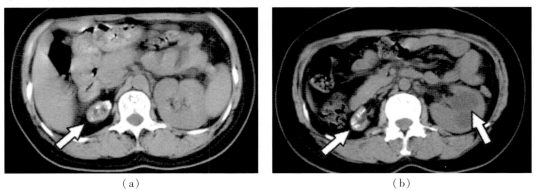

图 10-2-5

CT 平扫:右肾体积缩小,内见多发结节状及斑片状钙化灶;左肾增大,内见液性低密度影(图 10-2-5)。

病例 6 左侧肾脏结核,左侧肾自截

男,51 岁,反复咳嗽 30⁺ 年,再发伴左侧腰痛半年。30 年前诊断肺结核已治愈。

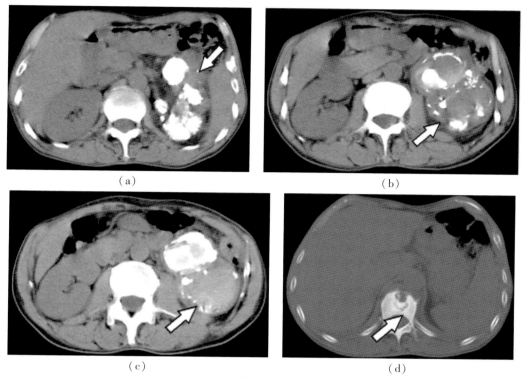

图 10-2-6

CT 平扫:左肾体积增大,肾盂肾盏结构消失,见团块状、斑片状及结节状钙化密度影[图 10-2-6(a)—(c)];
胸 12 椎见骨质破坏,边缘硬化,内见死骨形成[图 10-2-6(d)]。

病例 7　左侧肾脏结核

男,72 岁,左腰部酸胀不适 2 天。2 年前患肺结核。

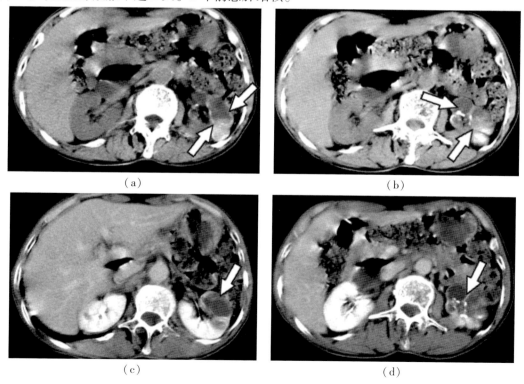

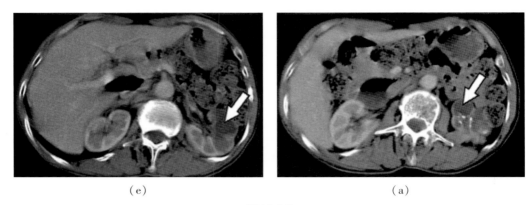

（e）   （a）

图 10-2-7

CT 平扫:左肾形态不规则,部分实质见片絮状钙化密度灶,肾盏内见点状钙化灶,邻近实质萎缩,部分实质内见囊状低密度影,相对萎缩的肾实质呈向肾外突出的结节状,边缘呈波浪状改变[图 10-2-7(a)、(b)]。

CT 增强扫描:左肾部分强化正常,囊状低密度影呈边缘分隔样强化,其内低密度影无强化[图 10-2-7(c)—(f)]。

鉴别诊断　左侧肾癌伴肺内转移

女,68 岁,肉眼血尿,乏力 1 月。查尿脱离细胞诊断:左侧肾癌。

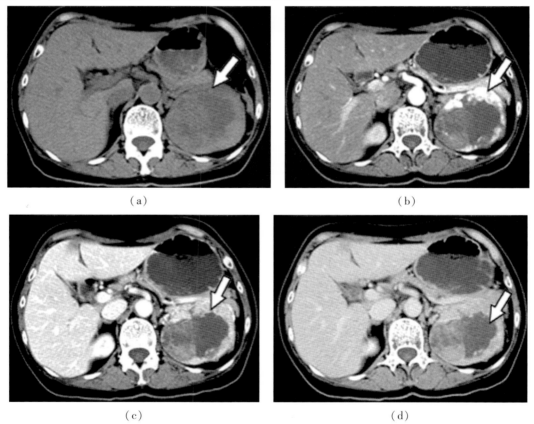

（a）   （b）

（c）   （d）

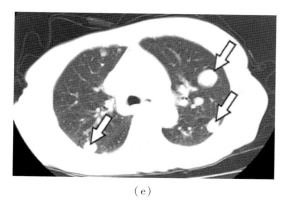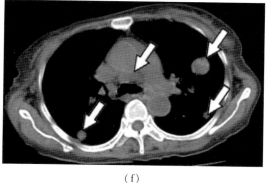

（e）　　　　　　　　　　　　　　　　　　（f）

图 10-2-8

CT 平扫：左肾增大，可见混杂密度影团块影［图 10-2-8（a）］。CT 增强扫描：左肾混杂密度团块影呈不均匀强化，肾周脂肪间隙受侵，邻近组织受压、移位，动脉期病灶周围均匀强化，静脉期及延迟期与肝脏密度一致［图 10-2-8（b）—（d）］；双肺多发结节状密度增高影，密度均匀，边界清楚，纵隔内可见增大淋巴结［图 10-2-8（e）、（f）］。

第三节　输尿管结核

【概述】

输尿管结核多继发于肾结核，单纯输尿管结核少见。结核分枝杆菌侵袭输尿管黏膜，向深部累及黏膜下层及肌层发生纤维化，导致输尿管狭窄、变硬、增粗和僵直，甚至完全梗阻。感染途径多由于结核分枝杆菌经肾脏下行至输尿管引起的结核病变。

【临床表现与实验室检查】

多有肺结核或肾结核病史。继发于肾结核可有尿频、尿急、尿痛等膀胱刺激症状，累及血管可有血尿，输尿管梗阻引起尿路积水出现腰痛，严重肾积水可有肾区叩痛。

实验室检查：

1. 尿常规　阳性者尿液一般呈酸性，并可见红细胞、白细胞，严重者可见大量脓细胞。

2. 尿沉渣涂片　尿沉渣涂片做抗酸染色，其阳性率为 50% ~ 70%。

3. 尿培养　尿结核菌培养是泌尿系结核诊断的金标准之一。

4. 血清学诊断和 PCR-TB-DNA 检测　血清学实验技术在泌尿系结核的诊断与鉴别诊断方面是新的应用。

【影像学表现】

X 线表现　腹部平片可无异常发现；晚期可见沿输尿管移行区条索状钙化，50% 的患者 X 线胸片可有异常表现，不足 10% 的患者有活动性肺结核。

CT 表现　平扫：输尿管管壁增厚、钙化，管腔狭窄。增强扫描：管壁增厚，较均匀强化；后处理技术：显示输尿管全程狭窄、扩张情况。常常伴有肾结核影像学改变。

【鉴别诊断】

输尿管结核需与输尿管结石、肿瘤等疾病鉴别。

【病例展示】

病例 1　左侧输尿管结核，左侧肾脏结核

男，42 岁，左侧腰腹部痛 14 月，尿频、尿痛 4 月。肺结核病史。尿沉渣培养结核分枝杆菌（3 + ），尿常规：白细胞（3 + ），尿红细胞（3 + ）。

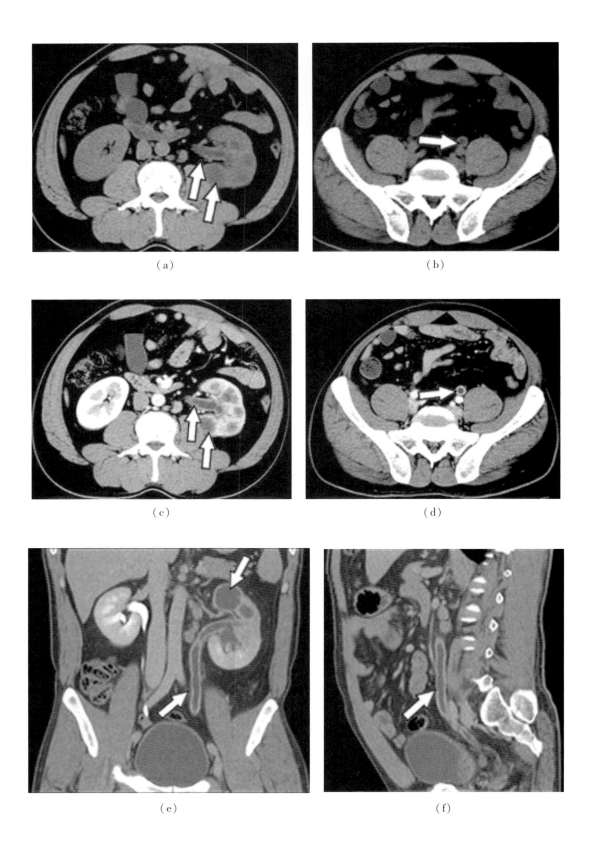

（a）

（b）

（c）

（d）

（e）

（f）

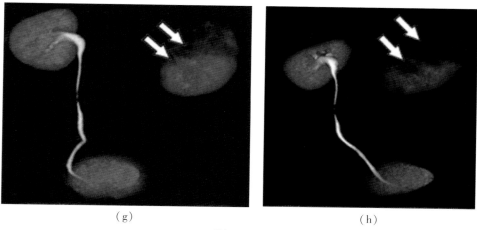

（g）　　　　　　　　　　　　（h）

图 10-3-1

CT 平扫:左肾多发囊状低密度影,边缘模糊,左输尿管增粗,管壁增厚[图 10-3-1(a)、(b)]。CT 增强扫描:左肾实质强化程度降低,实质低密度影为边缘强化,左输尿管管壁明显均匀强化[图 10-3-1(c)、(d)]。后处理技术:左侧肾脏显影延迟,中上部显影不佳,输尿管部分狭窄、部分扩张,输尿管及肾盂内未见对比剂充填[图 10-3-1(e)—(h)]。

病例2　左侧输尿管结核,左侧肾脏结核

男,63 岁,尿频、尿急 3[+]月。9 年前患肺结核。结核抗体(金标法)(+),结核抗体(蛋白芯片):38 kDa(+),LAM(+)。尿沉渣涂片抗酸杆菌(2+)。

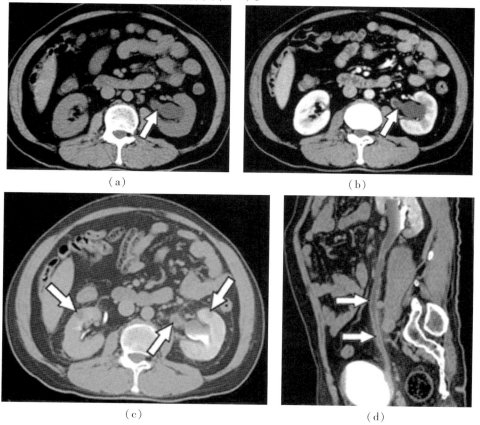

（a）　　　　　　　　　　　　（b）

（c）　　　　　　　　　　　　（d）

图 10-3-2

CT 平扫:左侧输尿管管壁增厚,左侧输尿管及左侧肾盂扩张、积液[图 10-3-2(a)]。CT 增强扫描:双肾实质类圆形低密度影,左输尿管管壁增厚,均匀强化[图 10-3-2(b)、(c)]。后处理技术:CPR(曲面重建)可见左侧输尿管全程管壁增厚,呈均匀强化,管腔扩张[图 10-3-2(d)]。

病例 3　双侧输尿管结核,双侧肾脏结核

　　女,29 岁,尿频、尿急、尿痛、血尿伴潮热、盗汗 4^{+} 月。10 年前患肺结核。结核抗体(金标法)(+);结核抗体(蛋白芯片法):16 kDa(+),38 kDa(+),LAM(+)。尿沉渣涂片抗酸杆菌(3 +)。

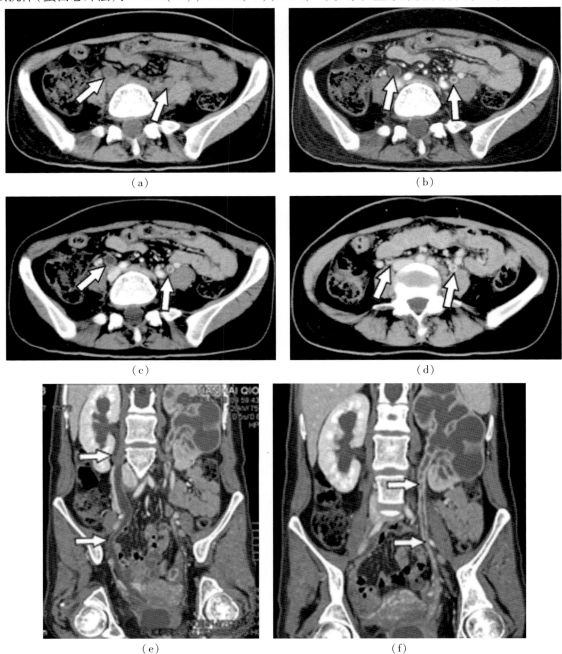

(a)　　　　　　　　　　　　　　　　(b)

(c)　　　　　　　　　　　　　　　　(d)

(e)　　　　　　　　　　　　　　　　(f)

图 10-3-3

　　CT 平扫:双侧输尿管壁增厚,管腔扩张、积液[图 10-3-3(a)]。CT 增强扫描:双侧输尿管管壁均匀强化,左侧输尿管内壁不光滑,部分呈串珠样改变,左肾多发脓肿形成,肾盂积水,膀胱壁增厚[图 10-3-3(b)—(f)]。

病例 4　左侧输尿管结石肾积水

　　男,39 岁,腹痛、恶心、呕吐 8 天。尿常规:红细胞(3 +),白细胞(+);血常规:WBC 12.73 × 10^9/L,NEUT 8.21 × 10^9/L。

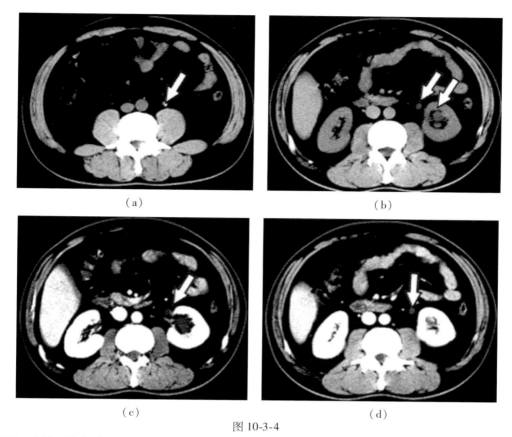

（a）　　　　　　　　　　　　　　　　（b）

（c）　　　　　　　　　　　　　　　　（d）

图 10-3-4

CT 平扫:左输尿管小结节状高密度影,上方输尿管扩张,管壁无增厚,肾盂肾盏积液[图 10-3-4(a)、(b)]。

CT 增强扫描:左侧输尿管及肾脏未见异常强化[图 10-3-4(c)、(d)]。

第四节　膀胱结核

【概述】

膀胱结核多继发于肾结核,少数由前列腺结核蔓延而来。结核分枝杆菌侵袭膀胱黏膜,向深部累及黏膜下层及肌层发生纤维化,导致膀胱挛缩。多与泌尿生殖系结核同时存在。

【临床表现与实验室检查】

多有肺结核或肾结核病史。继发于肾结核可有尿频、尿急、尿痛等膀胱刺激症状。血尿、脓尿常见,多为终末血尿。严重膀胱结核可导致肾脏积水,出现慢性肾脏功能不全等症状。膀胱壁的结核溃疡也可向邻近器官穿透形成瘘。

实验室检查:

1.尿常规　阳性者尿液一般呈酸性,并可见红细胞、白细胞,严重者可见大量脓细胞。

2.尿沉渣涂片　尿沉渣涂片做抗酸染色,其阳性率为 50% ~ 70%。

3.尿培养　尿结核菌培养是泌尿系结核诊断的金标准之一。

4.血清学诊断和 PCR-TB-DNA 检测　血清学实验技术在泌尿系结核的诊断与鉴别诊断方面是新的应用。

【影像学表现】

X 线表现　腹部平片可无异常发现;晚期可见膀胱壁钙化,50% 的患者 X 线胸片可有异常表现,不足 10% 的患者有活动性肺结核。

　　CT 表现　　常常伴有肾结核、输尿管结核影像学改变。平扫:膀胱挛缩,体积缩小,外缘可毛糙,膀胱壁较均匀增厚、钙化。增强扫描:增厚膀胱壁均匀或分层状强化。

【鉴别诊断】

膀胱结核需与非特异性膀胱炎、尿道炎、尿道综合征、结石、肿瘤等疾病进行鉴别。

【病例展示】

病例 1　膀胱结核

　　男,64 岁,腰痛、尿频、尿急、尿痛半年,血尿、发热半月。尿液培养结核分枝杆菌(+)。尿沉渣涂片抗酸杆菌(2 +)。

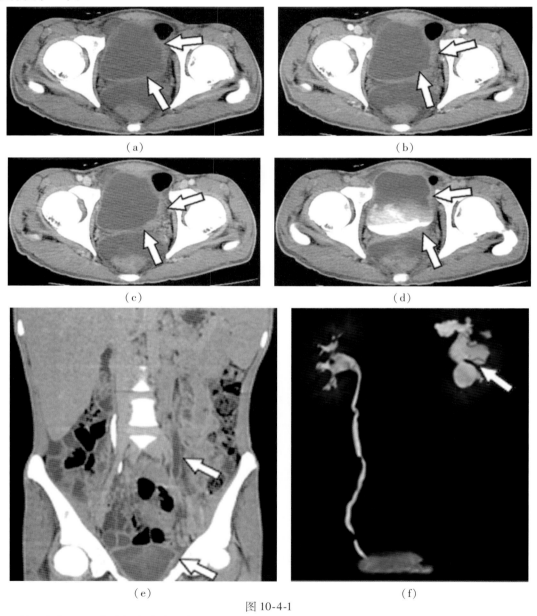

(a)　　　　　　　　　　　　　　　　(b)

(c)　　　　　　　　　　　　　　　　(d)

(e)　　　　　　　　　　　　　　　　(f)

图 10-4-1

　　CT 平扫:膀胱左后壁较均匀增厚,直肠膀胱陷窝积液[图 10-4-1(a)]。CT 增强扫描:膀胱后壁均匀中度强化[图 10-4-1(b)—(d)]。MPR:左输尿管管壁增厚,管腔扩张、积液,未见对比剂充填[图 10-4-1(e)],左侧肾脏结核影像学改变[图 10-4-1(f)]。

病例 2　膀胱结核

女,29 岁,尿频、尿急、尿痛、血尿伴潮热、盗汗 4$^+$月。10 年前患肺结核。结核抗体(金标法)(+);结核抗体(蛋白芯片):16 kDa(+),38 kDa(+),LAM(+)。尿沉渣涂片抗酸杆菌(3 +)。

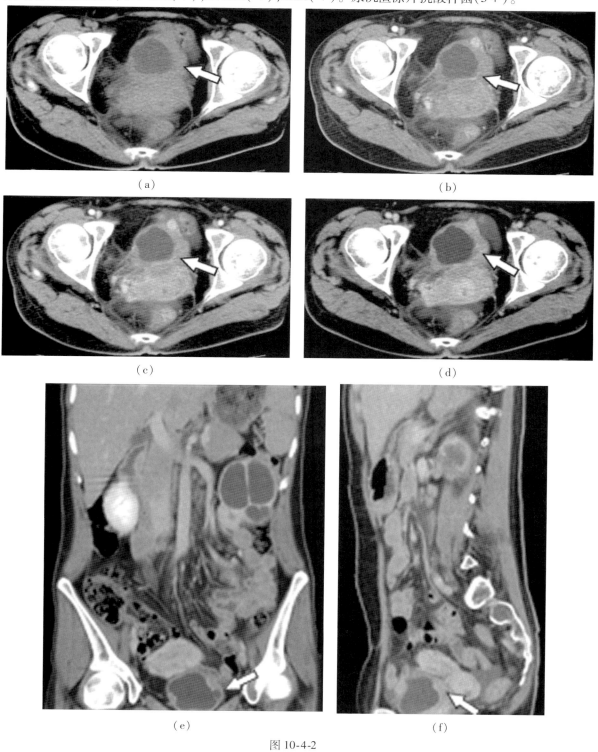

(a)

(b)

(c)

(d)

(e)

(f)

图 10-4-2

CT 平扫:膀胱挛缩,膀胱壁增厚,左后方明显[图 10-4-2(a)]。CT 增强扫描:膀胱壁较均匀强化[图 10-4-2 (b)—(f)]。

病例 3　膀胱结核

男,63 岁,尿频、尿急 3[+]月。9 年前患肺结核。结核抗体(金标法)(+);结核抗体(蛋白芯片):38 kDa(+),LAM(+)。尿沉渣涂片抗酸杆菌(2+)。

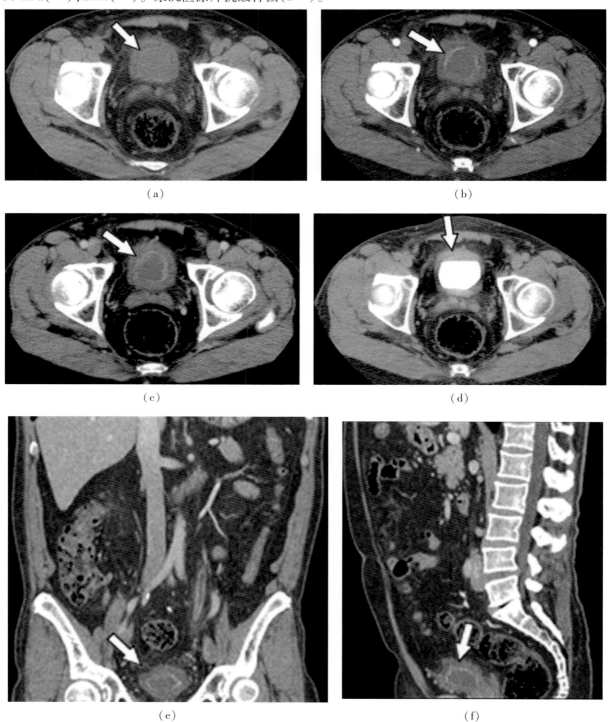

（a）　　　　　　　　　　（b）

（c）　　　　　　　　　　（d）

（e）　　　　　　　　　　（f）

图 10-4-3

CT 平扫:膀胱挛缩,体积缩小,膀胱壁增厚,外缘毛糙[图 10-4-3(a)]。CT 增强扫描:膀胱壁呈分层状强化,黏膜层强化明显[图 10-4-3(b)—(f)]。

鉴别诊断 膀胱癌

男,98 岁,血尿 10 天。膀胱镜检病理提示:膀胱尿路上皮癌。

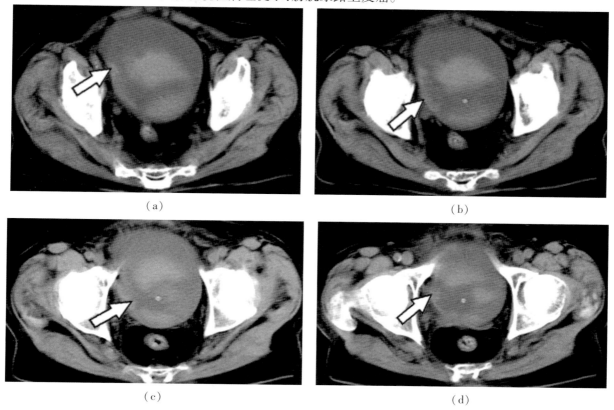

（a）　　　　　　　　　　　　　（b）

（c）　　　　　　　　　　　　　（d）

图 10-4-4

CT 平扫:膀胱壁不规则增厚,右后壁明显,部分结节状改变,边界不清(图 10-4-4)。

第十一章
其他相关结核病

第一节　耐药肺结核

　　我国结核病疫情虽然在一定程度上得到了有效控制,但耐药结核病的发病率却有逐年上升的趋势。耐药结核病是结核患者感染的结核分枝杆菌在体外被证实在一种或多种抗结核药物存在时仍能生长。耐药肺结核分为原发性耐药和继发性耐药两种。原发性耐药系感染时病原菌即为耐药菌,而继发性耐药多由各种原因在抗结核治疗过程中使结核菌产生耐药性。研究表明,造成结核菌耐药的主要分子机制是编码抗结核分枝杆菌药物靶点及相关代谢酶的染色体基因突变。造成耐药结核病的原因有很多,如药物短缺、药物质量差、治疗不当、患者依从性差、自行停药或终止治疗等可导致耐药结核病产生。

　　【临床表现及实验室检查】

　　耐药肺结核除了结核常见的潮热、盗汗、消瘦及咳嗽、咯血等症状外,病程往往较长,可长达数年,甚至 10 年以上,病程迁延不愈,痰菌不易转阴,治疗时间长,其治疗成功率远低于敏感结核病。耐多药结核病确诊主要依赖实验室结核杆菌培养及药敏试验。

　　【影像学表现】

　　耐药肺结核影像学表现为分布广泛、多性质和多形态病变并存,肺内浸润、支气管播散、多发空洞、毁损、胸膜增厚、支气管扩张较多。影像学表现与病程长、病情严重有关。

　　【病例展示】

　　病例 1　耐药肺结核

　　男,42 岁,反复咳嗽伴潮热、盗汗 1$^+$年,再发 1$^+$月。痰培养结核分枝杆菌(3 +)。药敏:R、S 高耐;H、E、Pa、Rft 高敏低耐;PAS、Am、Pto、Cm、Ofx 敏感。

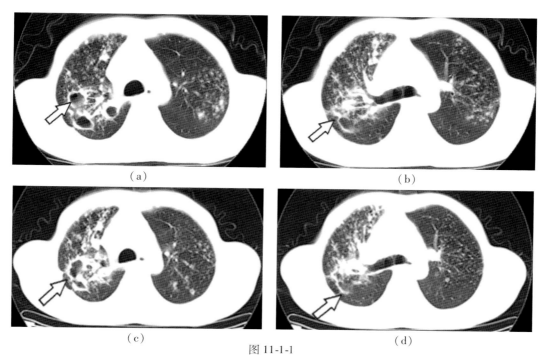

（a）　　　　　　　　　　　　　　　（b）

（c）　　　　　　　　　　　　　　　（d）

图 11-1-1

CT 平扫:肺窗示双肺散在多发腺泡样结节影及斑片影,密度不均匀,边界不清,右肺上叶见多个空洞形成,空洞壁厚薄不均匀,内壁较光整[图 11-1-1(a)、(b)]。抗结核治疗 5 月复查:双肺部分病灶有所吸收,右肺上叶空洞有缩小[图 11-1-1(c)、(d)]。

病例 2　耐药肺结核

男,44 岁,反复咳嗽、咳痰 3 年,间断咯血 2⁺ 年,加重 2 月。痰培养结核分枝杆菌(2 +)。药敏:H、R、Am、Pa、L、Pto 耐药;Sm、E、PAS、高敏低耐;Cm、Ofx 敏感。

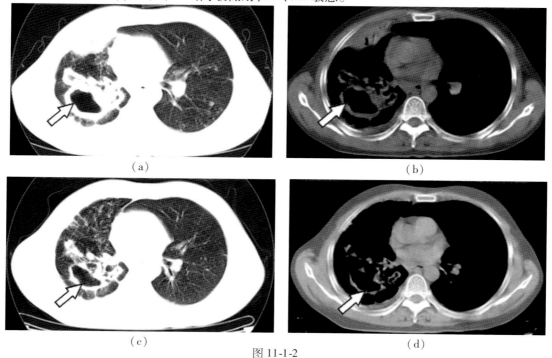

（a）　　　　　　　　　　　　　　　（b）

（c）　　　　　　　　　　　　　　　（d）

图 11-1-2

CT 平扫:右肺中叶及下叶见斑片状、结节状及条索影,右肺下叶厚壁空洞形成,壁厚薄较均匀,内壁光整,邻近胸膜增厚粘连,左肺下叶少许小结节影[图 11-1-2(a)、(b)]。抗结核治疗 4 月复查:右肺中叶片状影减少,右肺下叶空洞壁变薄,左肺结节影减少[图 11-1-2(c)、(d)]。

病例 3 耐药肺结核

男,56 岁,肺结核 7 年。痰培养人型结核分枝杆菌(3 +)。药敏:Sm、H、R 耐药;E、Ofx、Lfx、Am、Cm、Pto、Pa、Mfx、Cfx、Clr、Rfb、Lzd 敏感。

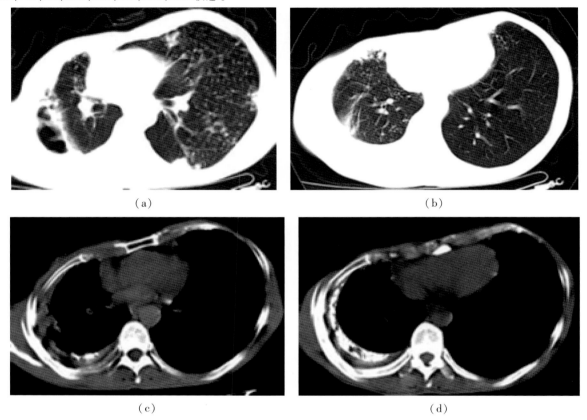

(a) (b)

(c) (d)

图 11-1-3

CT 平扫:肺窗示右侧胸廓塌陷,右下胸腔见不规则含气腔,双肺散在斑片状影及腺泡结节影,密度不均匀,部分斑片影边界模糊不清,部分结节影边界较清楚[图 11-1-3(a)、(b)];纵隔窗示右侧胸膜广泛增厚、钙化[图 11-1-3(c)、(d)]。

病例 4 耐药肺结核

男,20 岁,反复咳嗽、咳痰、咯血 2 + 年,加重 10 + 天。痰涂片抗酸杆菌(2 +);痰夹层杯集菌抗酸杆菌(4 +);痰培养结核分枝杆菌(+)。药敏:Sm、R、Am、Pa、L 耐药;H、Ofx、Pto 低耐;E、PAS、Cm 敏感。

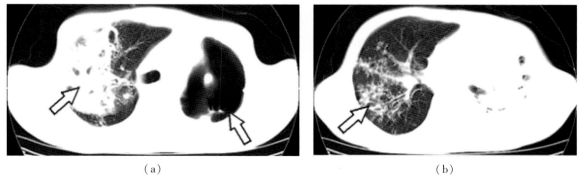

(a) (b)

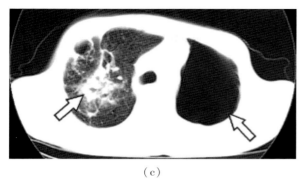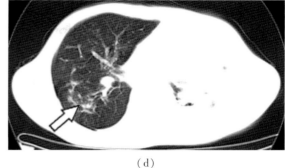

（c）　　　　　　　　　　　（d）

图 11-1-4

CT 平扫：肺窗示左侧胸廓塌陷，右肺上叶见大片状密度增高影，内见多发虫蚀样空洞形成，左肺上叶见毁损腔，右肺中叶及下叶见斑片影及树芽征，右肺下叶可见小空洞形成及支气管双轨征［图 11-1-4（a）、（b）］。抗结核治疗 10 月复查：右肺病灶吸收好转，左侧胸廓塌陷更明显，左侧毁损腔较前增大［图 11-1-4（c）、（d）］。

病例 5　耐药肺结核

女，25 岁，反复咳嗽、咳痰 2$^+$ 年，再发 1 周。痰培养结核分枝杆菌（2 + ）。药敏：H、R、Rfb 高耐；Ofx、Lfx、Am、Pto、Pa、Mfx、Cfx 低耐；Sm 中介；E、Cm、Clr、Lzd、Gfx 敏感。

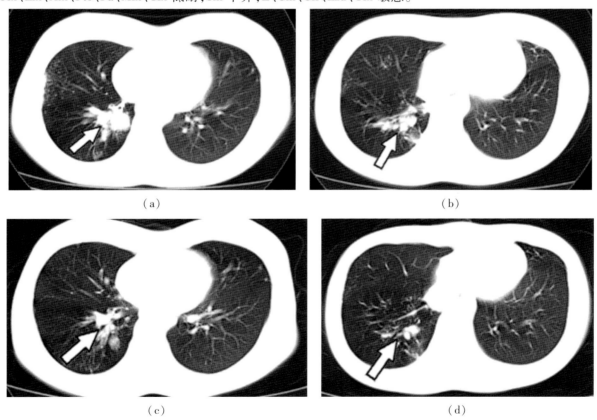

（a）　　　　　　　　　　　（b）

（c）　　　　　　　　　　　（d）

图 11-1-5

CT 平扫：肺窗示右肺中叶、下叶可见斑片、腺泡结节状不均密度增高影，右肺下叶支气管杵状改变［图 11-1-5(a)、(b)］。抗结核治疗 7 月复查：右肺病变吸收好转，左肺病变无明显变化［图 11-1-5(c)、(d)］。

病例 6　耐药肺结核

男，47 岁，反复咳嗽、咯血 12$^+$ 年，加重伴胸痛 2 月。痰涂片抗酸杆菌（3 + ）；痰培养结核分枝杆菌

（3＋）。药敏：S、H、R、Pto、Pa 高耐；Ofx、Lfx、Mfx、Cfx、Rfb 低耐；E、A、Cm、Clr 敏感。

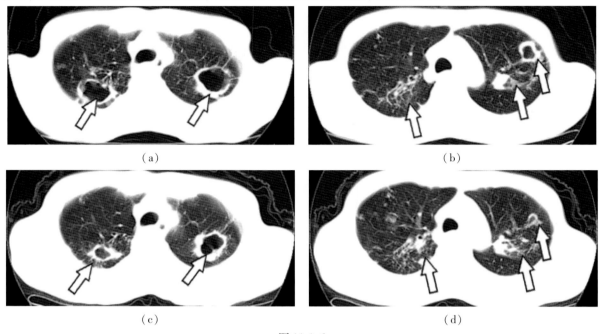

（a）　　　　　　　　　　　　　　　　（b）

（c）　　　　　　　　　　　　　　　　（d）

图 11-1-6

CT 平扫：肺窗示双肺上叶尖后段为主的多发不规则厚壁空洞，周围可见斑片状及结节影［图 11-1-6(a)、(b)］。

抗结核治疗 8 月复查：双肺上叶空洞缩小，肺内病变部分吸收好转，部分有增多［图 11-1-6(c)、(d)］。

第二节　艾滋病合并肺结核

【概述】

人类免疫缺陷病毒感染艾滋病（HIV/AIDS）患者由于受到 HIV 病毒的攻击其免疫功能得到破坏，常常会伴发多种机会性感染疾病。其中，肺结核是常见的机会性感染之一。包括：①内源性复燃：HIV 感染导致体内原以稳定的潜在陈旧性结核病灶，重新活跃起来发生的结核病；②外源性再感染：艾滋病患者由于免疫低下，易出现耐药结核及再感染结核；③原发感染：人体感染 HIV 后，体内的 HIV 病毒大量复制使人体免疫系统受损，感染结核的机会增大。

【临床表现及实验室检查】

艾滋病合并肺结核由于免疫抑制能力、年龄等不同，临床表现迥异。常见症状为咳嗽、咳痰、呼吸困难及胸痛，也可有潮热、盗汗、厌食等症状。痰涂片、痰培养等实验室检查是诊断艾滋病合并肺结核的金标准。

【影像学表现】

艾滋病合并肺结核病变分布广泛，单纯肺结核好发上叶尖段、下叶背段，多局限于 1~2 个肺叶；艾滋病合并肺结核可以分布于肺部的任何位置，常累及多肺叶、多肺段；病变形态多样，常表现为斑片状、片状、粟粒结节状、胸腔积液、心包积液、纵隔淋巴结增大。空洞随病情变化而增多，肺门及纵隔淋巴结增大发生率高，粟粒结核、肺外结核、胸腔积液发生率高，条索状影、空洞、钙化少见。

【病例展示】

病例 1　艾滋病合并肺结核，右侧腋窝淋巴结结核

男，41 岁，右侧腋下包块伴潮热、盗汗 1 月。HIV（＋），CD$_4$ 13 个/μL。右腋下包块穿刺：大量坏死伴淋巴细胞,中性细胞为主的炎细胞,考虑结核性炎症。

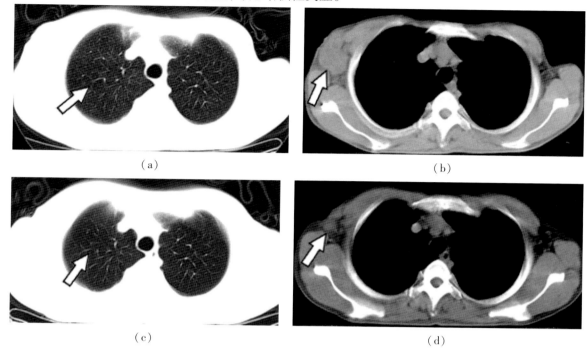

(a)　　　　　　　　　　　　　　(b)

(c)　　　　　　　　　　　　　　(d)

图 11-2-1

CT 平扫:双肺弥漫分布粟粒结节影,呈"三均匀"表现。右侧腋窝淋巴结肿大呈软组织肿块,其内见稍低密度区,边界清楚[图 11-2-1(a)、(b)]。抗结核治疗 3 月复查:双肺粟粒病灶基本吸收,右侧腋窝肿大的淋巴结明显缩小[图 11-2-1(c)、(d)]。

病例 2　艾滋病合并肺结核,纵隔淋巴结结核

男,33 岁,发热、咳嗽 20 天,加重伴乏力 10 天。HIV(+),CD₄ 140 个/μL,痰培养结核分枝杆菌(+)。

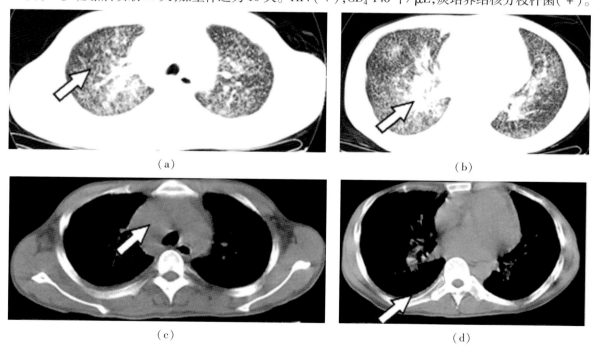

(a)　　　　　　　　　　　　　　(b)

(c)　　　　　　　　　　　　　　(d)

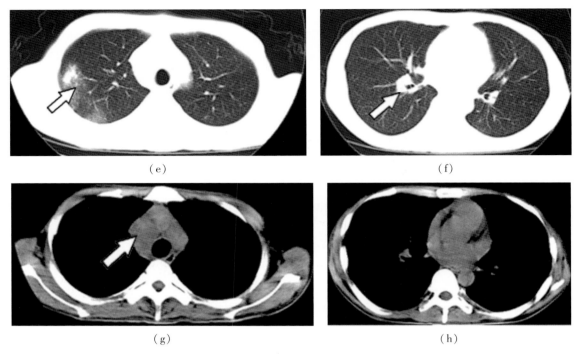

（e）　　　　　　　　　　　　　　　　　　　　（f）

（g）　　　　　　　　　　　　　　　　　　　　（h）

图 11-2-2

　　CT 平扫：双肺弥漫性粟粒结节影及小斑片影，气管前腔静脉后淋巴结增大，右侧胸腔积液［图 11-2-2（a）—
（d）］。抗结核治疗 1 月复查：双肺病灶吸收，纵隔淋巴结缩小，右侧胸腔积液吸收［图 11-2-2（e）—（h）］。

病例 3　艾滋病合并肺结核，纵隔淋巴结结核

　　男，46 岁，反复发热 4 月，咳嗽、喘累、盗汗 10 天。HIV（＋），CD$_4$ 230 个/μL，痰涂片抗酸杆菌
（2＋），痰培养结核分枝杆菌（2＋）。

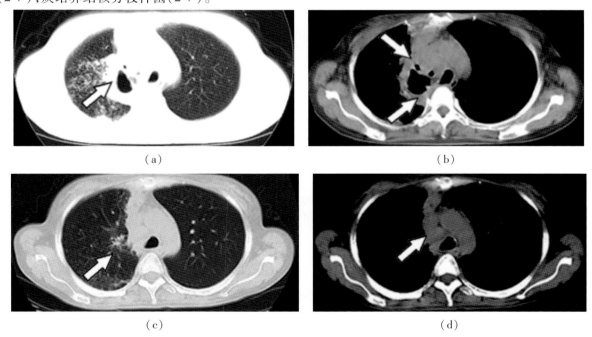

（a）　　　　　　　　　　　　　　　　　　　　（b）

（c）　　　　　　　　　　　　　　　　　　　　（d）

图 11-2-3

　　CT 平扫：双肺弥漫分布粟粒结节影及树芽征，右上纵隔增大淋巴结破溃，右肺见较多播散灶［图 11-2-3（a）、
（b）］。抗结核治疗 4 月复查：右上纵隔破溃淋巴结病变吸收，双肺病灶吸收好转［图 11-2-3（c）、（d）］。

病例 4　艾滋病合并肺结核,右肺门淋巴结结核

男,45 岁,反复发热、咳嗽、咳痰、心累 20 天。HIV(+),HIV-RNA 1. 25 × 10^6,CD_4 123 个/μL,痰培养结核分枝杆菌(+)。右肺门肿块纤维支气管镜组织病理:肉芽肿性炎。

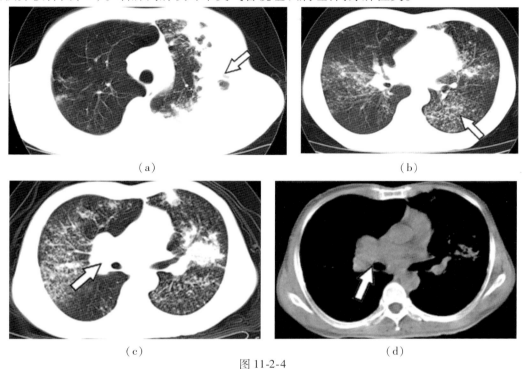

图 11-2-4

CT 平扫:肺窗示双肺散在分布的斑片状、大片状及粟粒结节影,边界模糊,可见树芽征[图 11-2-4(a)—(c)]。纵隔窗示右肺门增大,可见增多软组织影,其内密度较均匀,邻近支气管无狭窄[图 11-2-4(d)]。

病例 5　艾滋病合并肺结核,右肺门及纵隔淋巴结结核

女,48 岁,咳嗽、咳痰 2^+ 月。HIV(+),CD_4 55 个/μL,痰涂片抗酸杆菌(4 +)。淋巴结穿刺:淋巴细胞、中性细胞为主的炎性细胞伴坏死,考虑结核性炎症。

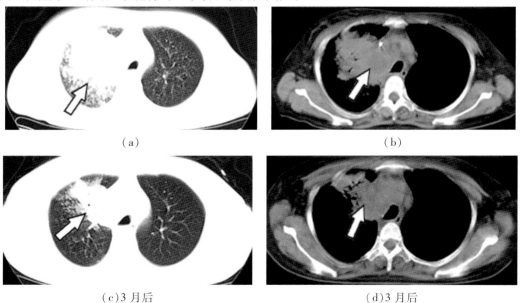

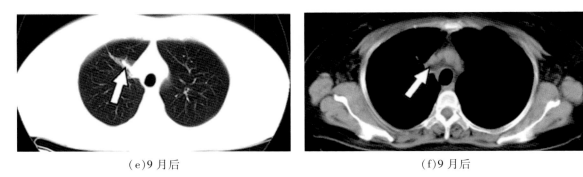

(e)9 月后　　　　　　　　　　　　　　　　　(f)9 月后

图 11-2-5

CT 平扫:肺窗示右肺上叶见大片状密度增高影,边界模糊,周围见斑点状及腺泡样结节影[图 11-2-5(a)];纵隔窗示右上纵隔见低密度坏死区,左肺弥漫性粟粒结节影[图 11-2-5(b)]。抗结核治疗 3 月、9 月后复查:双肺及纵隔淋巴结病灶逐渐吸收好转[图 11-2-5(c)—(f)]。

病例 6　艾滋病合并粟粒肺结核,结核性胸膜炎,椎体结核

男,42 岁,反复咳嗽、发热 1 月。HIV(+),CD₄ 476 个/μL。结核抗体(金标法)(+);结核抗体(蛋白芯片):38 kDa(+),LAM(+)。血沉 109 mm/h。痰培养结核分枝杆菌(2 +)。

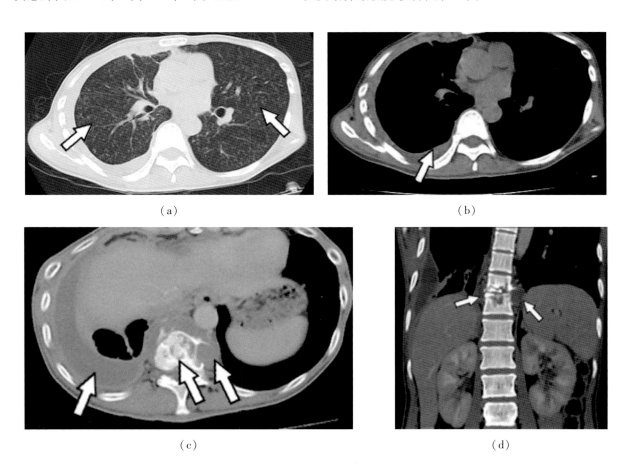

（a）　　　　　　　　　　　　　　　　　（b）

（c）　　　　　　　　　　　　　　　　　（d）

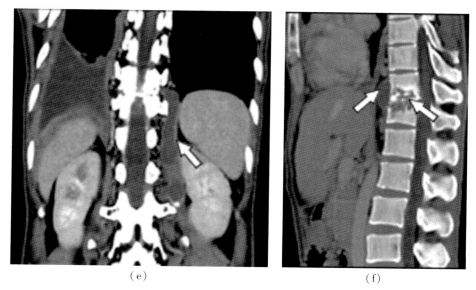

（e）　　　　　　　　　　　　　（f）

图 11-2-6

CT 示双肺弥漫性粟粒结节影,右侧胸腔积液,胸腰段椎体骨质破坏,边缘部分硬化,可见死骨及椎旁脓肿形成,椎旁脓肿呈环形强化(图 11-2-6)。

病例 7　艾滋病合并肺结核,腹部结核

男,40 岁,发热、咳嗽 4 天。HIV(+),痰培养结核分枝杆菌(+),CD$_4$ 39 个/μL。纤维结肠镜活检提示:干酪样坏死及慢性肉芽肿性炎,考虑结核。

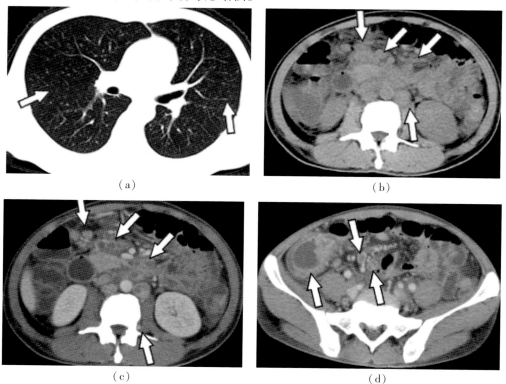

（a）　　　　　　　　　　　　　（b）

（c）　　　　　　　　　　　　　（d）

图 11-2-7

CT 平扫:肺窗示双肺弥漫分布的粟粒结节影,呈"三均匀"改变[图 11-2-7(a)];腹腔及腹膜后多发淋巴结,分布以肠系膜及腹主动脉周围为主,肠间隙模糊[图 11-2-7(b)]。CT 增强扫描:淋巴结环形强化为主,部分呈均匀的结节状强化,回盲部肠壁增厚,部分为分层样强化[图 11-2-7(c)、(d)]。

273

病例 8 艾滋病合并粟粒肺结核,颅内结核,腹部结核

男,21 岁,头痛、发热、盗汗、腹痛 5 月加重伴乏力 1 周。HIV(+),CD_4 93 个/μL。痰及脑脊液培养结核分枝杆菌(+)。

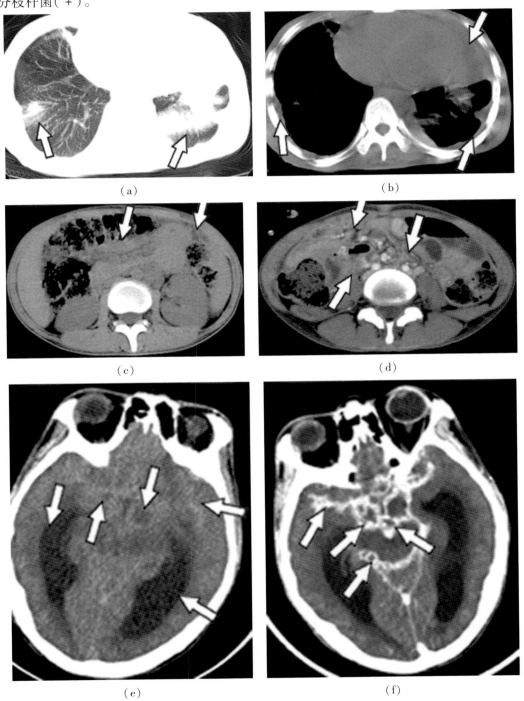

（a）　　　　　　　　　　　（b）

（c）　　　　　　　　　　　（d）

（e）　　　　　　　　　　　（f）

图 11-2-8

CT 平扫:双肺散在斑片状及片状影,双侧胸腔积液[图 11-2-8(a)、(b)]。腹部肠管间隙模糊,肠系膜及腹主动脉周围可见增多软组织结节影,大网膜增厚[图 11-2-8(c)]。CT 增强扫描:腹部增多软组织结节影呈结节状及环形强化[图 11-2-8(d)]。头颅 CT 平扫:脑底池密度增高,结构不清,侧脑室扩张、积液[图 11-2-8(e)]。CT 增强扫描:基底池脑膜不规则增厚、模糊、明显强化,部分呈环形强化[图 11-2-8(f)]。

病例9 艾滋病合并粟粒肺结核,颈淋巴结结核

男,55岁,左颈部包块1月,发热半月,头痛1周。HIV(+),CD₄16个/μL,颈部包块穿刺出干酪样坏死物,痰培养结核分枝杆菌(+)。

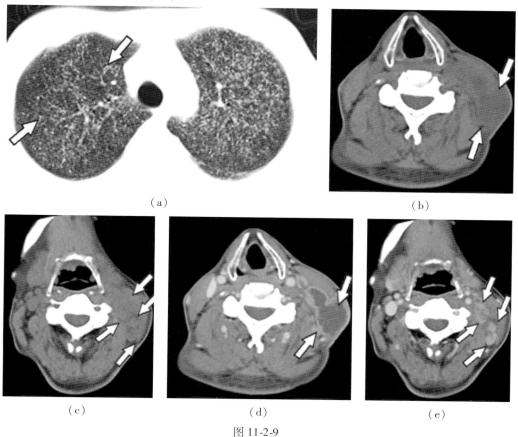

（a） （b）

（c） （d） （e）

图11-2-9

CT平扫:肺窗示双肺弥漫性粟粒结节影,大小、密度及分布呈"三均匀"改变[图11-2-9(a)];颈部CT示左颈内静脉链淋巴结中、下组及颈后淋巴结区见囊状低密度区及多个大小不一结节影,边界不清[图11-2-9(b)、(c)]。CT增强扫描:结节状影呈轻中度不均匀强化及边缘强化,病变周围脂肪间隙消失,血管受压移位[图11-2-9(d)、(e)]。

病例10 艾滋病合并肺结核,纵隔淋巴结结核,脾脏结核

男,41岁,咳嗽、咳痰2月,发热、气促半月。HIV(+),CD₄6个/μL,痰培养结核分枝杆菌(3+)。

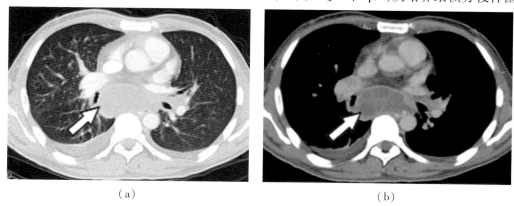

（a） （b）

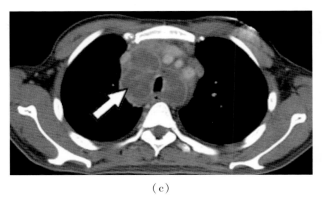 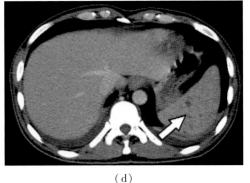

（c） （d）

图 11-2-10

CT 平扫：肺窗示双肺散在小点状影［图 11-2-10（a）］。CT 增强扫描：中、后纵隔见多发增大淋巴结，气管受压变形，呈环形强化，部分融合，内见分隔［图 11-2-10（b）、（c）］；同一患者可见脾脏多发的小结节及小囊状低密度影，部分呈边缘强化［图 11-2-10（d）］。

第三节　糖尿病合并肺结核

糖尿病合并肺结核的发生率为非糖尿病患者的 3 ~ 10 倍，痰菌阳性率和空洞发生率高，治疗困难。糖尿病患者易患肺结核，其机制包括直接与高血糖和细胞内胰岛素不足有关，也与间接影响巨噬细胞和淋巴细胞功能有关。糖尿病并发肺结核者 70% ~ 80% 为糖尿病先于结核病，两者相互促进，糖尿病对肺结核的影响大于肺结核对糖尿病的不良影响。

【临床表现与实验室检查】

除糖尿病的临床表现外，患者主要有低热、咳嗽、咳痰、咯血及消瘦等，合并细菌感染可表现为高热、白细胞升高。高血糖状态明显影响抗结核治疗的效果，血糖水平高者抗结核治疗效果差。

实验室检查：痰涂片与痰培养结核分枝杆菌均可呈阳性，且阳性率高于普通肺结核患者，检测出耐药结核菌的概率也高于普通肺结核患者。

【影像学表现】

X 线表现　X 线胸片上可显示以浸润病灶为主的片状影及斑片影，部位不定，中下肺野比较常见，有时中下肺野的大片状影与大叶性肺炎表现相似。片状影内可见空洞，累及胸膜者可见胸腔积液改变，肺门淋巴结肿大者可见肺门增大。

CT 表现　病变好发部位可出现普通肺结核不常见的部位。常常表现为大片融合病变及实变影，易伴有播散灶及树芽征，部分以干酪性病灶为主，易出现空洞；累及胸膜者可见胸腔积液及胸膜增厚；增殖性病变出现的概率低于普通肺结核患者。

【病例展示】

病例 1　糖尿病合并肺结核

男，69 岁，间断咳嗽、咳痰 5 月，再发伴痰血、气促 1 周。2 型糖尿病 5 年。空腹血糖 15.7 mmol/L，糖化血红蛋白 8.8%，血沉 66 mm/h，痰培养结核分枝杆菌（4 +）。

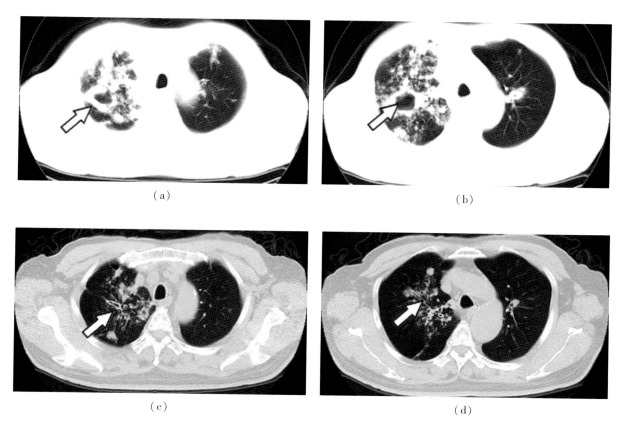

（a）　　　　　　　　　　　　（b）

（c）　　　　　　　　　　　　（d）

图 11-3-1

CT 平扫:肺窗示右肺上叶为主的斑片状及结节影,边缘模糊,并见厚壁空洞形成[图 11-3-1(a)、(b)]。抗结核治疗 18 月复查:双肺上叶病灶明显吸收,右肺上叶空洞闭合,左肺上叶病灶基本吸收,残余病灶以增殖纤维灶为主,伴牵拉性支气管扩张[图 11-3-1(c)、(d)]。

病例 2　糖尿病合并肺结核

男,52 岁,反复咳嗽、咯痰 3⁺ 年,加重伴喘累 2 月,2 型糖尿病 2 年。空腹血糖 13 mmol/L,餐后 2 h最高血糖约为 25 mmol/L。痰涂片抗酸杆菌(+),痰夹层杯集菌结核分枝杆菌(+),痰培养结核分枝杆菌(+)。

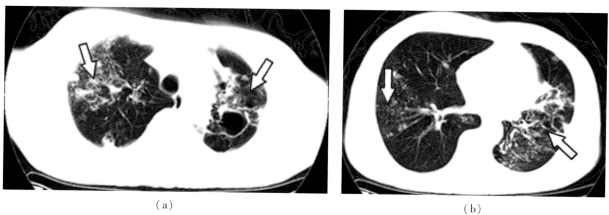

（a）　　　　　　　　　　　　（b）

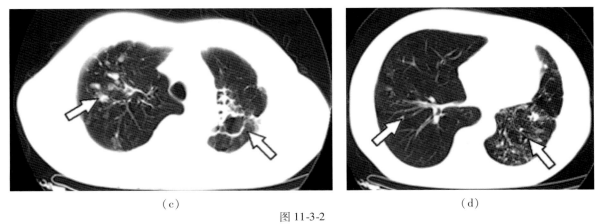

（c）　　　　　　　　　　　　　　　（d）

图 11-3-2

CT 平扫:肺窗示双肺散在斑片状及结节影,边缘模糊,可见空洞形成[图 11-3-2(a)、(b)]。抗结核治疗 1 年复查:双肺病灶不同程度吸收好转[图 11-3-2(c)、(d)]。

病例 3　糖尿病合并肺结核

男,63 岁,反复咳嗽、咯血 1 年,皮肤黄染 10 天。2 型糖尿病 3 年,血糖控制在 8～12 mmol/L。支气管刷洗液涂片抗酸杆菌(＋),痰涂片抗酸杆菌(＋),痰培养结核分枝杆菌(＋)。

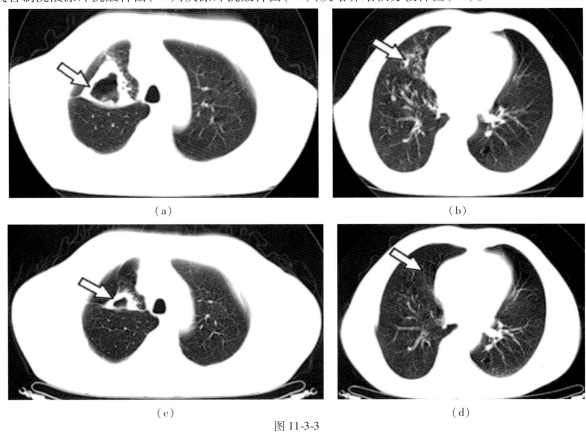

（a）　　　　　　　　　　　　　　　（b）

（c）　　　　　　　　　　　　　　　（d）

图 11-3-3

CT 平扫:肺窗示右肺上叶尖段见不规则厚壁空洞,右肺中叶及下叶散在斑片状及结节影,部分边界模糊[图 11-3-3(a)、(b)]。抗结核治疗 2 年复查:右肺上叶空洞明显缩小,右肺中叶及下叶病灶基本吸收[图 11-3-3(c)、(d)]。

病例 4　糖尿病合并肺结核

男,47 岁,反复咳嗽、咳痰 7⁺月,再发伴气促 1 周,加重伴痰中带血 2 天。2 型糖尿病 3 年,随机血糖 18.79 mmol/L。痰培养结核分枝杆菌(＋),左侧胸腔抽出淡黄色脓液。

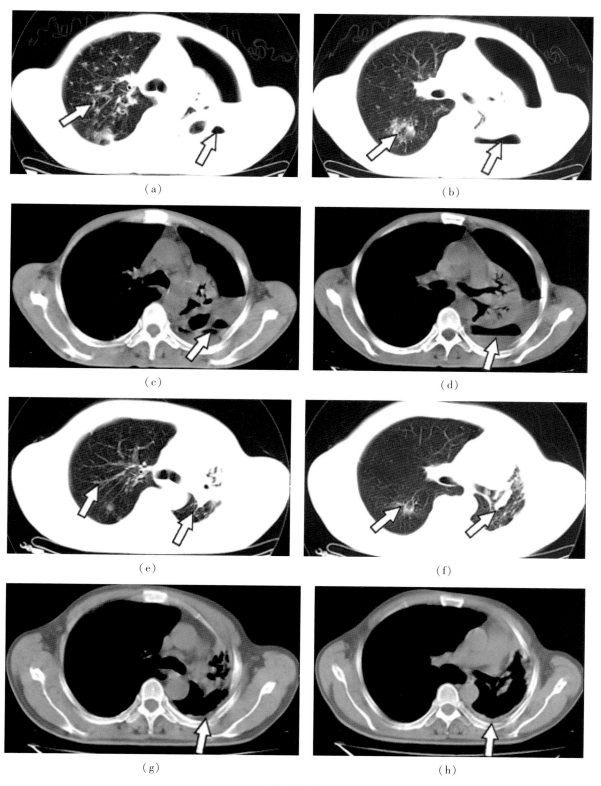

图 11-3-4

CT 平扫:肺窗示右肺上叶尖后段及下叶背段见结节状、斑片影,下叶病灶边界较模糊[图 11-3-4(a)、(b)];
纵隔窗示左侧胸腔积气,并见气液平,左肺压迫性不张,左侧胸膜增厚[图 11-3-4(c)、(d)]。抗结核治疗 1
年复查:双肺病灶吸收好转,左侧脓气胸基本吸收,以胸膜增厚为主[图 11-3-4(e)—(h)]。

病例 5 糖尿病合并肺结核

男,60 岁,反复咳嗽、咳痰 4 年,咯血 2 年,双下肢水肿 20 天。2 型糖尿病 5 年,随机血糖 15 mmol/L 及以上。痰培养结核分枝杆菌(2 +)。

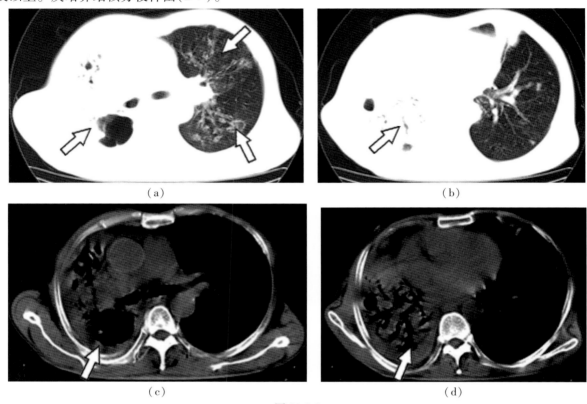

（a）　　　　　　　　　　　　　　（b）

（c）　　　　　　　　　　　　　　（d）

图 11-3-5

CT 平扫:肺窗示右肺体积缩小,呈大片状密度增高影,可见多发空洞、支气管扩张,左肺散在斑片状、腺泡结节影,可见多个小空洞形成[图 11-3-5(a)、(b)];纵隔窗示右侧胸腔积液及胸膜增厚[图 11-3-5(c)、(d)]。

病例 6 糖尿病合并肺结核

男,66 岁,咳嗽、乏力、体重减轻 4 月,加重伴发热、咳血、动后气促 2 月。2 型糖尿病 6 年,随机血糖 19.6 mmol/L 及以上。查胸水常规、生化提示为渗出液,3 次胸水培养结核分枝杆菌(+)。

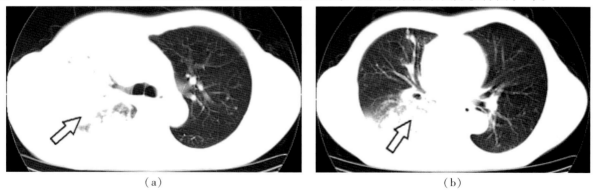

（a）　　　　　　　　　　　　　　（b）

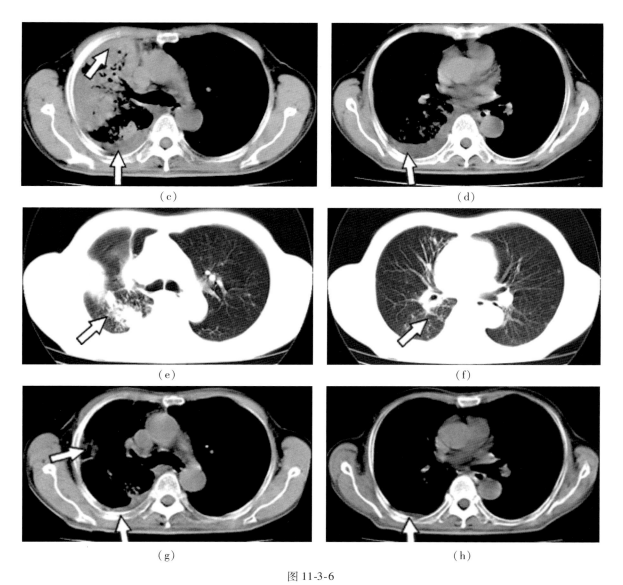

图 11-3-6

CT 平扫:肺窗示右肺大片状实变影,内见少许充气支气管及虫蚀样空洞,左肺少许斑点结节影[图 11-3-6 (a)、(b)];纵隔窗示右侧胸腔积液及胸膜增厚[图 11-3-6(c)、(d)]。抗结核治疗 2 月复查:右肺病灶及右侧胸膜炎吸收好转[图 11-3-6(e)—(h)]。

<h2 style="text-align:center">第四节　尘肺合并肺结核</h2>

【概述】

　　尘肺合并肺结核后患者体内的矽尘与结核菌协同作用,引起复杂的组织反应,其病理、影像和临床表现既不同于单纯尘肺,也不同于肺结核,临床上把它单列为尘肺结核。尘肺合并肺结核患者发病率高于其他职业人群,主要由于尘肺患者肺组织中沉积着多的难溶性矽尘,破坏了巨噬细胞,影响了它们的吞噬、消化、灭菌能力,同时使结核免疫的效应细胞功能受到影响,致使机体对结核的获得性免疫难以建立。因此尘肺患者易于合并肺结核。尘肺合并肺结核发病率随着尘肺期别的增加而升高,且单纯尘肺的结核发病率又较混合性尘肺高。

【临床表现与实验室检查】

尘肺合并肺结核患者的主要临床表现:低热、乏力、咯血等结核中毒症状,尘肺常有的气促、咳嗽、咳痰和胸痛等症状加重。

实验室检查:PPD 可呈强阳性,结核抗体阳性,结核菌(PCR)检测呈阳性,痰涂片及痰培养结核分枝杆菌阳性。血沉升高,合并细菌感染可出现白细胞升高等。

【影像学表现】

X 线及 CT 表现　有作者根据尘肺和肺结核影像学表现将其分为分离型、融合型、混合型。尘肺合并肺结核在 X 线胸片上形态多种多样,呈团片状、斑片状、结节状等,常见空洞病变。I、II期合并早期肺结核时,多为结核病的常见形态及好发部位出现,随着病程的进展,尘肺与结核相互融合,形成团块状、片状、空洞、球状、结节状、肺不张等多种形态。胸部 CT 在显示空洞、隐匿的结核灶及支气管结核、结核性支气管扩张等优于胸部 X 线平片。除此之外,发生尘肺出现双肺病变不对称,病变出现空洞,抗结核治疗有效,出现胸腔积液、心包积液、肺外结核等影像学改变时均高度提示尘肺合并肺结核。

【病例展示】

病例 1　尘肺合并肺结核(分离型)

男,43 岁,咳嗽、喘累 1 年,潮热、盗汗 6 月,咯血 1 月。石匠 10 年。血沉 85 mm/h,痰培养结核分枝杆菌(2 +)。

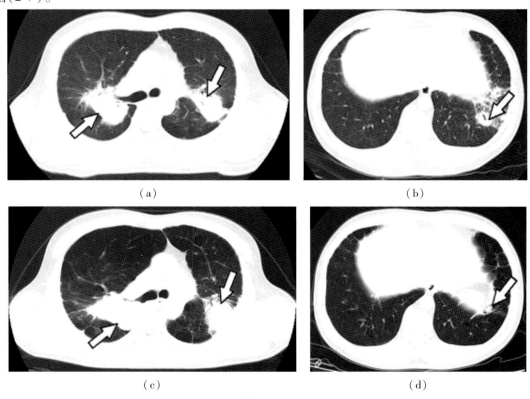

(a)　　　　　　　　　　　　　(b)

(c)　　　　　　　　　　　　　(d)

图 11-4-1

CT 平扫:肺窗示双肺上叶散在对称结节状、团块状、斑片状不均密度增高影,边界较清[图 11-4-1(a)],左肺下叶片状、斑片状、腺泡结节状密度增高影,可见空洞形成[图 11-4-1(b)]。抗结核治疗 2 年复查:双肺上叶尘结节病变范围略有增大[图 11-4-1(c)],左肺下叶病变吸收好转[图 11-4-1(d)]。

病例 2　尘肺合并肺结核(融合型)

男,57 岁,咳嗽、喘累 2 年,间断性咯血 6 月,加重 9 天。井下煤工 27 年。痰涂片结核分枝杆菌(+),痰培养结核分枝杆菌(+)。结核抗体(金标法)(+);结核抗体(蛋白芯片):38 kDa(+),LAM(+)。

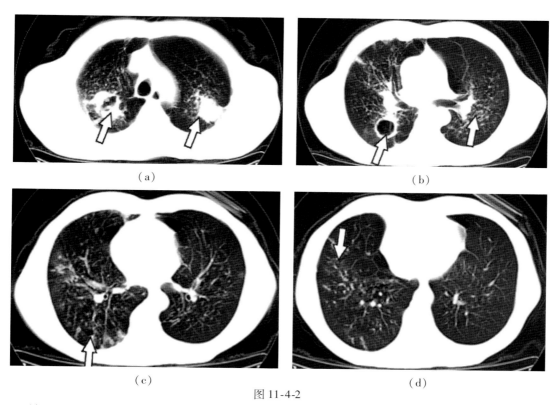

（a）　　　　　　　　　　　　　　　　（b）

（c）　　　　　　　　　　　　　　　　（d）

图 11-4-2

CT 平扫:肺窗示双肺散在对称结节状、团块状阴影,肺野中内带及上叶后段较多,密度较高,边界较清楚,右肺上叶空洞形成;余右肺见散在斑片影,边界模糊(图 11-4-2)。

病例3　尘肺合并肺结核(融合型)

男,48 岁,咳嗽、喘累 11 月,潮热、盗汗 3 月,间断痰血 1 月。石匠 3 年。血沉 91 mm/h,痰培养结核分枝杆菌(2 +)。

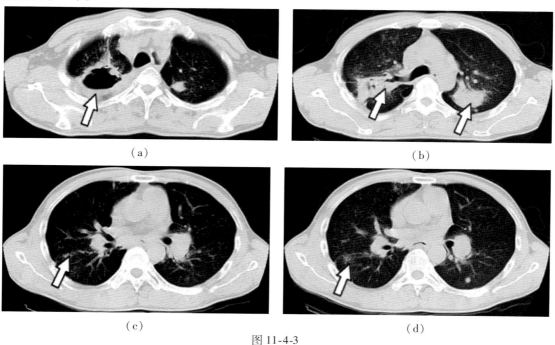

（a）　　　　　　　　　　　　　　　　（b）

（c）　　　　　　　　　　　　　　　　（d）

图 11-4-3

CT 平扫:肺窗示双肺散在对称团片状、结节影,右肺上叶空洞形成(图 11-4-3)。

病例 4　尘肺合并肺结核(融合型),右侧颈部淋巴结结核

男,42 岁,咳嗽、喘累 2 年,右侧颈部包块 6 月,破溃 1 月。石匠 15 年。痰培养结核分枝杆菌(+),右侧颈部分泌物培养结核分枝杆菌(2+)。

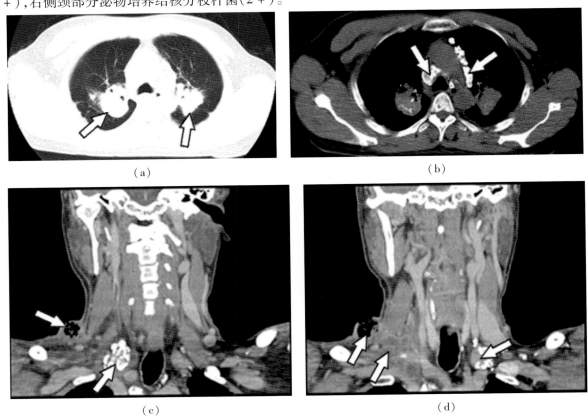

图 11-4-4

CT 平扫:肺窗示双肺散在对称团块状、结节状密度增高影,边界较清[图 11-4-4(a)];纵隔内见增多及钙化淋巴结[图 11-4-4(b)]。颈部 CT 增强扫描 + MPR:右侧下颈部、锁骨上窝局部皮肤缺损,可见增多软组织,脂肪间隙模糊,上纵隔淋巴结组可见多发钙化,右侧胸锁乳突肌肿胀增厚,增多软组织影呈轻度不均匀及环形强化[图 11-4-4(c)、(d)]。

病例 5　尘肺合并肺结核(混合型)

男,74 岁,反复咳嗽 1 年,加重伴喘累气促半年,痰血 3 月。挖煤 12 年。结核抗体(金标法)(+),3 次痰涂片抗酸杆菌(4+),痰培养结核分枝杆菌(2+)。

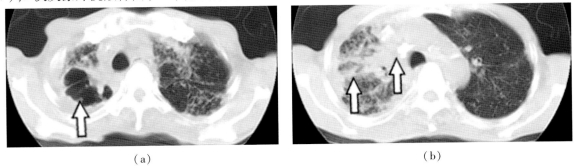

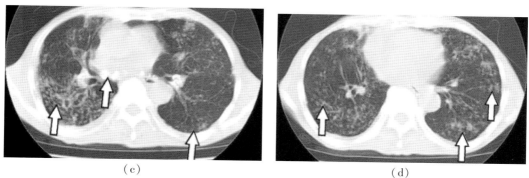

（c）　　　　　　　　　　　　（d）

图 11-4-5

CT 平扫:肺窗示双肺散在片状、斑片状、结节状密度增高影,部分病变对称,可见树芽征及腺泡样结节影,
边界欠清,右肺上叶空洞形成;纵隔内见增大及钙化的淋巴结(图 11-4-5)。

病例 6　尘肺合并肺结核(混合型)

男,58 岁,咳嗽、喘累 3 年,潮热、盗汗 6 月,间断痰血 1 月。石匠 30 年。血沉 97 mm/h,痰涂片抗
酸杆菌(+),痰培养结核分枝杆菌(2 +)。

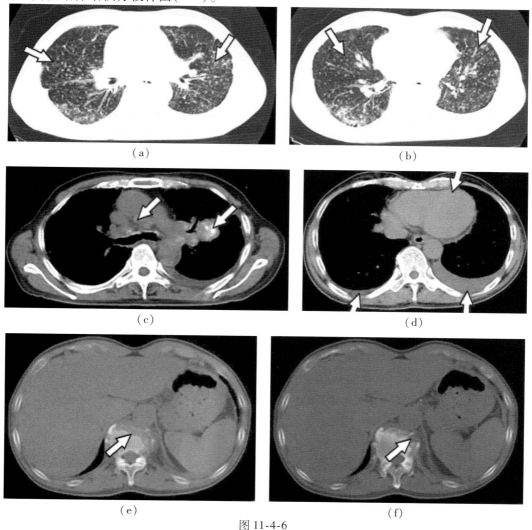

（a）　　　　　　　　　　　　（b）

（c）　　　　　　　　　　　　（d）

（e）　　　　　　　　　　　　（f）

图 11-4-6

CT 平扫:肺窗示双肺散在结节状、团块状影,部分病灶分布较对称[图 11-4-6(a)、(b)];纵隔、双肺门可见
肿大、钙化淋巴结[图 11-4-6(c)],双侧少量胸腔积液及心包增厚[图 11-4-6(d)]。骨窗示骨质破坏、硬化
增生、死骨形成[图 11-4-6(e)、(f)]。

285

第五节　肺结核合并肺癌

【概述】

肺结核是由于结核菌的感染而引起,而肺癌则与空气的污染、吸烟、致癌物质接触以及遗传因素等诸多因素有密切关系。肺癌和肺结核合并存在与肺癌及老年结核的增加有一定关系。也有学者认为,结核性瘢痕也可导致瘢痕癌的发生。肺结核与肺癌并存的病理类型分为:①独立型:两种病变独立存在,不在同一部位,即或同叶亦非同部位。两种病变独立存在,相互无关联。独立型多合并鳞癌。②混合型:两种病变均位于相同部位,肿瘤内可见结核结节或干酪病变或细纤维瘢痕病灶。混合型多合并腺癌、肺泡癌。

【临床表现与实验室检查】

肺结核合并肺癌临床表现与其发生部位、类型、发展阶段和并发症有关。可有咳嗽、咳痰、咯血或痰中带血、胸痛、呼吸困难、发热、疲乏及消瘦等症状,早期可无任何症状,后期一般可有持久不变的局限性哮鸣音,呼吸音较低。继发性感染时局部可闻及湿啰音。晚期患者肿瘤压迫附近脏器时可产生如患侧肺不张、胸腔积液、上腔静脉压迫综合征、颈交感神经麻痹综合征或骨转移等体征。浅表淋巴结以颈部、锁骨上和腋窝淋巴结肿大最为常见。

实验室检查:怀疑肺结核合并肺癌的患者,应进行痰抗酸杆菌及癌细胞检查。一般肺结核合并肺癌的痰菌阳性率较高。胸腔积液细胞学及抗酸杆菌检查:胸腔积液细胞学癌细胞阳性率较高,结核菌检出率低。支气管镜、经皮肺穿刺活检、胸腔镜检查等有助于肺结核与肺癌并存的诊断。

【影像学表现】

X 线及 CT 表现　既有肺结核又有肺癌影像学的特点,二者影像学表现常常交织,有研究发现其影像学改变以肿块多见,上肺多于下肺,右肺多于左肺,正规抗结核情况下病变出现增多增大、纵隔增宽、肺不张、胸腔积液等常常提示合并肺癌可能。

【病例展示】

病例 1　左肺结核合并右侧中央型肺癌(独立型)

女,50 岁,咳嗽 3 月,右腹股沟疼痛 1 月,背痛 4 天。痰培养结核分枝杆菌(2 +),纤维支气管镜检查右上叶支气管管腔新生物匍匐样生长、质脆、稍出血。病理提示:鳞癌。

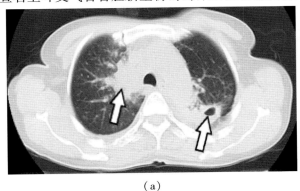
（a）

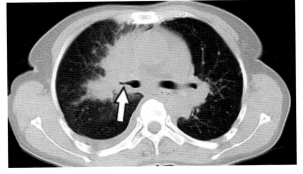
（b）

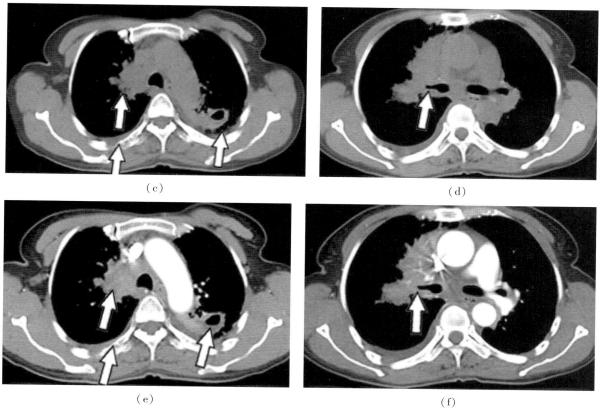

（c）　　　　　　　　　　　　　　　（d）

（e）　　　　　　　　　　　　　　　（f）

图 11-5-1

CT 平扫：右肺上叶支气管狭窄，后壁见增厚的软组织影，右肺门见软组织团块影，周围支气管血管束增粗模糊，部分小叶间隔增厚，周围见小结节影［图 11-5-1（a）—（d）］，左肺上叶尖后段见空洞形成，空洞内见液平，内壁光滑，周围卫星灶，可见右侧肋骨骨质破坏［图 11-5-1（c）］。CT 增强扫描：右肺门软组织肿块呈均匀强化，可见肿瘤血管，左肺空洞壁有强化，壁厚且光整［图 11-5-1（e）、（f）］。

病例 2　双肺结核合并左侧中央型肺癌（独立型）

男，55 岁，咳嗽、咳痰 4 年，痰血 1 年，加重 2 月。血沉 91 mm/h。肿瘤标志物：CEA 5.4 ng/mL，CA125 79.78 U/mL，NSE 24.75 ng/mL，3 次痰培养结核分枝杆菌（3＋）。纤维支气管镜可见左肺上舌段支气管腔内结节状突起，活检病理提示：鳞癌。

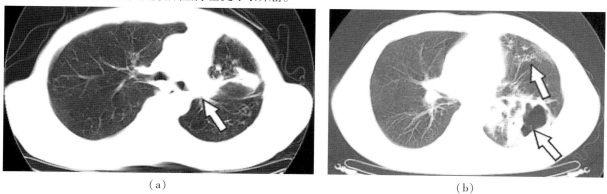

（a）　　　　　　　　　　　　　　　（b）

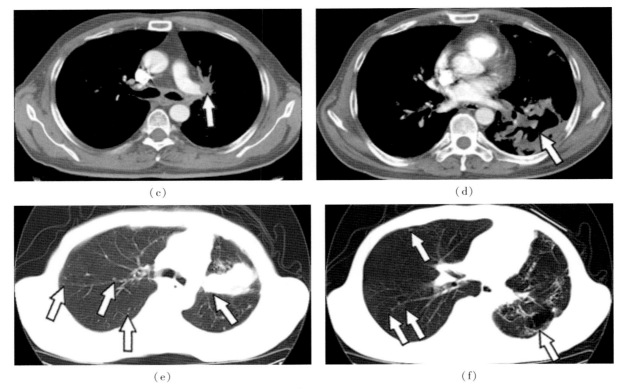

（c）　　　　　　　　　　　　　（d）

（e）　　　　　　　　　　　　　（f）

图 11-5-2

CT 平扫：肺窗示左肺门见软组织结节影，远端见斑片影，左肺下叶不规则厚壁空洞及双肺斑片状播散灶［图 11-5-2（a）、（b）］。CT 增强扫描：左肺门结节呈均匀强化［图 11-5-2（c）、（d）］，左肺下叶空洞壁未见强化。抗结核治疗 7 月复查：出现左肺上叶阻塞性不张，右肺新增大小不一的圆形小结节影［图 11-5-2（e）、（f）］，左肺下叶空洞缩小，壁变薄，播散灶有吸收［图 11-5-2（f）］。

病例 3　右肺结核合并左肺肺癌（独立型）

男，79 岁，咳嗽、咳痰、乏力 3 月，加重 3 天。右肺上叶支气管刷检抗酸染色（＋），痰培养结核分枝杆菌（＋）。左肺下叶经皮肺穿刺活检病理提示：鳞癌。

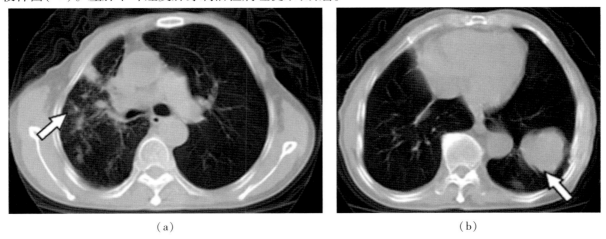

（a）　　　　　　　　　　　　　（b）

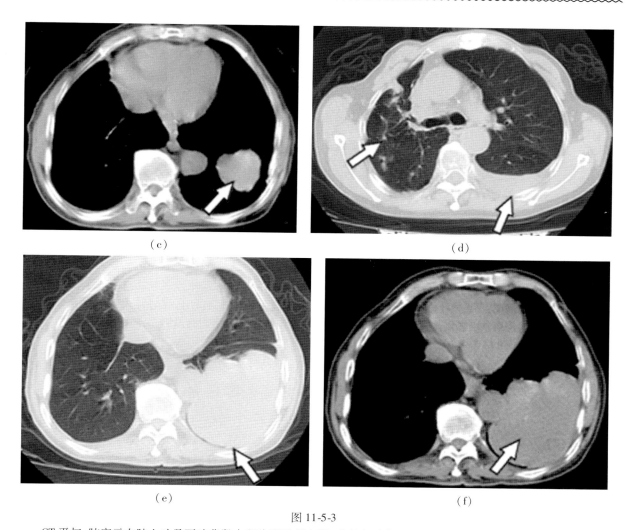

图 11-5-3

CT 平扫：肺窗示右肺上叶及下叶背段小斑片影及斑点影，边界欠清［图 11-5-3（a）、（b）］；纵隔窗示左肺下叶软组织团块影，邻近胸膜凹陷［图 11-5-3（c）］。抗结核治疗 8 月复查：右肺病变吸收好转，左肺下叶肿块明显增大，出现左侧胸腔积液［图 11-5-3（d）—（f）］。

病例4　双肺结核合并右肺下叶肺癌（混合型）

男，57 岁，咳嗽、咳痰、乏力 1 年，痰中带血、胸痛 3 月，左侧胸壁包块 1 月，加重 3 天。痰涂片结核抗酸杆菌（＋），痰培养结核分枝杆菌（2 ＋）。右肺下叶经皮肺穿刺活检病理提示：腺癌。

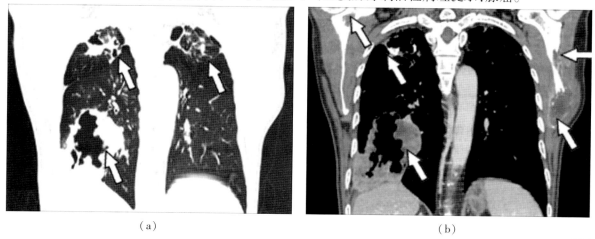

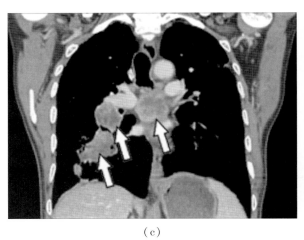

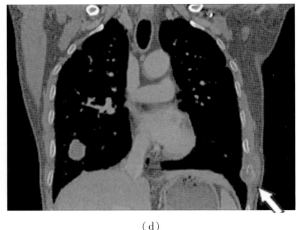

（c）　　　　　　　　　　　　　　　　　（d）

图 11-5-4

CT 平扫:肺窗示双肺上叶散在斑片状、网格状密度增高影,右肺上叶可见钙化,胸膜下见透光区;右肺下叶见巨大空洞性病变,可见分叶,空洞内壁不光整,可见壁结节及液平形成[图 11-5-4(a)]。CT 增强扫描:右肺下叶病变呈混杂密度强化,纵隔淋巴结呈不均匀强化,左侧肋骨、左肩胛骨骨质破坏,周围增厚软组织可见轻中度强化[图 11-5-4(b)—(d)]。

第六节　肺结核合并肺曲霉菌病

【概述】

曲霉菌广泛分布于自然界,是一种机会致病菌,在免疫力低下或长期有慢性疾病的情况下,易引起曲霉菌感染。随着耐药结核病及难治性肺结核的增多,肺结核合并肺曲霉菌病发病率有增高趋势。

【临床表现及实验室检查】

肺结核合并肺曲霉菌病常见临床表现为咯血、痰中带血、咳嗽、咳痰、胸痛、胸闷、发热、盗汗等,咯血为最常见的临床表现。在确诊肺结核的基础上纤维支气管镜检查灌洗液涂片及培养可发现曲霉菌菌丝和孢子。多次痰培养及纤维支气管镜冲洗液培养,可以提高阳性率。

【影像学表现】

胸部 X 线及 CT 典型表现为结核性肺毁损、结核空洞内有球形和类球形阴影,与洞壁间可见新月形透亮含气影,称为"空气新月征";部分患者于 X 线透视下或 CT 仰卧及俯卧位可见球体随体位改变而移动;部分菌块黏附于洞壁,未能在空洞内滚动形成典型的曲菌球,而呈附壁结节;部分曲菌球增大后也可完全填充结核空洞而呈现出结节状。CT 平扫密度较低,CT 值常常低于 20 HU,少数曲菌球较致密及钙质沉积 CT 值可达 40 HU。增强扫描曲菌球无强化。采用 HRCT 及增强扫描,有助于发现小空洞或特征性的气带影及对空洞内曲菌球性质的判断。曲菌球影像学表现需与单纯结核空洞内坏死组织、血凝块、空洞壁上血管瘤以及带壁结节的癌性空洞相鉴别。

【病例展示】

病例 1　右肺结核伴肺曲霉菌病

男,64 岁,咳嗽、咳痰 1+ 年,加重伴午后低热 3 天。血沉 64 mm/h,痰培养结核分枝杆菌(+),右肺上叶纤维支气管镜组织活检曲霉菌感染。

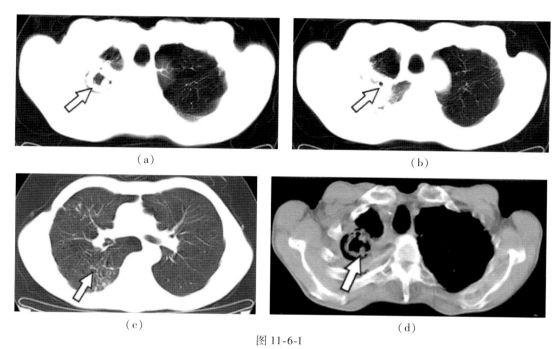

图 11-6-1

CT 平扫:右肺上叶尖段见厚壁空洞,内见不规则结节状影[图 11-6-1(a)、(d)],余右肺见散在斑片影,边界模糊,部分呈树芽征改变[图 11-6-1(b)、(c)]。

病例 2　双肺结核伴肺曲霉菌病

男,66 岁,咳嗽、咯痰 8 月,痰血 3 月,再发 4 天。痰培养结核分枝杆菌(＋),纤维支气管镜检查右肺中叶支气管黏膜充血、粗糙,肿胀,分支狭窄,并见干酪样坏死物覆盖。黏膜活检病理提示:肉芽肿性炎伴曲霉菌感染。

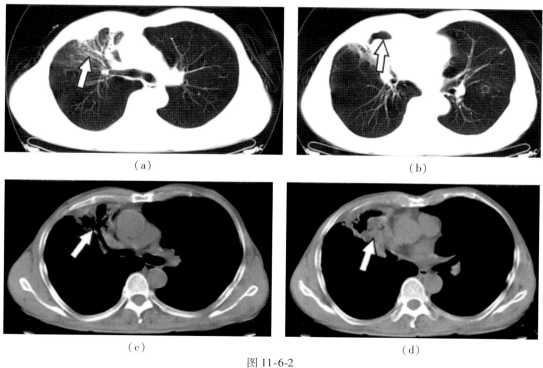

图 11-6-2

CT 平扫:右肺中叶见片状影,内见充气支气管及空洞形成,空洞内见结节影,结节前缘光滑,后缘与空洞壁分界不清,左肺少许斑片及斑点影(图 11-6-2)。

病例 3　左肺结核伴肺曲霉菌病

男,30 岁,反复咳嗽、痰血 2$^+$ 年,加重 2 月。2 年前诊为肺结核,抗结核治疗过程中反复出现咳嗽、咯血。左上肺叶切除术后病理提示:左肺上叶曲霉菌感染。

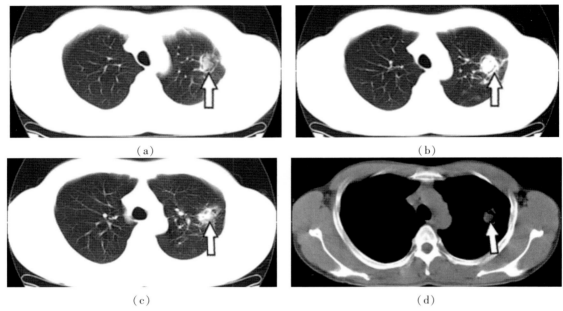

（a）　　　　　　　　　　　　　　　（b）

（c）　　　　　　　　　　　　　　　（d）

图 11-6-3

　　CT 平扫:左肺上叶薄壁空洞,内见结节影,结节与空洞壁形成空气新月征,空洞周围见斑片及条索影,边界欠清,邻近胸膜粘连(图 11-6-3)。

病例 4　左肺结核伴肺曲霉菌病

女,43 岁,反复咳嗽、咳痰 6 月,痰培养结核分枝杆菌(+)。纤维支气管镜组织刷检:左肺上叶曲霉菌感染。

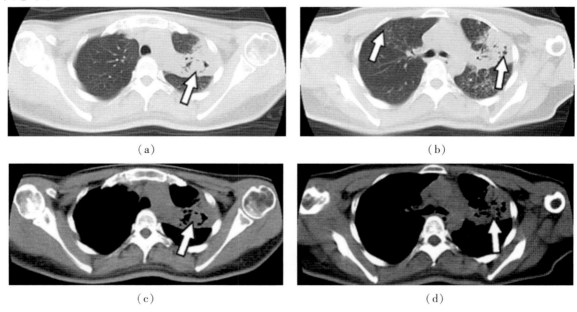

（a）　　　　　　　　　　　　　　　（b）

（c）　　　　　　　　　　　　　　　（d）

图 11-6-4

　　CT 平扫:左肺上叶片状密度增高影,内见空洞及充气支气管征,部分空洞成虫蚀样改变,较大空洞内见结节影,与空洞壁呈空气新月征,余双肺见多发斑点状及树芽征(图 11-6-4)。

第七节　肺结核相关血管病变

【概述】

　　肺结核相关血管病变包括假性动脉瘤、主动脉夹层等,结核引起的假性动脉瘤、主动脉夹层病变比较罕见。有研究显示假性动脉瘤形成多见于病史为 2～19 年的慢性肺结核,而很少见于低于 2 年的肺结核患者,其间可发生动脉瘤破裂。结核杆菌侵犯血管主要有 3 种途径:①结核杆菌在血管内膜种植。正常血管内膜对细菌抵抗能力较强,但在存在动脉硬化斑块尤其是斑块破裂溃疡形成的情况下,这种抵抗能力大大降低,从而为细菌侵犯提供机会。②结核杆菌随滋养血管到达动脉中膜或外膜。③邻近结核病灶侵犯血管。

【临床表现】

　　肺结核相关血管病变临床症状一般无特异性表现,疼痛是较为常见的临床症状,其次为劳累后气促、咳嗽、咯血和胸痛,疼痛常位于心前区,偶可延伸至肩、臂,有时疼痛为唯一症状,约 1/3 的病人表现出疼痛,感染性假性动脉瘤通常还伴有全身、局部的炎症反应,包括发热、乏力等。

【影像学表现】

　　CT 平扫表现为紧贴动脉壁的低密度或等密度的软组织肿块,横断面呈圆形或类圆形。增强扫描早期:瘤体内密度略低于同层动脉内密度,稍后瘤体密度迅速增高与动脉密度接近或相等,随后动脉密度下降,而瘤体内密度下降晚于动脉。如果破口较大或瘤体较小,瘤体内密度可与动脉同步变化。增强扫描时对比剂通过破口进入瘤腔,不仅能显示瘤体的大小、瘤体内血栓,而且还可显示血管与瘤体之间的破口,以及通过瘤体密度变化反映出血液动力学改变。以上征象对假性动脉瘤的诊断具有重要的价值。

【病例展示】

病例 1　假性动脉瘤

　　男,64 岁,咳嗽、咳痰 1 年,胸痛、乏力 1 天。痰培养结核分枝杆菌(+)。

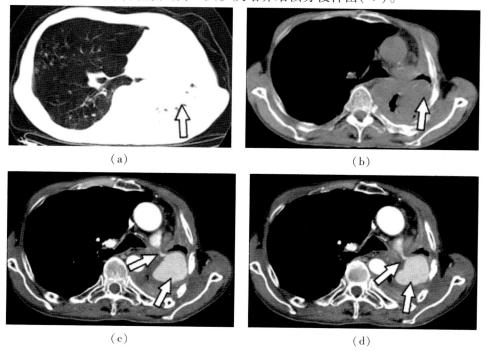

(a)　　　　　　　　　　　　　　(b)

(c)　　　　　　　　　　　　　　(d)

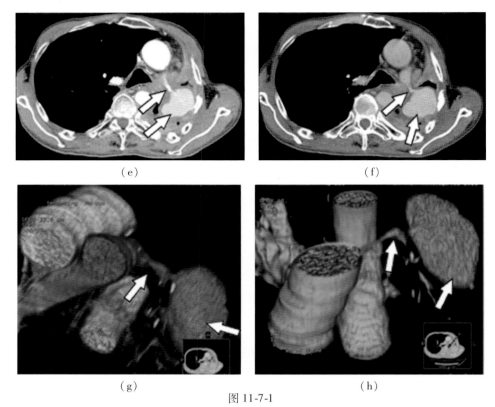

（e）　　　　　　　　　　（f）

（g）　　　　　　　　　　（h）

图 11-7-1

CT 平扫:左侧胸廓塌陷,左肺体积缩小,左肺片状影内见软组织密度影,右肺散在斑片及小结节影[图 11-7-1(a)、(b)]。

CT 增强扫描:左肺片状影内软组织肿块呈明显均匀强化,与左肺动脉相连,与肺动脉密度一致[图 11-7-1(c)—(f)]。

3D 血管成像:可见瘤体与左肺动脉相连[图 11-7-1(g)、(h)]。

病例 2　主动脉夹层

女,35 岁,咳嗽、咳痰、伴上腹部疼痛 5 月,加重伴发热、喘累 10^+ 天,痰培养结核分枝杆菌(+)。

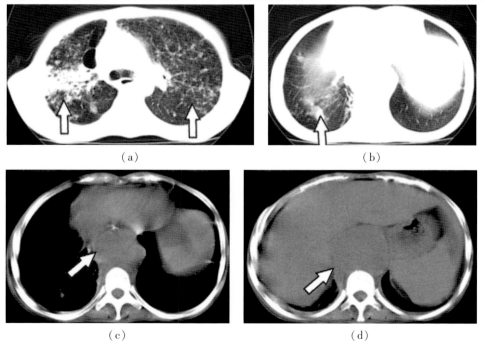

（a）　　　　　　　　　　（b）

（c）　　　　　　　　　　（d）

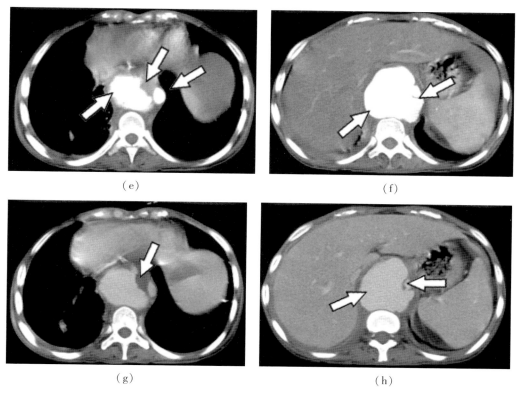

（e）　　　　　　　　　　　（f）

（g）　　　　　　　　　　　（h）

图 11-7-2

CT 平扫：双肺散在多量斑片、网格状及腺泡结节影，边界欠清，脊柱前方见主动脉增粗，呈“肿块影”[图
11-7-2（a）—（d）]。CT 增强扫描：主动脉真腔缩小，假腔较大，其内血液密度与真腔一致，假腔内见血栓形
成，增强后无强化[图 11-7-2（e）—（h）]。

第八节　肺结核合并肺吸虫病

【概述】

肺吸虫病是由于生食或食入未煮熟的螃蟹、喇蛄而感染。肺吸虫的幼虫在肠道内脱囊后穿过肠
壁进入腹腔，经过 1～2 周后开始上移，并经横膈进入胸腔，然后进入肺。在肺内虫体发育为成虫，可
引起周围组织炎性反应及局部充血，虫体在肺内可到处穿行，形成隧道样空腔或脓肿，纤维组织增生
包围虫体形成囊肿，当囊肿内成虫死亡或脱落后可吸收或缩小，也可发生纤维化或钙化。肺结核与肺
吸虫病临床及影像学表现极为相似，常常混淆，漏诊、误诊较多。肺结核合并肺吸虫病更易漏诊、
误诊。

【临床表现与实验室检查】

患者有喜食螺、虾、蟹等习惯。临床上可有胸痛、气短、疲乏、体重减轻、咳嗽、咳痰及咯血等肺结
核与肺吸虫病症状，部分患者有皮下游走性结节，皮肤红色丘疹。

实验室检查：胸水为渗出液，培养结核分枝杆菌阳性，结核抗体（金标法）阳性；痰培养结核分枝杆
菌阳性，结核抗体（金标法）阳性，肺吸虫皮试阳性。血常规嗜酸性粒细胞升高等。

【影像学表现】

X 线及 CT 表现　病灶多发常见，可发生于肺的任何部位，肺内可见斑片状、结节状影，病灶边缘
可见浅淡的磨玻璃密度影，偶可见条状迂曲的透光区，即所谓“隧道征”，走行无规律，可与叶段走行分

布不一致。病变具有游走性,容易此消彼长。有时可见胸腔积液和胸膜增厚,上述各种表现可并存,也可一种形态单独出现。

【病例展示】

病例 1　肺结核合并肺吸虫病

女,23 岁,发热、胸痛 4 月。有喜食螺、虾、蟹史。2 月前行剖腹产,术中发现子宫及附件结核。实验室检查:胸水为渗出液,结核分枝杆菌(+),结核抗体(金标法)(+);查痰:结核分枝杆菌直接检测阳性,结核抗体(金标法)(+),肺吸虫皮试(+)。

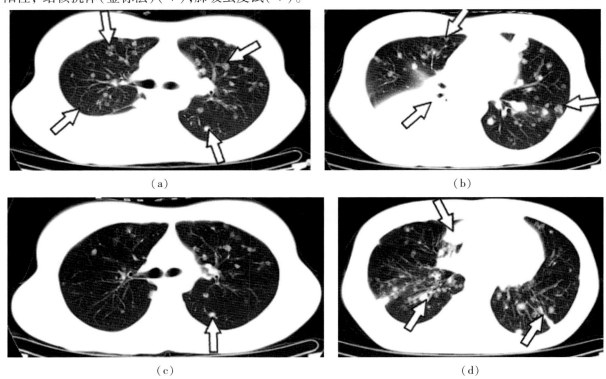

图 11-8-1

CT 平扫:肺窗示双肺散在多个大小不一类圆形结节影,边界较清晰,部分沿支气管血管束及胸膜分布,右侧胸腔积液[图 11-8-1(a)、(b)]。抗结核、抗吸虫治疗 4 月复查:双肺结节影数量减少、体积缩小,右侧胸腔积液吸收[图 11-8-1(c)、(d)]。

病例 2　肺结核合并肝肺吸虫病

女,27 岁,咳嗽、咳痰 1 年,腹部游走性包块 6 月。嗜酸性粒细胞比率 69% ,嗜酸性粒细胞11.72;肺吸虫抗体(+);痰培养结核分枝杆菌(2 +)。

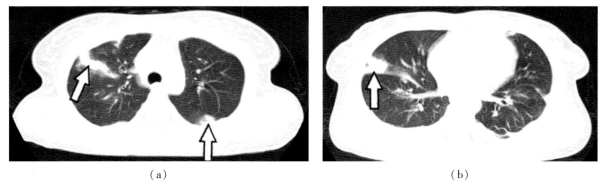

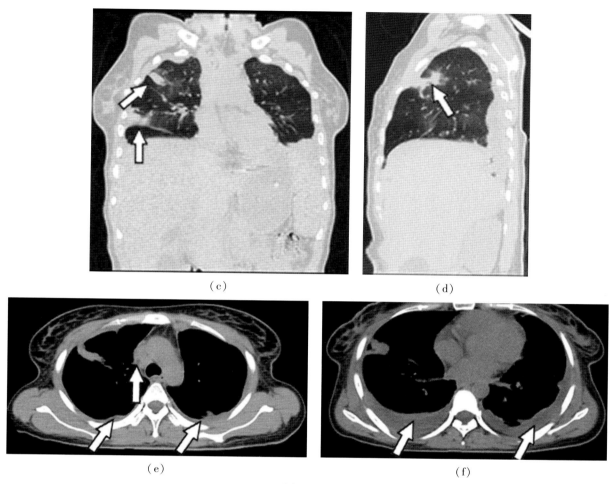

图 11-8-2

CT 平扫:肺窗示双肺上叶及下叶见多发条带状及斑片状影,边界模糊,双肺上叶病灶边缘见磨玻璃密度影,其中右肺上叶病灶呈"隧道征"改变[图 11-8-2(a)—(d)];纵隔窗示双侧胸腔积液及气管前腔静脉后淋巴结增大[图 11-8-2(e)、(f)]。

病例 3　肺结核合并肺吸虫病

男,28 岁,反复咳嗽、咳痰、盗汗 2$^+$ 年,间断咯血 10 月。少年时曾数次生食螃蟹,数年前曾有皮下游走性结节,现背部可见散在红色丘疹。血常规:嗜酸性粒细胞 7.5,嗜酸性粒细胞比率 52%;肺吸虫皮试阳性;痰培养结核分枝杆菌(+),结核抗体(金标法)(+),结核抗体(蛋白芯片):38 kDa(+),LAM(+)。

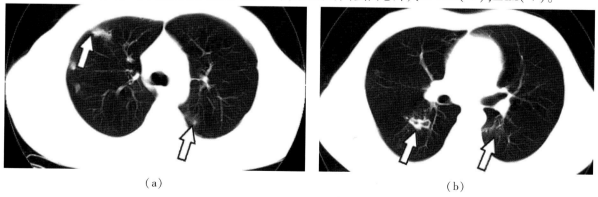

（a）　　　　　　　　　　　　　　（b）

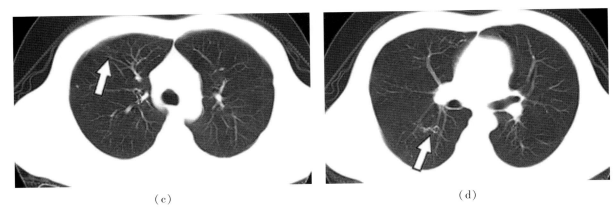

（c）　　　　　　　　　　（d）

图 11-8-3

CT 平扫:肺窗示右肺上叶及双肺下叶背段胸膜下见多发条带状、斑片状、腺泡结节状阴影,右肺下叶背段可见空洞形成[图 11-8-3(a)、(b)]。抗结核和抗肺吸虫病治疗 4 月复查:左肺病灶基本吸收,右肺病灶明显吸收好转,右肺下叶背段空洞明显缩小、壁变薄[图 11-8-3(c)、(d)]。

病例 4　肺结核合并肺吸虫病

男,13 岁,咳嗽半年,胸痛 4 月,发热,盗汗 2 月。痰培养结核分枝杆菌(2 +)。血常规:嗜酸性粒细胞 9.8,嗜酸性粒细胞比率 59.3% ;肺吸虫抗体(+)。

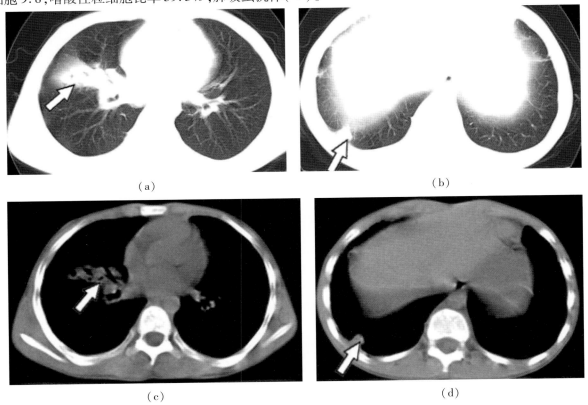

（a）　　　　　　　　　　（b）

（c）　　　　　　　　　　（d）

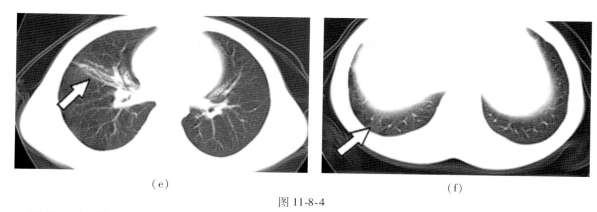

（e） （f）

图 11-8-4

CT 平扫:右肺门增大,右肺中叶支气管狭窄,外侧段见片状密度增高影,内见不规则充气支气管,右肺下叶后基底段胸膜下见结节影,与邻近胸膜增厚的胸膜相连[图 11-8-4(a)—(d)]。抗结核及抗吸虫治疗 9 月后复查:右肺中叶病灶明显吸收,右肺下叶胸膜下病灶完全吸收[图 11-8-4(e)、(f)]。

第九节　非结核分枝杆菌肺病

【概述】

非结核分枝杆菌(Nontuberculous Mycobacteria,NTM)与结核分枝杆菌其菌体成分和抗原性多具有共同性。非结核分枝杆菌肺病在影像学上有多种表现,临床表现又无特异性,虽然对 NTM 肺病的影像学研究远不如肺结核深入,但随着时间的推移及 NTM 肺病发病率的增加,已获得较前为多的影像学资料。本病极易与难治性肺结核和耐药肺结核混淆,肺结核患者往往是经过初治、复治、难治、耐药治疗过程后,疗效差,才想到此病的可能。

非结核分枝杆菌是一组可侵犯淋巴结、皮肤、软组织和肺的细菌。非结核分枝杆菌肺病是由于非结核分枝杆菌所引起的肺部病变,有致病性和无致病性两大分类。其致病性特点:①毒力比结核分枝杆菌低,但可与结核分枝杆菌混合感染;②大都是继发的,原发的只是少部分;③多属于机遇性感染病原体;④对多种抗结核药物耐药;⑤对人体主要危害菌种有堪萨斯分枝杆菌、猿分枝杆菌等。感染途径有 3 种:①外界环境对人的感染,这是人类感染的主要途径;②动物对人的感染;③人与人之间的感染。

【临床表现与实验室检查】

非结核分枝杆菌肺病临床表现与肺结核相似,以咳嗽为主。实验室检查:结核菌素试验或非结核致敏素试验不能鉴别结核杆菌感染(或结核病)与非结核分枝杆菌感染(或非结核分枝杆菌病)。采用痰涂片法与培养法检查结果结核杆菌与非结核杆菌均可呈阳性,尤其是涂片法无法鉴别结核杆菌与非结核杆菌。培养法在上述两类分枝杆菌中也呈现相似的表现,即使培养为非结核分枝杆菌而是否有致病性,采用这种方法是无法鉴别的,必须作菌型鉴定。

中华医学会结核病学分会制定了 NTM 肺病的诊断标准,在有临床症状及影像学表现异常者中,有下列之一项者可确定为 NTM 肺病:①痰 NTM 培养 3 次均为同一致病菌;②痰 NTM 培养 2 次均为同一致病菌,1 次抗酸杆菌(AFB)涂片阳性;③支气管灌洗液 NTM 培养 1 次阳性,阳性度 ++以上;④支气管灌洗液 NTM 培养 1 次阳性,抗酸杆菌涂片阳性度 ++以上;⑤支气管肺组织活检物 NTM 培养阳性;⑥肺活检见与 NTM 改变相似的肉芽肿,痰或支气管灌洗液 NTM 培养阳性。但如果艾滋病患者痰或支气管灌洗液培养阳性,即使胸部影像表现正常也可以认为存在 NTM 肺病。

【影像学表现】

X 线表现　X 线胸片上可显示以浸润、薄壁空洞、纤维组织增生等基本病变为主,一般有以下特点:①空洞分布较广;②薄壁空洞及支气管扩张,可有支气管播散;③多累及上叶尖后段,右肺中叶及左肺舌段,也可见于双肺下叶,胸膜下较常发生;④在肺受侵部位可有胸膜增厚,而缺少肺基底部的胸膜反应;⑤在不规则透明区周围有簇集性阴影或线状阴影并自透明区周围呈放射状分布。

    CT 表现 由于非结核分枝杆菌毒力较结核分枝杆菌弱,容易对结核药耐药,病程往往较长,其 CT 表现主要为增殖改变为主,空洞及支气管扩张常见,可伴有播散灶及树芽征,邻近胸膜增厚,少见浸润改变及腺泡结节;病变分布与 X 线表现相似。有时与继发性肺结核难以区别,多种病变同时累及多肺叶是该病的特点。

【病例展示】

病例 1 非结核分枝杆菌肺病

    女,43 岁,反复咳嗽、咯痰 5 年,动后喘累 2$^+$ 年,加重 2 天。血沉 96 mm/h;痰涂片抗酸杆菌(+),痰培养 + 菌型鉴定:非结核分枝杆菌感染。

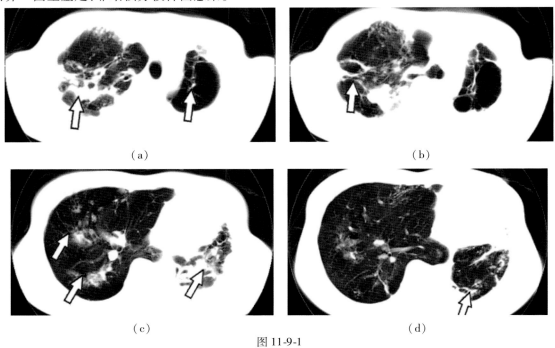

图 11-9-1

    CT 平扫:肺窗示左侧胸廓塌陷,气管、纵隔左移,左肺体积缩小,双肺散在片状、结节状及网格影,左肺上叶多个囊状含气腔,可见空洞及支气管扩张,双侧胸膜增厚粘连(图 11-9-1)。

病例 2 非结核分枝杆菌肺病

    女,47 岁,咳嗽、咳痰 3 年,反复咳血 1 年,再发 10 天。3 年前因"痰菌涂片阳性"未做痰培养,给予抗结核治疗 1 年。现查痰涂片抗酸杆菌(+),痰培养 + 菌型鉴定:非结核分枝杆菌。

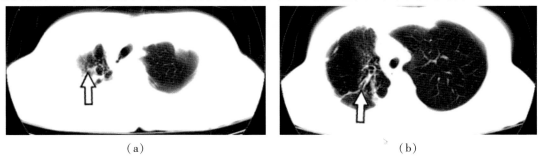

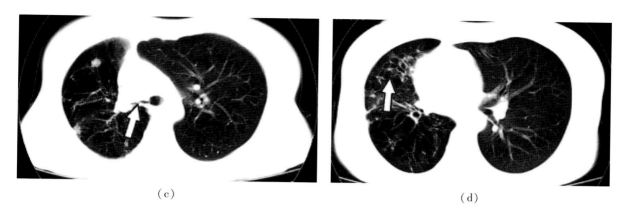

（c）　　　　　　　　　　　（d）

图 11-9-2

CT 平扫:肺窗示右侧胸廓塌陷,气管、纵隔右移,右肺上叶体积缩小,右肺散在片状、结节状及条索影,密度不均,大部分边界清楚,右肺见多发支气管双轨征及囊状透光区,右主支气管狭窄(图 11-9-2)。

病例 3　非结核分枝杆菌肺病

女,22 岁,咳嗽、咳痰 9 月,再发伴痰血 3 天。痰涂片抗酸杆菌(2+),予以组合药(HREZ)抗结核治疗 2 月后症状无明显好转。再次复查痰涂片抗酸杆菌仍显阳性,痰培养结核分枝杆菌(+),结核抗体(金标法)(+),结核抗体(蛋白芯片):38 kDa 和 LAM(+)。菌型鉴定:非结核分枝杆菌。

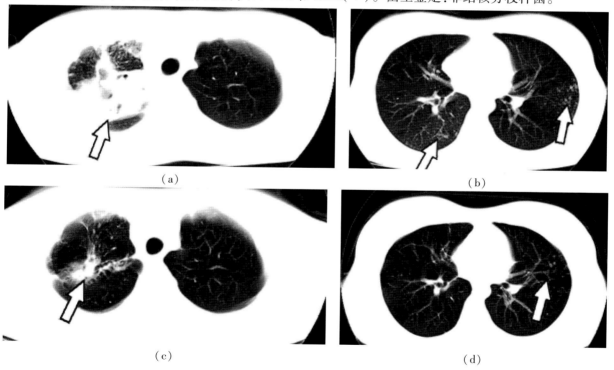

（a）　　　　　　　　　　　（b）

（c）　　　　　　　　　　　（d）

图 11-9-3

CT 平扫:肺窗示右肺上叶大片状影,内见不规则空洞及支气管扩张,余左肺上叶及右肺下叶见散在腺泡结节影,边界欠清[图 11-9-3(a)、(b)]。抗结核治疗 18 月复查:双肺病灶明显吸收好转,右肺上叶空洞缩小[图 11-9-3(c)、(d)]。

病例 4　非结核分枝杆菌肺病

男,50 岁,反复咳嗽、咳痰、盗汗及痰血 1 年。1 年前诊断为"左上肺继发性肺结核"予以"HREZ"抗结核治疗,半年前患者出现咳痰伴痰中少量血丝。痰培养+菌型鉴定:非结核分枝杆菌。

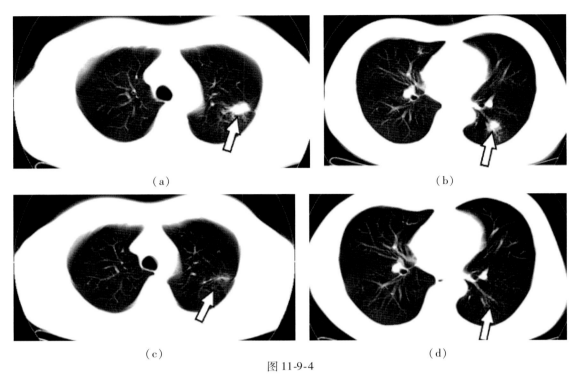

(a)

(b)

(c)

(d)

图 11-9-4

CT 平扫:肺窗示左肺上叶尖后段及左肺下叶见斑片状及结节影,边界模糊征[图 11-9-4(a)、(b)]。抗结核治疗 6 月后复查:左肺病灶明显吸收[图 11-9-4(c)、(d)]。

病例 5 非结核分枝杆菌肺病

男,24 岁,反复咳嗽、咳痰 1⁺年,再发半月。院外查痰涂片抗酸杆菌(+),痰培养 + 菌型鉴定:非结核分枝杆菌。

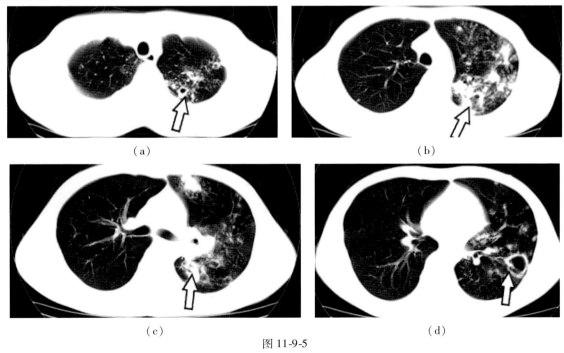

(a)

(b)

(c)

(d)

图 11-9-5

CT 平扫:肺窗示右肺上叶及左肺见多发斑点状、斑片状及腺泡结节影,边界模糊,左肺多发空洞形成,内壁较光整,外壁模糊,周围见卫星灶(图 11-9-5)。

病例6　非结核分枝杆菌肺病

女,47岁,咳嗽、尿频、尿急、尿痛、血尿3⁺年。尿查见抗酸杆菌,考虑"双肾结核,肺结核"予"HRE"抗结核半年效果差。复查尿常规隐血(2＋),血沉42 mm/h。痰培养、尿培养及菌型鉴定:非结核分枝杆菌。

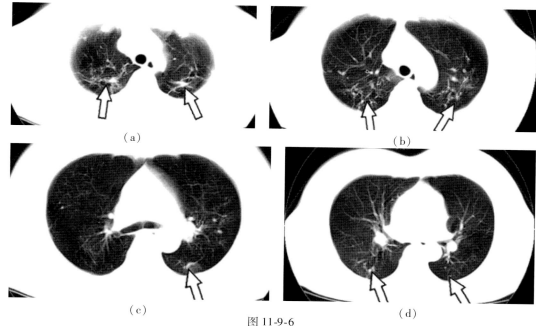

图11-9-6

CT平扫:肺窗示双肺散在斑片状、斑点状、星状及条索影,以上叶为主,边界较清晰,双肺上叶见多发支气管扩张征象,邻近胸膜下气肿(图11-9-6)。

病例7　非结核分枝杆菌肺病

女,26岁,咳嗽、咳痰、发热1周。纤维运气管镜刷检物夹层杯找抗酸杆菌(＋),3次痰涂片抗酸杆菌分别为:(2＋),(2＋),(＋);痰培养分枝杆菌(＋);菌型鉴定:非结核分枝杆菌。

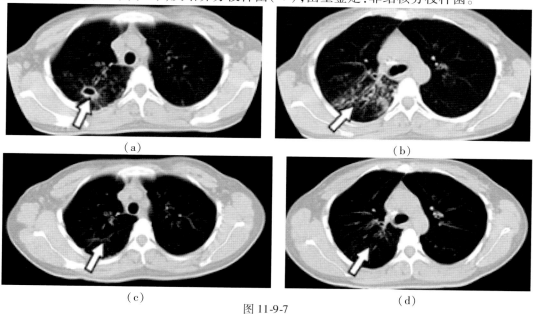

图11-9-7

CT平扫:肺窗示右肺上叶后段见空洞及条索影,并见支气管壁增厚、管腔扩张,呈双轨征,周围多发腺泡结节影及树芽征,邻近胸膜粘连[图11-9-7(a)、(b)]。抗非结核分枝杆菌治疗1年后复查:右肺上叶空洞闭合,右肺病灶吸收好转[图11-9-7(c)、(d)]。

参考文献

[1] 马得廷,王霞,王立民,等.多层螺旋 CT 显示正常胸骨及胸骨病变的价值[J].实用放射学杂志,2008(24):620-623.

[2] FLOHR T G,SCHALLER S,STIERSTORFER K,et al. Multidetector row CT systems and image-reconstruction techniques[J]. Radiology,2005(235):756.

[3] 关玉宝,曾庆思,邓宇,等.16 层螺旋 CT 血管成像在肺动静脉畸形诊断中的应用[J].中国 CT 和 MRI 杂志,2007,5(3):13-16.

[4] LEE E Y,BOISELLE P M,CLEVELAND R H. Multidetector CT evaluation of congenital lung Anomalies[J]. Radiology,2008,247(3):632-648.

[5] 綦迎成,刘文亚,郭佑民.简明胸部影像诊断[M].北京:人民军医出版社,2012.

[6] 中华人民共和国国家卫生健康委员会.结核病分类:WS 196—2017[S].

[7] 中华医学会结核病学分会.肺结核诊断和治疗指南[J].中华结核和呼吸杂志,2001(24):70-74.

[8] 马志明,肖唐,林国,等.白介素-10 基因多态性与肺结核病易感性的研究[J].广东医学,2007,28(8):1243-1245.

[9] 韩萍,于春水.医学影像诊断学[M].4 版.北京:人民卫生出版社,2017.

[10] 蔡洪贺,王献忠,郭德海.HRCT 鉴别诊断结核性和癌性胸水的价值[J].中国医学影像学杂志,2003,11(3):202-206.

[11] 唐神结,肖和平,陈刚,等.胸膜结核瘤 83 例临床和病理及影像学对照研究[J].中华结核和呼吸杂志,2009,32(4):262-265.

[12] CARDINALE L,NIKA L,TETI M,et al. Diffuse benign pleural diseases:clinical and radiological correlation[J]. Recenti Progresi in Medicina,2016,107(5):225-233.

[13] 王荣品,杨明放,邓奇平,等.胸壁结核的 CT 诊断和分型[J].实用医学影像杂志,2006,7(1):19-21.

[14] 吴殷,张培元.结核性心包炎诊断及治疗进展[J].中国防痨杂志,2002,24(1):37-39.

[15] LONGMAN C F,CAMPION T,BUTLER B,et al. Imaging features and diagnosis of tuberculosis of the breast[J]. Clinical Radiology,2017,72(3):217-222.

[16] SAKR A A,FAWZY R K,FADALY G,et al. Mammographic and sonographic features of tuberculous

mastitis[J]. European Journal of Radiology,2004,51(1):54-60.

[17] BROWN S,THEKKINKATTIL D K. Tuberculous cold abscess of breast:an unusual presentation in a male patient[J]. Gland Surgery,2016,5(3):361-365.

[18] 向素芳,夏祥碧,岳林先,等.乳腺结核的超声特征和误诊原因分析[J].中国校医,2002,16(3):233-234.

[19] 吴孟超,吴在德.黄家驷外科学[M].7版.北京:人民卫生出版社,2008.

[20] 刘胜,邓国瑜,黄志军,等.结核性腹主动脉假性动脉瘤的治疗[J].外科理论与实践,2010,15(2):171-173.

[21] 唐光健,秦乃姗.现代全身 CT 诊断学[M].3版.北京:中国医药科技出版社,2013.

[22] 贺伟,潘纪戍,周新华.非结核分枝杆菌肺病的影像学表现[J].中华结核和呼吸杂志,2004,27(8):553-556.

[23] 吕圣秀,蒋克琨.非结核分枝杆菌肺病 39 例 X 线征象[J].临床肺科杂志,2003,8(2):145.

[24] 中华医学会结核病学分会.非结核分枝杆菌病诊断与治疗专家共识[J].中华结核和呼吸杂志,2012,35(8):572-580.

[25] 吕圣秀,赵攀,李春华,等.胸部 CT 影像学特征在艾滋病合并肺结核中的诊断价值[J].临床肺科杂志,2012,17(1):80-82.

[26] 吕圣秀,李春华,戴欣,等.276 例颅内结核的临床及 CT 影像学特征分析[J].重庆医学,2014,43(36):4884-4886.

[27] 王惠秋,吕圣秀,戴欣,等.7 例乳腺结核 CT 影像学表现[J].重庆医学,2015(27):3847-3848.

[28] 吕圣秀.肺结核合并肺吸虫 1 例报道[J].重庆医学,2009,38(2):244-245.

[29] 吕圣秀.艾滋病合并卡氏肺囊虫肺炎肺部 CT 影像学表现[J].国际检验医学杂志,2010,31(6):614-615.

[30] 舒伟强,吕圣秀,李春华,等.多层螺旋 CT 后处理技术在支气管结核诊治中的应用[J].检验医学与临床,2017,14(8):1114-1115.

[31] 李春华,吕圣秀,舒伟强,等.获得性免疫缺陷综合征合并肺结核与正常免疫肺结核的 CT 表现[J].中国医学影像学杂志,2015,23(12):924-928.

[32] 何颖竹.20 例艾滋病病人免疫重建中合并结核相关性重建炎性综合征的胸部 CT 影像特点[J].中国艾滋病性病,2012,18(7):438-440,453.

[33] 李春华,吕圣秀,舒伟强,等.31 例 AIDS 病人腹部结核的 CT 影像学特征[J].中国艾滋病性病,2015,21(12):1008-1011.

[34] 李春华,赵攀,吕圣秀,等.127 例耐多药肺结核 CT 影像学改变与临床[J].重庆医学,2014,43(23):3078-3080.

[35] 杨佳,吕圣秀,李春华.播散性非结核分枝杆菌病 1 例[J].中国临床医学影像杂志,2017,28(2):148-149.

[36] 刘雪艳,严晓峰,吕圣秀,等.14 例肺吸虫病误诊为结核的原因及胸部 CT 表现分析[J].临床肺科杂志,2018,23(1):119-122.

[37] 柳澄,侯代伦.结核病影像学诊断基础[M].济南:山东科学技术出版社,2012.

[38] 高剑波.艾滋病胸部影像学[M].郑州:郑州大学出版社,2009.

[39] 綦迎成,刘文亚,郭佑民.结核病影像学诊断[M].北京:人民军医出版社,2010.

[40] 李宏军.实用传染病影像学[M].北京:人民卫生出版社,2014.

[41] 李宏军.实用艾滋病影像学[M].北京:人民卫生出版社,2012.

[42] 伍建林,路希伟.临床结核病影像诊断[M].北京:人民卫生出版社,2011.